NOUVEAUX ÉLÉMENTS
D'HISTOLOGIE NORMALE

IMPRIMERIE LEMALE ET Cie, HAVRE

NOUVEAUX ÉLÉMENTS
D'HISTOLOGIE NORMALE

DEUXIÈME ÉDITION
Revue et considérablement augmentée

DES NOUVELLES NOTES D'HISTOLOGIE NORMALE

A L'USAGE DES ÉTUDIANTS EN MÉDECINE

PAR

René BONEVAL

Avec 127 Figures dans le Texte

PARIS

LIBRAIRIE A. MALOINE

91, BOULEVARD SAINT-GERMAIN, 91

Près la Faculté de Médecine

1888

AU LECTEUR

La rapidité avec laquelle s'est écoulée notre première édition des *Notes d'Histologie normale* nous a déterminé à en publier une seconde infiniment plus complète et entièrement transformée.

Nous n'avons pas la prétention d'offrir au public un livre original. Notre but, bien plus modeste, est de donner aux étudiants un manuel concis et clair qui leur permette de se diriger dans l'étude d'une science qui a fait, dans ces dernières années, des progrès si rapides que tous les manuels classiques se sont trouvés vieillis en quelques mois.

Il fallait, sous peine de voir nos jeunes camarades perdre un temps considérable dans la lecture de livres spéciaux ou fausser leur esprit dans l'étude d'une histologie de fantaisie qui fut de mode dans notre Faculté, il fallait, dis-je, condenser en quelques pages les théories de l'histologie moderne. C'est ce que nous avons essayé de faire en nous servant de nombreuses notes puisées dans les travaux les plus récents. Les ouvrages magistraux de M. le professeur Ranvier et les cours de ce savant Histologiste nous ont fourni le meilleur de notre travail. C'est dire que si nous n'avons pas été à la hauteur de notre tâche nos lecteurs seront toujours assurés de trouver de bonnes choses dans notre petit livre.

NOUVEAUX ÉLÉMENTS
D'HISTOLOGIE NORMALE

PREMIÈRE PARTIE

CHAPITRE PREMIER.

LA CELLULE

Avant d'aborder l'étude de la cellule animale nous examinerons la constitution de la plus parfaite des cellules, de celle qui a fait donner à l'élément anatomique animal, le nom qu'il porte, nous voulons parler de la cellule végétale.

La cellule végétale est d'abord représentée par une petite masse, plus ou moins sphérique, d'une substance molle, gélatineuse à laquelle on a donné le nom de protoplasma. Tant que la vie reste latente cette masse est homogène; mais dès que les fonctions vitales s'accentuent on voit se différencier, au centre du protoplasma, une partie plus réfringente possédant une forme généralement arrondie que l'on a désignée sous le nom de noyau. En même temps la cellule absorbe des sucs nutritifs qui se combinent avec le protoplasma, non pas molécule à molécule, mais qui, s'y déposant sous forme d'îlots, déterminent, dans cette masse primitivement homogène, la formation de lacunes circonscrites par des travées. Sous l'action des sucs nutritifs, la vie latente du protoplasma se réveille : il sécrète, à sa périphérie, une couche de cellulose, qui lui forme une véritable enveloppe protectrice. Arrivée à cette phase de son évolution la cellule végétale est formée des parties suivantes :

1° A la périphérie une membrane mince et transparente sécrétée par le protoplasma et formée, presque uniquement, par de la cellulose.

2° Au-dessous de cette membrane enveloppe, une couche continue de protaplasma formant ce que les auteurs allemands appellent l'*utricule primordial azoté*.

3° De la face interne de cet utricule, partent des travées de protoplasma qui se portent vers le centre de la cellule s'anastomosant entre elles et circonscrivant des lacunes dans lesquelles circulent les sucs nutritifs.

4° Au centre de la cellule se trouve le noyau entouré d'une couche continue de protoplasma (*couche périnucléaire*) vers laquelle convergent les travées précédentes (1).

Si nous examinons maintenant les cellules animales nous trouverons, à un examen superficiel (2), de telles différences que nous aurons de la peine à comprendre qu'on ait pu donner le même nom à deux éléments si dissemblables. L'enveloppe manque, presque toujours, dans les cellules animales, elle est constante dans la cellule végétale; dans la cellule végétale le noyau fait souvent défaut, on le trouve dans presque toutes les cellules animales et c'est un signe de décadence de la cellule que de ne pas l'y trouver.

De l'édifice idéal de Schwan il ne reste donc pour bâtir la cellule animale que deux termes : le protoplasma et le noyau. Aussi, définissant la cellule par ce qu'elle a de constant, nous dirons avec Ranvier qu'elle est « *une masse de protoplasma pourvue d'un noyau* ».

§ 1. — PROTOPLASMA

Le protoplasma est un mélange complexe de composés chimiques parmi lesquels on rencontre toujours, comme éléments essentiels, les substances suivantes :

1) De l'eau, dans une proportion énorme car elle forme les huit ou neuf dixièmes de son poids.

---

(1) Nous n'avons indiqué que les parties essentielles de la cellule végétale. Pour être complet il nous faudrait ajouter que le protoplasma renferme, encore, des cristaux, des matières grasses, de l'amidon, de la chlorophyle, etc., etc.

(2) A côté de ces différences il existe des caractères qui prouvent qu'il faut renoncer à distinguer le protoplasma végétal de celui de la cellule animale. Nous reviendrons plus loin sur cette question.

2) Des matières albuminoïdes.

3) Des matières phosphorées (lécithine, nucléine, etc.).

4) Des substances hydro-carbonées (amidon, glycogène, dextrine et glycose).

5) Des sels inorganiques (sulfates, phosphates et chlorures de Na, de K, de Mg, de Ca et de Fe).

6) Des ferments solubles.

7) Des matières grasses.

Sa consistance semi-liquide et sa grande élasticité lui permettent de se modeler sur les corps qui le contiennent.

Il est coagulable par la chaleur et par l'alcool. Traité par l'acide azotique puis par l'ammoniaque, il prend une couleur jaune bien tranchée. Le nitrate acide de mercure le colore en rouge. L'acide acétique et les alcalis le gonflent et le rendent transparent. Les matières colorantes n'ont pas d'action sur le protoplasma vivant; mais le protoplasma mort s'en imbibe facilement.

Structure. — Si, dans un très grand nombre de cellules animales, le protoplasma apparaît comme une masse transparente dans laquelle sont réparties des granulations plus ou moins volumineuses, il n'en présente pas moins, dans certaines d'entre elles, une organisation qui se rapproche du type que nous avons décrit en faisant l'histoire des cellules végétales. Les dispositions, qu'il affecte, varient d'ailleurs avec les différentes variétés de cellules, nous ne prétendons pas toutes les décrire ici. Il nous suffira de donner quelques exemples nous réservant de compléter cette étude lorsque nous traiterons de la structure des organes et des tissus.

Les cellules des *glandes muqueuses* présentent le type le plus parfait du protoplasma structuré. Qu'on se figure une éponge dont les mailles, circonscrites par des rubans de protoplasma, renfermeraient la matière sécrétée, et on aura une idée grossière, quoique exacte, de la cellule muqueuse. On pourra y reconnaître :

1) A la périphérie une mince couche de protoplasma condensé.

2) A l'intérieur, un réticulum formé par des rubans de protoplasma, et, dans les mailles de ce réticulum, une matière transparente élaborée par la cellule.

3) Autour du noyau une masse de protoplasma où se jettent les rubans du réticulum.

Un autre type de protoplasma est fourni par les cellules du corps muqueux de Malpighi. Si l'on examine une coupe de peau pratiquée après durcissement dans le bichromate d'ammoniaque, on voit que les cellules profondes de l'épiderme présentent, sur leurs bords, un pointillé scalariforme qui a été très diversement interprété par les histo-

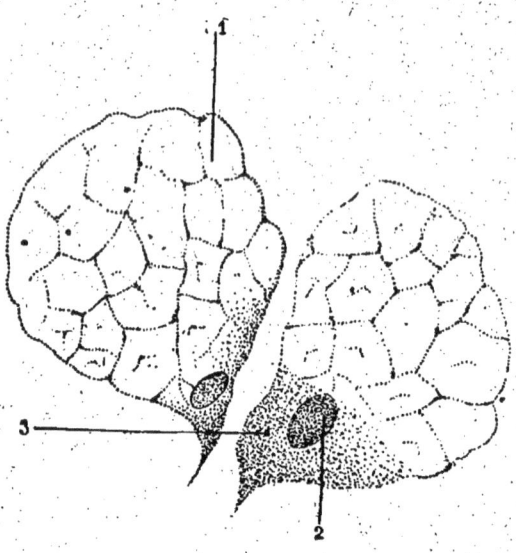

Fig. 1. — Cellules d'une glande salivaire muqueuse.

1. Réticulum protoplasmique circonscrivant des mailles dans lesquelles se trouve renfermée la matière sécrétée par la cellule. — 2. Noyau. — 3. Couche de protoplasma périnucléaire.

logistes. On y a vu des pores creusés dans les parois cellulaires et faisant communiquer les cellules entre elles; d'autres auteurs ont prétendu qu'il s'agissait de véritables piquants unissant les cellules épidermiques. En réalité, il faut distinguer, dans ces cellules, deux variétés de protoplasma :

1) Un protoplasma granuleux, indifférent, répandu dans toute la masse de la cellule.

2) Un protoplasma structuré formé de filaments diversement enroulés autour du noyau. Ces filaments ne restent pas confinés dans une seule cellule, ils s'en échappent et vont, après un court trajet, se jeter dans les cellules voisines, où ils s'enroulent en affectant les mêmes dispositions que dans la cellule d'où ils viennent.

Nous pourrions multiplier les exemples et étudier encore nombre de cellules (cellules ganglionnaires, cellules musculaires lisses, cellules du foie, etc.) qui présentent un protoplasma très nettement structuré ; mais nous croyons avoir donné, dans les deux exemples qui précèdent, une idée suffisante de la disposition du protoplasma cellulaire et nous renvoyons le lecteur aux articles qui seront consacrés aux diverses variétés de cellules.

§ 2. — NOYAU

Le noyau apparaît, au sein du protoplasma cellulaire, sous forme d'une petite masse de forme et de dimensions variées. Le plus souvent c'est une sphère assez régulière ou un ovoïde allongé, d'autres fois il ressemble à un fuseau ou à un boudin, c'est dire que ses formes varient à l'infini. Lorsqu'on examine des cellules vivantes le noyau est difficilement perceptible (1), mais, dès que l'élément cellulaire meurt, on peut le voir en un point quelconque de la cellule, généralement en son milieu, et on peut constater qu'il présente une ou plusieurs granulations brillantes que l'on a désignées sous le nom de *nucléoles*. La substance chimique qui le constitue, diffère considérablement de celle du protoplasma : l'eau est sans action sur lui, l'acide acétique, qui dissout le protoplasma, met le noyau en évidence ; enfin, certaines matières colorantes se fixent presque exclusivement sur le noyau (carmin, vert de méthyle, hématoxyline). Ces réactifs vont nous permettre de pousser plus loin l'étude du noyau, car, loin d'être formé d'une masse homogène, il présente des parties distinctes.

Tous les auteurs reconnaissent dans le noyau :

1º Des éléments figurés prenant la matière colorante et désignés dans leur ensemble, sous le nom de *substance chromatique*.

2º Une substance intermédiaire, amorphe, ne fixant pas les matières colorantes, que certains auteurs ont appelée, pour ce fait, *achromatine* ou substance achromatique du noyau.

Éléments figurés. — Les éléments figurés sont représentés :
1) Par des filaments.
2) Par des nucléoles.
3) Par une paroi.

---

(1) Certaines cellules laissent voir très facilement leur noyau pendant la vie. Les globules blancs de l'axolotl sont dans ce cas.

1) *Filaments*. — Les auteurs ne s'accordent pas sur la disposition des filaments nucléiniens ; en raison de leurs dissidences il faut admettre qu'une opinion absolue et unique ne saurait représenter la vérité et que les filaments peuvent se montrer dans les noyaux sous des aspects divers.

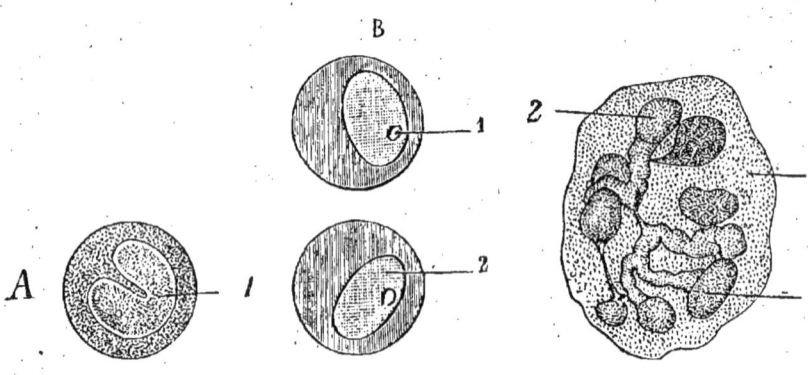

Fig. 2.

A. Cellule lymphatique.   B. Cellules lymphatiques.   Cellule à noyaux bourgeonnants.
1. Noyau en bissac.   Noyaux ovalaires.   1. Corps cellulaire.
   2. Bourgeons du noyau.

a. — La forme la plus commune est celle d'un *réseau* dont les travées, d'épaisseur variable, seraient formées par des fibrilles plus fines.

b. — Dans un certain nombre de noyaux il n'y a pas de réticulum et on trouve, à sa place, un cordon (*boyau nucléinien*) (1) enroulé sur lui-même et formant un peloton. Ce cordon, souvent strié transversalement, est en rapport par ses extrémités, tantôt avec la membrane du noyau, tantôt avec les nucléoles.

c. — Enfin, il existe des noyaux se présentant sous la forme de globules pourvus d'un ou deux nucléoles, dans lesquels il est impossible de démontrer l'existence d'un *réticulum* ou d'un *boyau*. Cet état *amorphe* de la nucléine présente son type le plus parfait chez les spermatozoïdes.

2) *Nucléoles*. — Les noyaux possèdent des nucléoles en nombre

---

(1) Le cordon nucléinien possède lui-même une structure assez discutée on y observe :

1° A la surface, une membrane enveloppe mince et résistante qui ferme entièrement le boyau.

2° A l'intérieur, la nucléine répandue *uniformément* ou disposée sous forme de *disques* suivant que le boyau est ou n'est pas strié transversalement.

variable : il en est qui en présentent trois et quatre et même davantage, tandis que d'autres en sont entièrement dépourvus. La plupart des auteurs s'accordent à admettre que les nucléoles représentent des portions de substance nucléaire placées dans les mailles du réticulum mais unies, à ce dernier, par des filaments très ténus.

3) *Paroi nucléaire*. — La paroi nucléaire, malgré l'opinion de certains auteurs qui la considèrent comme une illusion d'optique (Pfitzner) due à une densité plus grande des couches périphériques du noyau, paraît avoir une existence indépendante. D'après Carnoy elle serait finement réticulée et n'aurait, ainsi que les éléments du noyau, que des rapports de contiguïté avec le protoplasma cellulaire (1).

Éléments non figurés. — Les éléments non figurés du noyau sont représentés par une substance amorphe semi-liquide remplissant l'espace laissé libre par le réticulum nucléinien et ne prenant pas les matières colorantes. C'est ce dernier caractère qui lui a fait donner le nom de substance *achromatique*. On sait fort peu de chose sur sa composition chimique et sur son rôle physiologique.

§ 3. — PROPRIÉTÉS VITALES DE LA CELLULE

Au point de vue physiologique la cellule représente un organisme élémentaire : on trouve, chez elle, les principales fonctions qui caractérisent l'animal supérieur :

1º Elle est contractile, change de forme et présente souvent « le mouvement approprié à un but déterminé, les apparences en un mot du mouvement volontaire ».

2º Elle respire et consomme de l'oxygène pour former de l'eau et de l'anhydride carbonique.

3º Elle se nourrit et incorpore, à sa propre substance, des éléments qu'elle puise dans le milieu qui l'entoure et en rejette d'autres au dehors (nutrition).

4º Arrivée à une certaine période de son évolution, elle se multiplie.

1º **Mouvement.** — Le mouvement se montre dans les cellules sous des formes variables qui doivent être rapportées à une propriété du

---

(1) D'après certains auteurs les filaments nucléiniens traverseraient cette membrane et se mettraient en rapport de continuité avec les filaments du protoplasma. Cette manière de voir n'est pas généralement acceptée.

protoplasma désignée par les physiologistes sous le nom de *contractilité*.

a. — Les mouvements dits *amiboïdes* consistent dans la formation de prolongements, de saillies qui s'avancent en rampant, se bifurquent, s'étalent. Tantôt ces prolongements se rétractent, entourent des

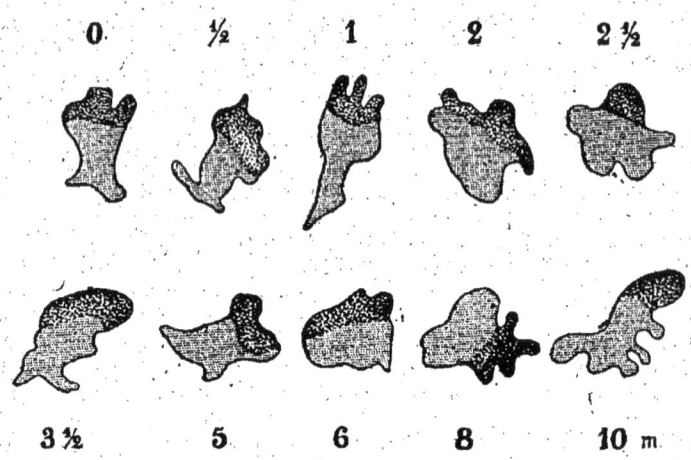

FIG. 3. — Mouvements amiboïdes des globules blancs (STOHR).
Les chiffres indiquent le nombre de minutes après lesquelles la cellule a été observée.

corps étrangers qu'ils enferment dans le corps de la cellule, tantôt tout le protoplasma cellulaire passe dans un de ces prolongements. Il en résulte une progression de la cellule qui a fait donner, à certains éléments qui en sont le siège, le nom de *cellules migratrices* (1).

b. *Mouvements vibratiles*. — Certaines cellules sont munies de prolongements protoplasmiques qui proéminent au dehors sous forme de cils et sont doués de mouvements oscillatoires. Si la cellule est libre (infusoires ciliés, rotifères) les cils déterminent la progression de la cellule et sont, pour elle, des organes de locomotion ; si elle est immobilisée et fait partie d'un tissu (revêtements épithéliaux) les mouvements des cils vibratiles servent à chasser les corps étrangers déposés à sa surface.

c. *Mouvements chromogènes*. — On trouve, dans la peau de

---

(1) Nous étudierons, avec plus de détails, les propriétés physiologiques des cellules lorsque nous ferons l'histoire spéciale de chaque élément.

différents animaux (caméléon), des cellules pigmentées qui, sous l'influence de certaines excitations réflexes, changent de forme ou de situation, et déterminent ainsi des modifications remarquables dans

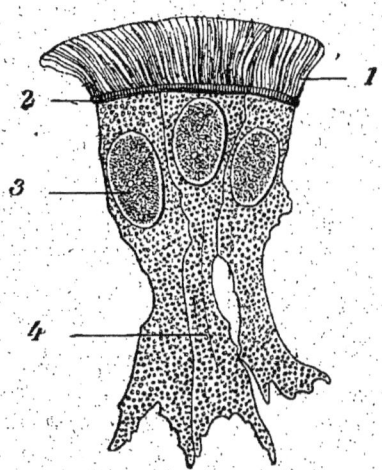

FIG. 4. — Cellules à cils vibratiles.

1. Cils.
2. Plateau sur lequel sont implantés les cils.
3. Noyau.
4. Corps cellulaire.

la coloration de l'animal. Ces cellules appartiennent au système conjonctif et ont reçu le nom de *chromoblastes*.

d. *Contractilité*. — Sous l'influence d'excitations extérieures, le protoplasma est susceptible de mouvements d'expansion et de retrait plus ou moins étendus. Nous avons déjà vu, les cellules pigmentées du caméléon s'enfoncer dans les profondeurs des tissus, s'étaler ou se rétracter, sous l'influence du système nerveux. Les agents, qui mettent en jeu la contractilité du protoplasma, sont nombreux, mais l'action de l'électricité convient spécialement pour étudier cette propriété de la matière vivante.

Si l'on soumet, à un courant d'induction, des cellules lymphatiques présentant des prolongements amiboïdes, ceux-ci se rétractent et le protoplasma se ramasse en boule et se réduit à son minimum.

Si l'on répète l'excitation plusieurs fois on constate que le protoplasma se fatigue et qu'il faut bientôt une excitation beaucoup plus considérable pour obtenir une contraction égale à celle que produisait un courant faible. Enfin, un courant trop fort détermine la mort de la cellule. La contractilité représente une propriété commune à toutes les cellules; elle acquiert dans les *éléments musculaires* une perfection plus grande par suite d'une sorte de différenciation de l'élément contractile, mais elle ne saurait être considérée comme une propriété particulière aux muscles (1).

2° **Respiration.** — L'oxygène paraît indispensable à la vie cellulaire : sans nous étendre sur cette propriété vitale qui est décrite dans tous les traités de physiologie, nous étudierons l'action de l'oxygène sur quelques éléments anatomiques. L'appareil dont on se sert pour cette étude porte le nom de chambre humide (2). Mais il n'est pas indispensable d'en avoir une pour réaliser cette expérience. Une simple lame de verre présentant une légère excavation suffit amplement. On place au fond de l'excavation, une gouttelette d'eau et, sur une lamelle couvre-objet, les cellules que l'on veut étudier. Celle-ci est ensuite retournée sur l'excavation de la lame porte-objet et lutée à la paraffine. On a ainsi une chambre close, renfermant une certaine quantité d'air. Les éléments, qui conviennent le mieux pour observer l'action de l'oxygène de l'air, sont les cellules à *cils vibratiles* et les *globules blancs*. Les mouvements des cils vibratiles cessent dans la chambre humide au bout d'un certain temps (24 heures environ). Si alors, après avoir détaché la paraffine, on soulève la lamelle pour laisser pénétrer de l'air, les mouvements reprennent aussi vifs qu'au commencement de l'expérience. Les mouvements amiboïdes des globules blancs disparaissent également lorsque l'oxygène de la chambre humide a été consommé et reprennent lorsque l'air a été renouvelé.

3° **Nutrition.** — La cellule, représentant un organisme élémentaire vivant au milieu des tissus, emprunte à la lymphe des matériaux qui pénètrent par endosmose au sein du protoplasma et sont *assimilés*, c'est-à-dire, transformés en matière identique à celle du corps cellulaire. Les phénomènes chimiques qui aboutissent à ce résultat, produisent une série de substances qui ont des destinées très différentes suivant les cellules que l'on considère. Certaines substances s'accu-

---

(1) Voyez plus loin le mécanisme de la contraction musculaire.

(2) La chambre humide porte-objet imaginée par Ranvier réalise, dans sa simplicité, toutes les conditions d'une bonne chambre humide. Voyez Traité technique d'histologie par L. Ranvier.

mulent au milieu du corps cellulaire, détruisent par compression le noyau et le protoplasma, et arrivent à former la totalité de la cellule qui n'est plus représentée que par une membrane enveloppe remplie de ces résidus de la nutrition cellulaire. A ce moment la cellule, tout entière, peut être éliminée avec son contenu ou se rompre et se vider. C'est ainsi que se fait la sécrétion des glandes sébacées, du lait, et le remplacement des cellules de l'épiderme. D'autres fois les produits de la nutrition cellulaire sont des éléments dyalisables, des sels organiques ou inorganiques, des ferments qui traversent le corps de la cellule sans que celle-ci soit détruite. Tel est le cas d'une grande catégorie de glandes. Enfin on trouve, dans certaines cellules, des substances qui jouent un rôle important dans la physiologie de l'individu; le glycogène est une de ces substances, mais il est difficile de savoir si ce corps est éliminé en nature, ou s'il est transformé en sucre dans le sein même de la cellule.

4° **Multiplication des cellules.** — La multiplication des cellules animales se fait par segmentation. Le protoplasma et le noyau se divisent tour à tour, la segmentation du noyau précédant celle du protoplasma.

Segmentation du noyau. — On distinguait autrefois deux procédés de segmentation du noyau : la segmentation *directe*, consistant dans la division pure et simple du noyau sans que ce phénomène soit précédé de modifications dans la structure de la cellule et la segmentation *indirecte*, désignée encore sous le nom de *karyokinèse* (καρυον, noyau, κινησις, mouvement) en raison des métamorphoses et des mouvements du noyau. Le premier de ces procédés, la *segmentation directe*, s'effectuerait par un mécanisme très simple : un noyau s'étrangle en son milieu et prend la forme d'un rein. Bientôt ce changement de forme est suivi de la rupture de la partie étranglée; il se forme ainsi deux noyaux distincts. Ce procédé de segmentation cellulaire fut, d'abord, appliqué à la majorité des cellules; mais, à mesure que les méthodes histologiques se perfectionnèrent, son importance diminua au profit de la division indirecte et, aujourd'hui, on est d'accord pour admettre que la division du noyau s'effectue toujours par les procédés karyokinétiques.

Quelle que soit l'opinion que l'on accepte sur la structure du noyau, qu'il s'agisse d'un réticulum (Flemming), d'un boyau (Balbiani) ou, d'une substance amorphe, on est bien obligé d'admettre que, lorsqu'une cellule va se multiplier, il existe, dans le noyau, un *filament continu et pelotonné*. Pendant que ce filament se forme, les *nucléoles* et la *membrane* du noyau disparaissent. A ce moment le filament, primitivement continu, se *fragmente* en morceaux, qui sont d'abord placés sans ordre, mais qui bientôt s'orientent et se disposent régulièrement. Chaque segment du filament présente, alors, la forme d'un V et est placé de telle sorte que le sommet du V regarde le milieu du noyau et l'extrémité des branches est située à sa périphérie.

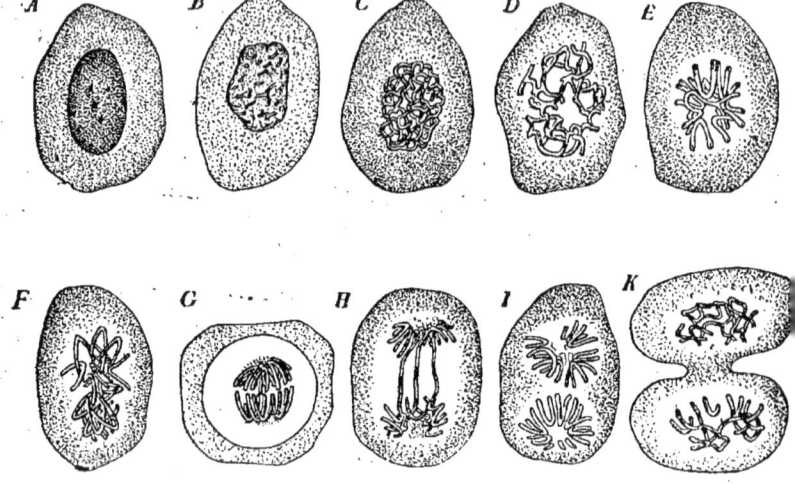

FIG. 5. — Figures karyokinétiques (d'après TOLDT).

A. Noyau à l'état de repos (le réticulum nucléinien est supposé ne pas exister dans le noyau).
B. Apparition du filament nucléinien.
C. Forme en peloton (un grand nombre de noyaux présentent cette disposition à l'état de repos).
D. Segmentation transversale.
E. Forme en étoile (monaster, plaque nucléaire).
F. Segmentation longitudinale et orientation des segments qui vont former la plaque équatoriale.
G. Plaque équatoriale.
H. Progression des deux moitiés de la plaque équatoriale vers les pôles.
I. Forme Dyaster.
K. Reconstitution des noyaux filles et segmentation du protoplasme.

La figure, formée par l'ensemble des filaments, ressemble à une étoile, aussi lui a-t-on donné le nom de *monaster* ou de *plaque nucléaire*.

Pendant que s'établit l'orientation des segments qui résultent de la fragmentation *transversale* du filament nucléaire, des modifications importantes se produisent dans l'épaisseur même de ce filament. Les bâtonnets se fissurent *longitudinalement* et se partagent suivant leur longueur de telle sorte que le nombre des filaments en V sera doublé. Chaque V se change ainsi en deux V placés l'un dans l'autre. Les deux V, résultant de la segmentation longitudinale d'un même segment, ne tardent pas à prendre une orientation différente. L'un se porte au-dessus de l'équateur du noyau, l'autre au-dessous, de telle sorte que le sommet des segments regarde les pôles et l'ouverture de leurs branches converge vers l'équateur. Une nouvelle figure karyokinétique résulte de ces modifications ; elle a reçu le nom de *plaque équatoriale* et est constituée par les deux moitiés de la substance chromatique orientées ainsi que nous venons de le dire. Les phénomènes qui vont suivre tendront à constituer les noyaux filles : chaque moitié de la plaque équatoriale se porte vers les pôles du noyau affectant une disposition qui rappelle l'étoile qui a suivi la segmentation transversale, aussi a-t-on donné à cette figure le nom de *dyaster*. Arrivés aux pôles du noyau, les segments, qui constituent les étoiles filles, s'unissent bout à bout et prennent la forme de *peloton*. Plus tard, les diverses parties du filament nucléaire se soudant, le peloton se transforme en réseau et la formation des noyaux filles est complétée par l'apparition de la *membrane nucléaire* et des *nucléoles* (1).

Telles sont les modifications que subit le noyau d'une cellule en voie de segmentation ; afin de résumer les mouvements compliqués que présentent les filaments chromatiques nous donnerons, ici, le schéma de Flemming légèrement modifié :

---

(1) Afin de ne pas compliquer la description de la karyokinèse, nous avons omis certains détails dont l'un au moins mérite d'être connu. Au moment où la segmentation transversale commence à se produire on aperçoit, au centre d'un noyau, des filaments affectant la forme d'un *fuseau* dont le ventre renflé répond à l'équateur et dont les extrémités, effilées, sont placées à chaque pôle du noyau. Ces extrémités répondent à un corpuscule, dit *corpuscule polaire*, qui, de même que les filaments du fuseau, ne prend presque pas les matières colorantes. Lorsque la segmentation longitudinale du filament chromatique a abouti à la formation de la plaque équatoriale, celle-ci se trouve au niveau de la partie renflée du fuseau. Plus tard les deux moitiés de la plaque, se séparant pour former les étoiles filles, suivent les filaments du fuseau qui leur servent de *conducteur*. Ces filaments se rompent au moment de la formation du noyau fille.

1. Noyau mère.   7. Noyaux filles.
   (*Forme en réticulum*)   (*Forme en réticulum*)
2. Forme en peloton.   6. Forme en peloton.
3. Division transversale. 5. Progression vers les pôles.
   (*Aster.*)   (*Dyaster.*)
   4. Division longitudinale.
      (*Plaque équatoriale.*)

Segmentation du protoplasma. — Pendant que ces phénomènes se produisent du côté du noyau, on voit un sillon apparaître à l'équateur et s'enfoncer, de plus en plus, vers le centre de la cellule, jusqu'à ce que le protoplasma ait été divisé en deux moitiés possédant, chacune, son noyau.

CHAPITRE DEUXIÈME

DES TISSUS

Les tissus résultent de l'union des cellules, mais cette union s'effectue suivant des combinaisons différentes. Tantôt les cellules sont placées côte à côte sans interposition d'élément intermédiaire et sont unies seulement par une substance, mal définie, jouissant de la propriété de précipiter le nitrate d'argent, que l'on désigne sous le nom de ciment. Tels sont les tissus épithéliaux. D'autres fois, on trouve entre les cellules, une substance intermédiaire qui peut se présenter sous des formes variées. Elle est hyaline dans certains cartilages (cartilages hyalins), fibrillaire dans les tissus fibreux et élastiques.

Nous diviserons les tissus en quatre grands groupes caractérisés par leur élément fondamental. Dans chacun de ces groupes, désignés encore sous le nom de systèmes, viendront se ranger les tissus formés par les mêmes éléments.

Ier GROUPE. — *Tissus conjonctifs.* — Le premier groupe tire sa caractéristique de ses propriétés chimiques et fonctionnelles. Les tissus, qui lui appartiennent, se transforment, lorsqu'on les fait bouillir dans l'eau, en gélatine ou en substances isomères. Au point de vue fonctionnel ils forment des éléments squelettiques. La cellule conjonctive, bien que possédant des propriétés physiologiques spéciales, prend des formes qui varient tellement avec les différents tissus conjonctifs qu'on ne saurait la considérer comme caractéristique de ce premier groupe.

IIe GROUPE. — *Tissus épithéliaux.* — Le second groupe comprend des tissus uniquement formés de cellules unies entre elles par une substance intercellulaire, peu abondante, qui a reçu le nom de ciment.

IIIe GROUPE.— *Tissus musculaires.* — Le troisième groupe est caractérisé par des cellules modifiées en vue d'une fonction déterminée qui est la *contraction* musculaire (fibres musculaires).

IVᵉ GROUPE. — *Tissus nerveux.* — Enfin, le dernier groupe comprend des tissus possédant des cellules également différenciées en vue d'un but déterminé, la conduction ou la production de l'influx nerveux (fibres et cellules nerveuses).

Tableau synoptique de la classification des tissus.

Iᵉʳ GROUPE : *Conjonctif*
- **Tissu conjonctif**
  - *sans forme* : lâche, muqueux.
  - *ayant forme déterminée* : membraneux, fasciculé, réticulé, lamelleux.
- **Tissu cartilagineux.**
- **Tissu osseux.**
- **Tissu éburnéen.**

IIᵉ GROUPE : *Epithélial* | **Tissu épithélial..** { de revêtement. / glandulaire.

IIIᵉ GROUPE : *Musculaire* | **Tissu musculaire** { à contraction rapide. / à contraction lente.

IVᵉ GROUPE : *Nerveux* | **Tissu nerveux** { nerfs périphériques. / syst. central { *subs. blanche* / *subs. grise.*

CHAPITRE TROISIÈME

TISSUS CONJONCTIFS

§ 1. — TISSU CONJONCTIF LACHE

Le tissu conjonctif lâche est très répandu dans la nature. Il unit les organes et pénètre dans leur intérieur pour en former le squelette. Tel qu'il se présente dans les endroits où il abonde (couches sous-cutanées, creux axillaire, creux poplité, etc.), il offre une

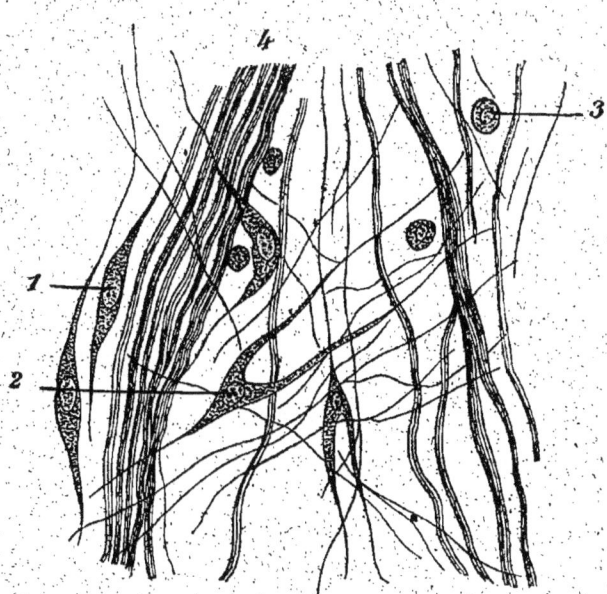

FIG. 6. — Tissu conjonctif lâche.

1. Cellule avec deux prolongements.
2. Cellule avec trois prolongements.
3. Cellule lymphatique.
4. Faisceaux connectifs (les fibres élastiques n'ont pas été représentées).

coloration grisâtre, une extensibilité assez grande et, lorsqu'on le déchire, il se laisse diviser en filaments élastiques. Il est possible de l'insuffler, d'y injecter des liquides, on produit, ainsi, des cellules artificielles auxquelles le tissu conjonctif lâche doit son ancien nom de tissu cellulaire. Lorsqu'on a injecté des liquides dans son épaisseur ou que, sous une influence pathologique (œdème), il s'est infiltré de sérosité, il prend un aspect gélatiniforme. Plongé dans l'eau, à la tem-

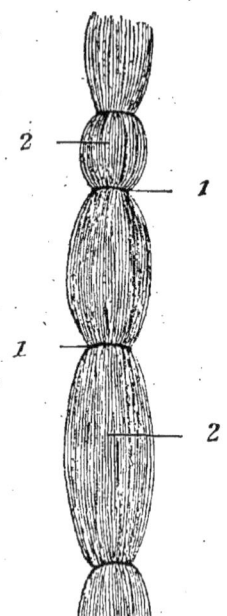

Fig. 7. — Faisceau conjonctif traité par l'acide acétique.

1. Fibres spirales de Henle.
2. Ventres formés par la substance conjonctive qui s'est gonflée sous l'action de l'acide.

pérature de l'ébullition, le tissu cellulaire se crispe puis se liquéfie en donnant de la gélatine.

A. **Structure.** — Outre la cellule conjonctive, on trouve, dans ce tissu, des éléments divers : faisceaux connectifs; fibres élastiques; cellules lymphatiques; vaisseaux et nerfs.

1. *Cellule conjonctive.* — La cellule du tissu conjonctif lâche est plate et très mince. Au milieu d'un protoplasma légèrement granuleux se trouve un noyau ovalaire pourvu d'un ou deux nucléoles. Les cellules du tissu conjonctif lâche présentent de très fins prolongements qui s'anastomosent entre eux.

2. *Faisceau connectif.* — Le faisceau connectif, examiné sans

l'aide d'aucun réactif, paraît strié suivant sa longueur. Cet aspect nous conduit à penser qu'il est formé d'une série de fibrilles intimement unies entre elles. A l'aide de la dissociation, on peut se convaincre qu'il s'agit bien de fibrilles, excessivement minces et non anastomosées, renfermées dans une membrane enveloppe, qui présente de distance en distance des épaississements en forme de fibres circulaires ou en spirale. Ces fibres sont décrites sous le nom de *fibres spirales de Henle.* Dans les faisceaux connectifs, accidentellement (œdème) ou intentionnellement (acide acétique) gonflés, ces fibres étranglent la substance conjonctive.

3. *Fibres élastiques.* — La distinction des fibres élastiques, en fibres à double contour ou grosses et fibres à simple contour ou fines, est entièrement oiseuse. Toutes ont, dans le tissu conjonctif lâche, les mêmes caractères. Elles se ramifient, s'anastomosent et restent

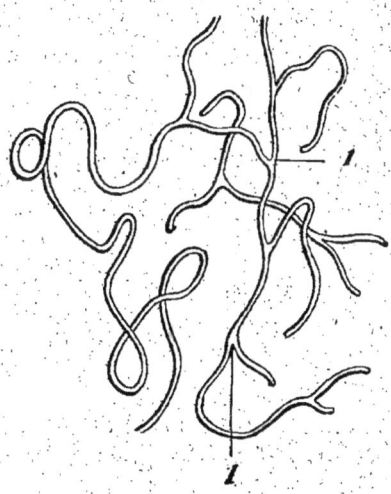

Fig. 8. — Fibres élastiques.

1, 1. — Anastomoses de ces fibres.

toujours rectilignes. Traitées par l'acide osmique, elles paraissent formées de granulations très réfringentes plongées dans une substance moins réfringente. Ces fibres résistent à l'action de la potasse et de l'acide acétique. Elles se colorent en jaune par le picrocarmin. Cette dernière réaction sert à les distinguer des *fibres spirales de Henle* qui se colorent en rouge.

4. *Cellules lymphatiques.* — Elles ne diffèrent pas des cellules lymphatiques du sang et de la lymphe.

5. *Plasma.* — C'est du sérum sanguin qui a transsudé à travers les capillaires et qui chemine dans les mailles du tissu conjonctif lâche.

6. *Vaisseaux et Nerfs.* — Les vaisseaux forment un réseau capillaire très fin. Les nerfs ne font que traverser le tissu conjonctif lâche ; on ne lui connaît pas de terminaisons nerveuses propres.

B. **Texture.** — Le tissu conjonctif lâche avait été appelé par Bichat « tissu cellulaire ». Cette dénomination ne peut plus être acceptée, aujourd'hui, car elle repose sur une conception erronée de sa texture. En insufflant ce tissu, Bichat croyait que les cellules qu'il produisait étaient réelles, et que les éléments conjonctifs étaient agencés de façon à former des alvéoles communiquant entre eux. Une injection interstitielle, d'eau ou d'un liquide coloré, nous prouve que ces cellules ne communiquent pas, et qu'elles sont le résultat du refoulement des éléments par l'injection. En réalité, les faisceaux connectifs et les fibres élastiques s'entre-croisent dans toutes les directions. Le plasma et les cellules sont compris entre ces éléments. Quant aux cellules conjonctives elles sont immédiatement appliquées contre les faisceaux.

§ 2. — TISSU ADIPEUX

Ce tissu pourrait être considéré comme une variété de tissu conjonctif lâche ; cependant la localisation de la graisse, en certains points déterminés du tissu conjonctif lâche, nous autorise à l'étudier séparément.

A. **Structure.** — Aux éléments du tissu conjonctif lâche vient s'ajouter la vésicule adipeuse.

Examinée sur un animal récemment tué, elle nous apparaît comme une cellule sphérique à bords opaques. Sur un animal tué depuis longtemps la graisse s'est solidifiée. Les cellules ont pris alors, par pression réciproque, la forme polyédrique et présentent, dans leur intérieur, des cristaux en aiguilles. La structure de la cellule adipeuse ne se montre bien qu'à l'aide de l'acide osmique ou du bleu de quinoléine.

Après avoir fait agir ces réactifs on voit que la cellule adipeuse est circonscrite par une *membrane enveloppe* très nette. Au centre de la cellule, la graisse, sous forme d'une grosse goutte, qui l'emplit presque entièrement, repousse, contre la face interne de la membrane enveloppe, le noyau et le protoplasma cellulaire. Sur des préparations

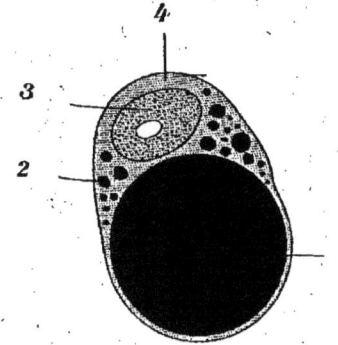

FIG. 9. — Vésicule adipeuse.

1. Grosse goutte de graisse.
2. Gouttelettes qui ne sont pas encore fusionnées avec la goutte principale.
3. Noyau.
4. Protoplasma.

colorées au carmin ce dernier apparaît sous forme d'un liseré rose doublant l'enveloppe de la cellule.

B. **Texture.** — Les vésicules adipeuses forment des agglomérations affectant la disposition lobulaire. Chaque lobule est séparé du lobule voisin, par du tissu conjonctif lâche qui sert de support aux vaisseaux et pénètre, avec ceux-ci, dans l'intérieur même des lobules. Les capillaires dessinent, autour des vésicules, un réseau à larges mailles mesurant le même diamètre que les cellules (30 µ environ) (1).

C. **Formation de la graisse.** — On doit étudier la formation de la graisse sur des embryons ou sur des animaux qui viennent de naître : dans ces conditions la structure lobulée du tissu adipeux est très évidente et chaque lobule paraît être sous la dépendance d'un vaisseau. La graisse apparaît dans les cellules, sous forme de gouttelettes qui, dès qu'elles ont atteint un certain volume, se fusionnent entre elles de façon à former un amas, plus considérable, qui refoule, vers la périphérie, le protoplasma et le noyau. La membrane enveloppe se montre bientôt, elle paraît être due à une véritable sécrétion du protoplasma.

(1) Nous dirons fort peu de chose des caractères chimiques de ce tissu : La graisse est diffluente chez le vivant. Elle est composée des acides stéarique, oléique, margarique unis à la glycérine.

Le panicule adipeux manque, sur le dos de la main, la partie médiane du dos et du ventre, la paupière et la verge.

§ 3. — TISSU CONJONCTIF MEMBRANEUX.

Le tissu conjonctif membraneux est encore désigné sous le nom de tissu séreux. Il comprend, en effet, l'ensemble des séreuses que l'on pourrait définir, au point de vue histologique, « des membranes conjonctives minces et transparentes, destinées à tapisser les parois des cavités séreuses et les organes contenus dans ces cavités ». Nous étudierons, parmi les séreuses splanchniques, le mésentère et l'épiploon, nous passerons ensuite à l'étude des synoviales.

A. Mésentère. — Le mésentère est formé de deux feuillets : un feuillet renfermant les vaisseaux, les nerfs et les ganglions, c'est le feuillet vasculaire ; et un second feuillet entièrement dépourvu de vaisseaux. Ces deux parties n'ont pas la même structure.

a. *Feuillet vasculaire*. — Le feuillet vasculaire comprend, dans sa structure, des faisceaux conjonctifs, une substance unissante et des cellules conjonctives.

1° *Faisceaux connectifs*. — Les faisceaux connectifs sont rectilignes : ils s'entre-croisent souvent à la façon « de deux anses de fil placées l'une dans l'autre ». Comme le fait remarquer Ranvier, ils peuvent se diviser ; mais jamais ils ne s'anastomosent entre eux. Alors qu'il paraît y avoir une anastomose entre deux faisceaux, on peut se convaincre, par un examen attentif, qu'il y a simplement, accolement d'une partie de leurs fibres.

2° *Substance unissante*. — La substance unissante est placée entre les faisceaux. Sa coloration en rose par le carmin fait supposer qu'il s'agit d'une substance conjonctive.

3° *Cellules conjonctives*. — Ce sont des cellules semblables à celles du tissu conjonctif lâche : elles ne diffèrent de ces dernières, que par leurs rapports avec les faisceaux connectifs. Au lieu d'être appliquées *contre les faisceaux* elles sont *étalées à la surface* de la membrane au-dessous de l'endothélium.

b. *Feuillet non vasculaire*. — On trouve, dans ce feuillet, les faisceaux connectifs et les cellules ayant les mêmes rapports que dans le feuillet vasculaire. Ce qui caractérise ce feuillet, c'est la présence de fibres élastiques d'une finesse extrême. Ces fibres sont rectilignes et s'anastomosent entre elles. Au point de conjugaison de deux fibres, l'espace, qui les sépare, est comblé par une lame élastique percée d'orifices. On peut donc considérer le réseau élastique du mésentère comme une membrane fenêtrée dont les ouvertures seraient très inégales (Ranvier).

Les deux feuillets (vasculaire et non vasculaire), unis par une mince couche de tissu cellulo-adipeux, constituent la membrane conjonctive du mésentère. Cette membrane est revêtue, sur ses deux faces, par des cellules endothéliales qui lui forment un revêtement continu.

B. **Grand épiploon.** — Le grand épiploon de l'homme est formé par un réticulum élégant de tissu conjonctif revêtu d'un endothélium.

Les travées conjonctives, ainsi que les mailles qu'elles circonscrivent, présentent des dimensions extrêmement variables. Aux points de réunion de ces travées se trouvent des cellules conjonctives qui se moulent sur les faisceaux connectifs.

Des cellules endothéliales forment, à leur surface, un revêtement continu. Quelquefois les travées sont si fines que leur revêtement épithélial n'est constitué que par une seule cellule enroulée sur elles.

Les plus grosses travées renferment des nerfs et des vaisseaux (1).

C. **Synoviales.** — Les synoviales représentent des membranes séreuses qui tapissent toutes les parties en rapport avec les cavités articulaires sauf les cartilages. Elles sont formées d'un stroma conjonctif et d'un endothélium.

Le stroma conjonctif, très riche en faisceaux et en cellules connectives, est moins abondamment pourvu de fibres élastiques. Les capillaires sanguins s'avancent jusqu'à 0^m,003 de la surface épithéliale ; des vaisseaux lymphatiques, niés par certains auteurs (Robin, Cadiat), ont été admis par d'autres (Tillmanns) (2). En certains points les synoviales émettent des prolongements dont les bords, irrégulièrement découpés, ressemblent à autant de petites franges (*franges synoviales*). Ces prolongements sont plus riches en vaisseaux que le reste de la membrane et possèdent un épithélium beaucoup plus haut, presque cubique.

---

(1) Chez le fœtus et chez les animaux jeunes, les trous du grand épiploon n'existent pas. Ils se forment par suite de l'activité amiboïde des globules blancs qui écartent les faisceaux connectifs. Ce travail ne s'effectue pas, avec une intensité aussi considérable, chez toutes les espèces : ainsi, le grand épiploon du lapin ne présente qu'un très petit nombre de trous, tandis que ceux du chien, du rat, du chevreuil sont très finement réticulés.

(2) Krause a découvert, dans les synoviales, des corpuscules nerveux spéciaux qui paraissent appartenir au tissu fibreux périarticulaire.

§ 4. — TISSU CONJONCTIF FASCICULÉ

Ce tissu est caractérisé par la disposition des faisceaux qui sont parallèles entre eux. La prédominance, de l'élément conjonctif ou élastique, donne naissance à deux variétés de ce tissu : le tissu *fibreux* et le tissu *élastique* :

A. — **Tissu fibreux**.

Les organes, appartenant à cette variété du tissu conjonctif fasciculé, sont presque exclusivement formés de faisceaux connectifs, et de cellules conjonctives. Au point de vue de la forme, ils se divisent en deux groupes : le premier comprend ceux qui ont une forme arrondie et allongée (*tendons, ligaments*); le second ceux qui présentent la forme membraneuse (*aponévroses*).

A. **Tendons**. — *Structure*. — Les tendons sont formés de faisceaux connectifs, de cellules conjonctives et de fibres élastiques.

1. *Faisceaux connectifs*. — Ils diffèrent de ceux du tissu conjonctif lâche, en ce qu'ils sont, tous, parallèles entre eux.

2. *Cellules*. — Les cellules conjonctives revêtent, dans les tendons, un aspect particulier, qu'elles tirent de leurs rapports avec les faisceaux connectifs, entre lesquels elles forment des travées longitudinales. Leur noyau ovalaire est assez volumineux ; le corps cellulaire est rectangulaire, à grand axe perpendiculaire aux faisceaux connectifs. Ces cellules présentent, à leur surface, des lignes qui se colorent plus fortement par le carmin, et qui sont parallèles aux faisceaux tendineux. Ranvier a démontré que ces lignes sont formées par le protoplasma cellulaire s'insinuant entre deux faisceaux connectifs (*crêtes d'empreinte*). Si nous considérons les rapports d'une cellule (1) avec trois faisceaux connectifs (2, 2, 2) nous verrons que le protoplasma de cette cellule, pressé contre les faisceaux s'insinuera entre eux et formera une crête qui, vue de face, ressemblera à une ligne. Par contre les parties latérales (*ailes*) de la cellule seront très amincies (A, figure 10).

3. *Fibres élastiques*. — Elles sont très fines et peu nombreuses et forment, dans le tendon, un réseau dont les travées se dirigent dans tous les sens.

Texture. — Les faisceaux connectifs, compriment, dans les espaces stellaires qui les séparent, les cellules conjonctives. Ils forment, ainsi, des faisceaux primitifs, qui, unis par du tissu conjonctif lâche, constituent des faisceaux secondaires. Le tendon présente une mem-

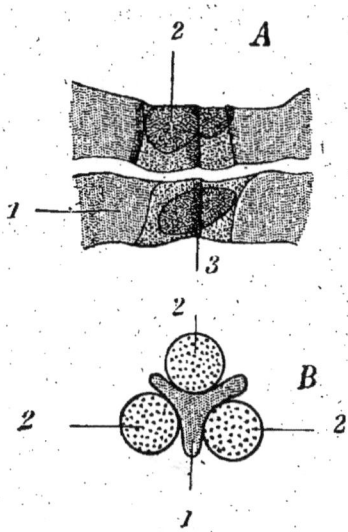

Fig. 10. — A. Cellules tendineuses.
1. Parties latérales ou ailes de ces cellules. — 2. Noyau. — 4. Crête d'empreinte.
B. Schéma pour montrer la formation des crêtes d'empreinte.
1. Cellule tendineuse. — 2, 2, 2. Faisceaux connectifs.

brane enveloppe formée de tissu conjonctif lâche et tapissée par des cellules endothéliales. Les vaisseaux sont contenus dans le tissu conjonctif interfasciculaire.

Les expansions tendineuses ou aponévrotiques des muscles représentent des tendons plats et possèdent la structure que nous venons de décrire.

B. **Ligaments**. — Les ligaments ont, à peu de chose près, la même structure que les tendons. Le réseau élastique y est cependant plus riche, et les faisceaux tendineux ne sont pas toujours exactement parallèles.

C. **Aponévroses**. — Les aponévroses sont formées de deux ou plusieurs plans de faisceaux connectifs, alternativement perpendiculaires entre eux. Les cellules conjonctives se moulent contre ces faisceaux. On conçoit qu'elles doivent posséder des crêtes d'empreintes.

B. — **Tissu élastique.**

Ce tissu est caractérisé par la prédominance des fibres élastiques. Il forme, chez l'homme, les ligaments jaunes, l'appareil suspenseur de la verge, il entre aussi dans la composition des artères.

Structure. — La substance élastique se présente sous trois formes différentes :

a. — Une première forme constitue les fibres élastiques et a été décrite avec le tissu conjonctif lâche.

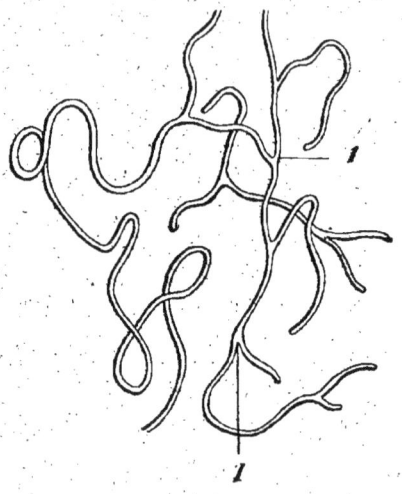

Fig. 11. — Fibres élastiques.
1, 1. Anastomoses de ces fibres.

b. — Une seconde forme se présente sous l'apparence de plaques offrant des pertes de substance (*membranes fenêtrées élastiques*).

c. — Enfin, la substance élastique se présente encore sous forme de *grains* disposés en fibrilles. C'est une forme embryonnaire de la fibre élastique.

Texture. — Les organes dont nous avons parlé (ligaments jaunes, ligament suspenseur, etc.) sont formés d'un réseau élastique très riche, et d'un très petit nombre de faisceaux connectifs. Les vaisseaux y sont rares ; on n'y trouve pas de nerfs.

§ 5. — DÉVELOPPEMENT DU TISSU CONJONCTIF

Les cellules conjonctives procèdent du feuillet moyen. D'abord, sphériques et contiguës, elles sont bientôt écartées par une substance

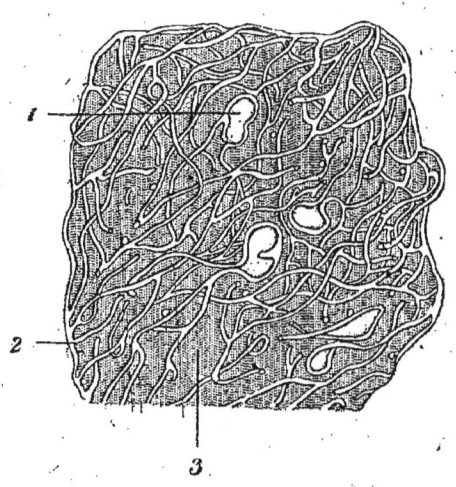

FIG. 12. — Lame élastique de l'aorte.

1. Pertes de substances. — 2. Fibres élastiques. — 3. Substance élastique.

intercellulaire qui modifie leur forme. Elles deviennent étoilées et présentent des prolongements qui s'anastomosent entre eux. La subs-

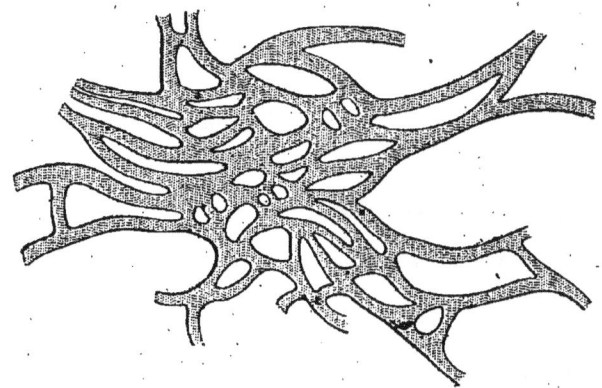

FIG. 13. — Lame élastique de l'aorte du veau.

tance intercellulaire, formée de mucine, renferme des cellules lymphatiques. A ce stade de développement, le tissu conjonctif porte le nom de *tissu muqueux*. Il constitue tout le tissu conjonctif du fœtus et ne se retrouve pas chez l'adulte.

Les faisceaux connectifs apparaissent ensuite : d'après Schwan, les cellules conjonctives s'effileraient et se transformeraient en un pinceau de fibrilles; chaque cellule constituerait ainsi un faisceau connectif. Ranvier a démontré que les faisceaux connectifs n'ont que

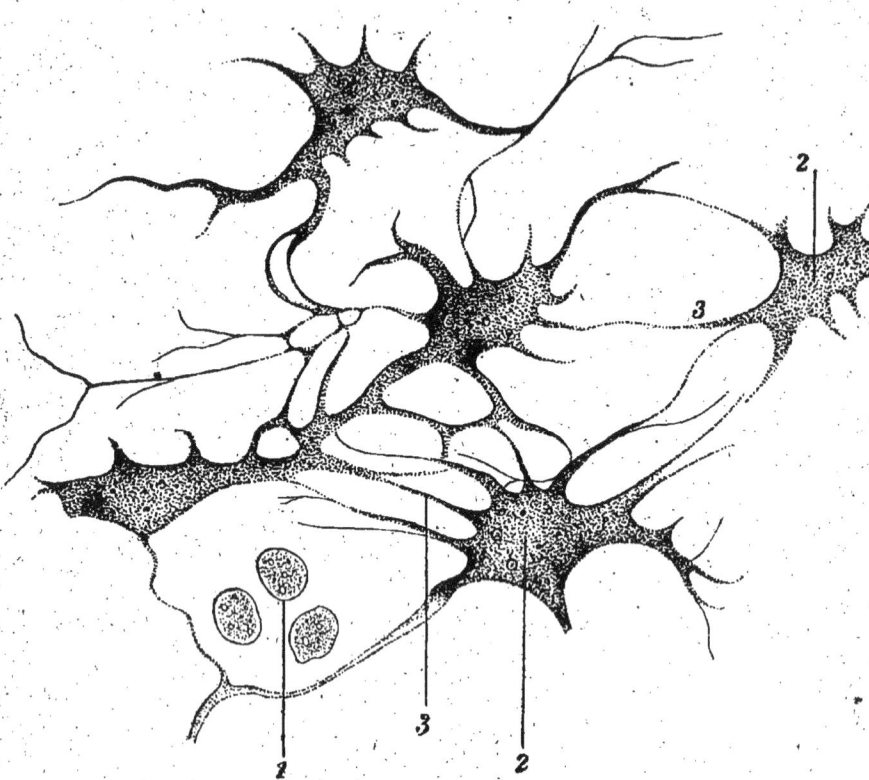

FIG. 14. — Cellules du tissu muqueux.

1. Cellules lymphatiques. — 2. Corps des cellules du tissu muqueux. — 3. Prolongements anastomosés de ces cellules.

des rapports de contiguïté avec les cellules. Jamais on ne voit les faisceaux se continuer avec les prolongements des cellules. Il résulte des travaux de ce savant histologiste, que les faisceaux connectifs se forment par une précipitation de la substance intercellulaire.

La graisse n'apparaît, dans les cellules du tissu adipeux, qu'après la formation des faisceaux connectifs.

Les fibres élastiques se montrent en dernier lieu; elles apparaissent, sous forme de grains, qui s'unissent bientôt pour former les fibrilles. La production des fibres élastiques se continue chez l'adulte (cartilage élastique).

CHAPITRE QUATRIÈME

TISSU CARTILAGINEUX

Le tissu cartilagineux est caractérisé par la présence d'une substance fondamentale creusée de cavités. Cette substance revêt des aspects divers produits par l'adjonction d'éléments qui lui sont étrangers. Nous sommes ainsi amenés à considérer trois variétés de cartilages.

A. — Cartilage hyalin (substance fondamentale hyaline).
B. — Cartilage élastique (substance fondamentale élastique).
C. — Cartilage fibreux (substance fondamentale fibreuse).

§ 1. — CARTILAGE HYALIN

Le cartilage hyalin joue, dans la vie fœtale, un rôle considérable. Il constitue le squelette de l'embryon, et persiste chez l'adulte, certaines pièces n'étant pas envahies par l'ossification (cartilage de la cloison, du larynx (thyroïde et cricoïde), des côtes, etc.).

Structure. — Ce cartilage est formé par une substance fondamentale hyaline creusée de cavités. Ces cavités ont reçu le nom de *chondroplastes*. Elles renferment une cellule constituée par un protoplasma granuleux au milieu duquel se trouve un noyau arrondi, à double contour, présentant un nucléole. L'acide osmique décèle la présence de la graisse dans les cellules du cartilage. Dépourvues de membrane enveloppe, elles sont exactement appliquées contre les parois des chondroplastes. Cette adhérence est, sans doute, un effet du vide ; car l'ouverture de la capsule produit la rétraction de la cellule. L'eau, la glycérine, et la plupart des liquides produisent le même résultat. Au commencement de l'action de ces réactifs, le corps cellulaire paraît dentelé sur les bords. Cette apparence se manifeste de plus en plus, on aperçoit bientôt à la surface de la cellule, une sorte de réticulum formé par des travées de protaplasma,

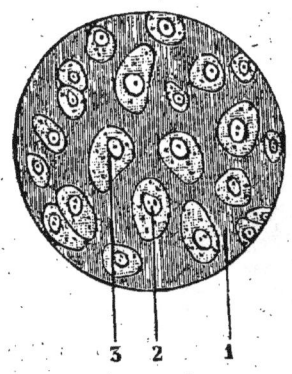

FIG. 15. — Cartilage hyalin.

1. Substance fondamentale.
2. Cellules cartilagineuses.
3. Noyaux de ces cellules.

que la cellule, en se contractant, a laissées adhérentes à la capsule.

Texture. — Nous étudierons la texture du cartilage hyalin : 1° dans le cartilage fœtal; 2° dans les cartilages costaux ; 3° dans les cartilages articulaires.

1° *Cartilage fœtal.* — Ce cartilage est formé d'une substance fondamentale peu abondante et de chondroplastes petits et anguleux. Lorsqu'il doit s'ossifier, il prend une disposition sériée (voyez ossification).

2° *Cartilages costaux.* — Les capsules sont réunies par petits groupes ; on en trouve souvent de très volumineuses qui renferment plusieurs cellules.

3° *Cartilages articulaires.* — On peut y distinguer trois couches :

a. — Une couche superficielle ; où les capsules ont leur grand axe parallèle à la surface.

b. — Une couche moyenne ; où elles sont disposées *irrégulièrement*.

c. — Une couche profonde ; où elles sont *perpendiculaires* à la surface.

§ 2. — CARTILAGE ÉLASTIQUE OU RÉTICULÉ

Il est caractérisé par la présence de fibres élastiques ou d'une substance élastique formée de grains disposés de façon à dessiner des fibres. Sur une coupe de l'épiglotte, on voit, entre les faces profondes

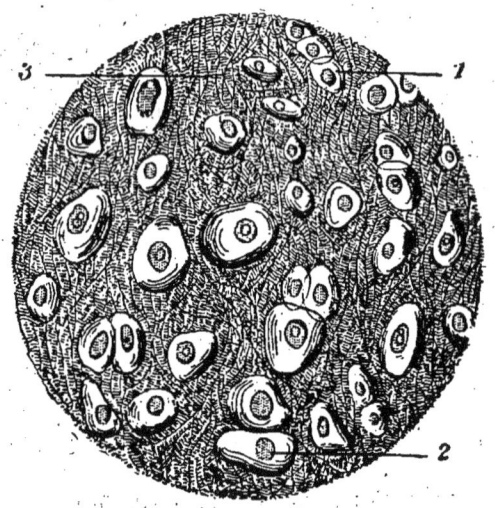

FIG. 16. — Cartilage réticulé ou élastique.

1. Cellules cartilagineuses. — 2. Noyau. — 3. Substance fondamentale parcourue par des fibres élastiques.

du derme des muqueuses, les cellules cartilagineuses entourées d'un plexus de fibres élastiques. Celles-ci, issues d'une des muqueuses, vont se jeter, après avoir contourné les cellules, dans le derme de la muqueuse opposée. Nous citerons parmi les cartilages réticulés : l'épiglotte, les cartilages aryténoïdes, le pavillon de l'oreille, la trompe d'Eustache.

§ 3. — FIBRO-CARTILAGE

Le fibro-cartilage est caractérisé par la présence de faisceaux connectifs au sein de la substance fondamentale. Il forme les organes fibrosquelettiques, tels sont les cartilages interarticulaires. Nous donnerons ici la description des disques intervertébraux, qui cependant renferment des parties essentiellement élastiques.

Disques intervertébraux. — Les disques intervertébraux présentent, dans leur structure, deux parties distinctes :

a. — Une partie périphérique composée, d'après Sappey, de lames alternativement jaunes et nacrées. Les lames jaunes renferment des fibres élastiques, les lames nacrées sont formées de faisceaux connectifs et de cellules du cartilage. Que les fibres appartiennent aux lames jaunes ou aux lames nacrées, elles sont dirigées obliquement du corps vertébral supérieur au corps vertébral inférieur. Toutes les fibres d'une même lame ont une direction parallèle. Celles de la lame qui la précède ou qui la suit ont une direction oblique inverse.

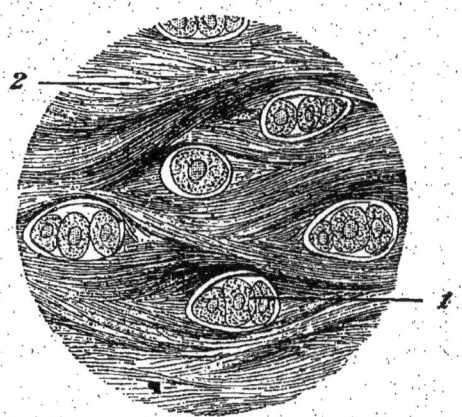

Fig. 17. — Fibro-cartilage.
1. Cellules cartilagineuses. — 2. Faisceaux connectifs.

b. — Une partie centrale, représentant une cavité (derniers vestiges des renflements de la notocorde) hérissée de prolongements. Ceux-ci sont formés de faisceaux fibreux et de cellules cartilagineuses. Certaines de ces cellules présentent plusieurs enveloppes concentriques.

Périchondre. — Le périchondre est formé de deux couches distinctes :

a. — Une couche externe composée de faisceaux connectifs.

b. — Une couche interne composée de faisceaux connectifs et de cellules allongées. Le périchondre renferme des vaisseaux ; le cartilage n'en possède point.

CHAPITRE CINQUIÈME

TISSU OSSEUX

Ce tissu est caractérisé par une *substance fondamentale* infiltrée de sels calcaires et creusée d'un système de cavités. La disposition des éléments, qui le constituent, varie suivant l'os que l'on examine (os longs, larges ou courts).

§ 1. — OS LONGS

Examiné sur une coupe perpendiculaire à son grand axe, un os long se présente à nous, sous la forme d'un anneau, dont la partie

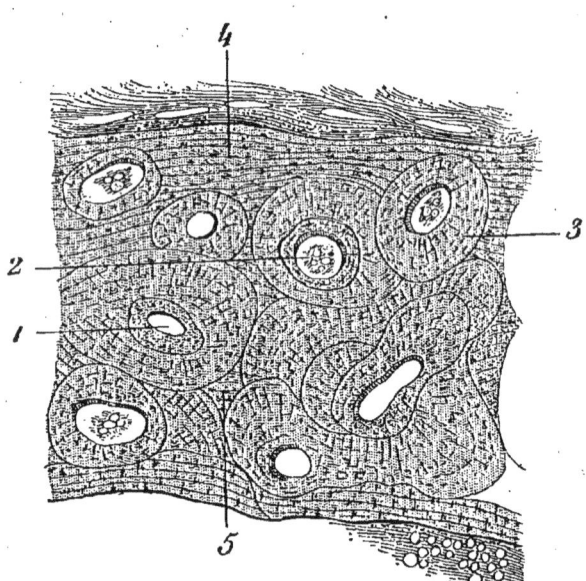

FIG. 18. — Coupe transversale d'un os long (d'après STÖHR).

1. Canaux de Havers. — 2. Capillaires contenus dans ces canaux. — 3. Systèmes de Havers. — 4. Système de lamelles périphériques. — 5. Systèmes intermédiaires.

centrale vide représente le canal médullaire. Les couches externes, de cet anneau, sont formées de lamelles concentriques parallèles entre elles (*système de lamelles périphériques*) ; son bord interne est constitué aussi par des lamelles concentriques au canal médullaire ; mais celles-ci sont discontinues et imbriquées (*système périmédullaire*). Entre ces deux systèmes de lamelles, on trouve des systèmes de

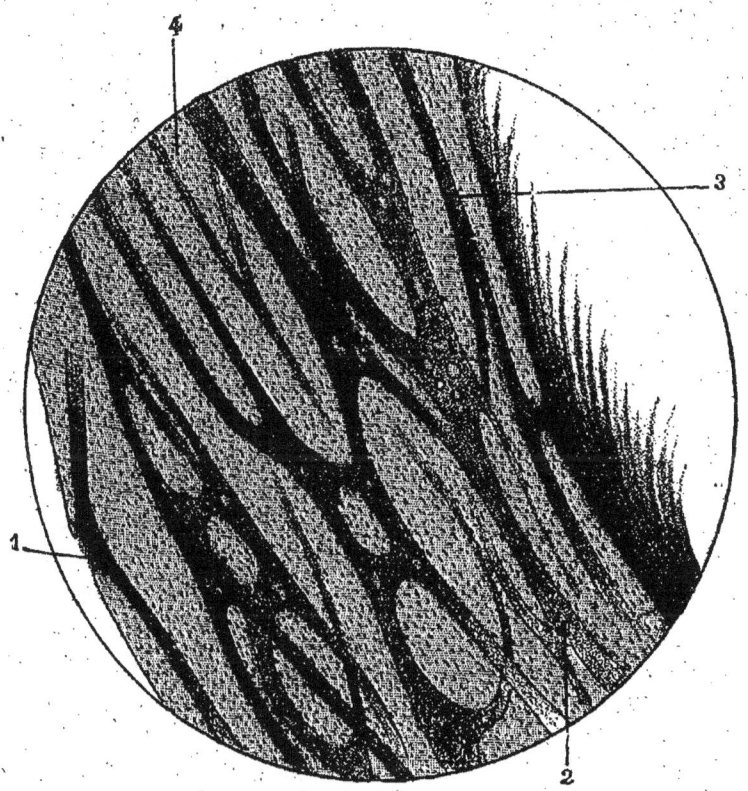

Fig. 19. — Coupe longitudinale d'un os long.

1. Ouverture d'un canal de Havers sous le périoste. — 2. Anastomoses transversales des canaux de Havers. — 3. Canaux de Havers dirigés parallèlement à l'axe de l'os.

lamelles ayant pour centre de très petits anneaux, qui représentent la coupe de canaux dont est creusé l'os (*systèmes de Havers*). Ces systèmes laissent, entre eux, des espaces, de formes variées, qui sont comblés par des lamelles concentriques, ne formant pas des cercles complets (*systèmes intermédiaires*).

A quelque système qu'elles appartiennent les lamelles sont creusées de cavités qui ont reçu le nom d'*ostéoplastes*.

A. **Canaux de Havers.** — Les canaux, qui constituent les centres des systèmes de Havers, sont parallèles au grand axe de l'os. Ils présentent des anastomoses transversales ou obliques à ce grand axe et renferment un capillaire, et dans le jeune âge, les éléments du tissu conjonctif et de la moelle. Leur diamètre varie de $0^m,011$ à $0,012$. Les aréoles du tissu spongieux représentent des canaux de Havers très dilatés.

B. **Ostéoplastes.** — Les ostéoplastes se montrent sous forme de cavités elliptiques, allongées parallèlement aux lamelles, et aplaties perpendiculairement à elles. Ils émettent une foule de prolongements (*canalicules osseux*) qui s'anastomosent entre eux, et présentent une disposition qui varie suivant qu'on les considère, à la périphérie d'un système de Havers, ou à son centre. Au centre, ils s'ouvrent dans le canal de Havers ; à la périphérie, quelques-uns s'anastomosent avec ceux des systèmes voisins; mais la grande majorité, après avoir pénétré jusqu'à la face externe de la lamelle périphérique, s'infléchit en anse, revient sur elle-même, et s'anastomose avec les canalicules du même système (*canalicules récurrents*).

C. **Fibres de Scharpey.** — Dans le système de lamelles périphériques, et dans les systèmes de lamelles intermédiaires, on trouve des fibres qui représentent des faisceaux connectifs du périoste, ossifiés.

D. **Lamelles osseuses.** — Les lamelles osseuses sont constituées par une combinaison définie d'osséine (33 0/0) et de sels calcaires. La variation de composition du tissu osseux, avec les âges, est due à la multiplication ou à la diminution des parties molles (vaisseaux).

E. **Cellules osseuses.** — D'après Virchow, la cellule osseuse serait formée d'un corps cellulaire présentant des prolongements. Pour l'isoler, cet anatomiste traitait les os frais par l'acide chlorhydrique et les dissociait ensuite. Le procédé de Virchow, appliqué aux os secs, permet d'obtenir ce même corpuscule étoilé, et nous prouve ainsi, que cette prétendue cellule, n'est que la cuticule de la véritable cellule. D'après Ranvier, la véritable cellule osseuse est réduite à une lame de protoplasma qui tapisse l'ostéoplaste. Cette lame est pourvue d'un noyau et ne présente pas de prolongements.

§ 2. — OS COURTS ET OS LARGES

Les os courts sont formés, comme on le sait, par des lames osseuses circonscrivant des cavités. Ces lames ont une épaisseur variable : les plus épaisses renferment des systèmes de Havers complets ; les plus minces sont constituées par des lamelles osseuses parallèles à leur surface. Les os plats sont entièrement formés de lamelles *parallèles* à leur surface.

Moelle des os.

La moelle se présente sous des aspects qui varient avec l'âge de l'animal. On peut en décrire trois variétés : la *moelle rouge*, la moelle *jaune* et la moelle *gélatiniforme*. La moelle rouge abonde en médullocelles et globules rouges du sang ; la moelle jaune présente un très grand nombre de vésicules adipeuses ; la moelle grise ou gélatiniforme est principalement riche en éléments conjonctifs. Chez le fœtus, on trouve de la moelle rouge dans presque tous les os ; par contre on ne la retrouve, chez l'adulte, que dans les corps vertébraux. Dans tous les autres os elle a été remplacée par la moelle jaune. La moelle grise existe dans les os du crâne et dans les os de la face pendant leur développement.

Structure. — La moelle est formée d'un *stroma conjonctif*

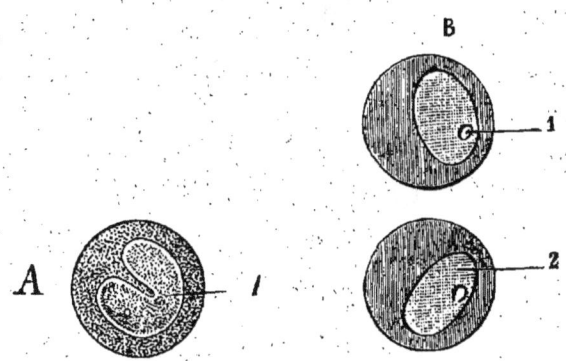

Fig. 20. — Médullocelles.

A. Noyau en bissac. — B. Noyaux ovalaires.

délicat renfermant, dans ses mailles, des éléments cellulaires (*médullocelles, cellules à noyaux bourgeonnants, myéloplaxes*).

a. *Médullocelles.* — Les éléments, que Robin décrit sous le nom de médullocelles, ne diffèrent en rien des globules blancs du sang ou de la lymphe (1).

b. *Cellules à noyaux bourgeonnants.* — Décrites par Bizzozero, ces cellules diffèrent des précédentes, en ce qu'elles sont généralement plus grandes et ne présentent pas de mouvements amiboïdes. Leur

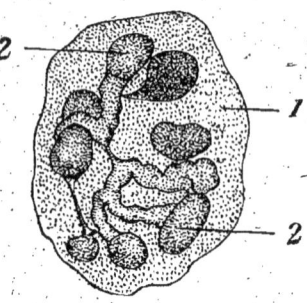

Fig. 21. — Cellule à noyau bourgeonnant.

1. Corps cellulaire.
2. Bourgeons du noyau renflés à leurs extrémités.

noyau, visible sans faire usage de réactif, présente des formes bizarres. Quelquefois, il semble formé de plusieurs noyaux reliés entre eux par une substance analogue à celle qui les constitue; d'autres fois, il ressemble à un noyau qui aurait bourgeonné.

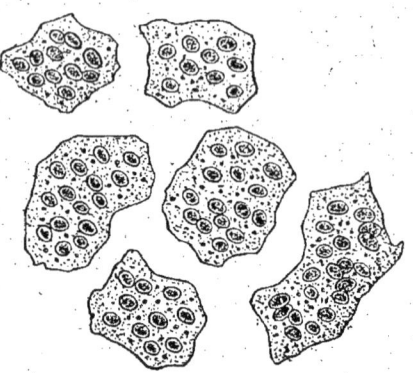

Fig. 22. — Myéloplaxes.

c. *Myéloplaxes.* — Ces cellules ont la forme de plaques de protoplasma. Elles sont finement granuleuses et possèdent un nombre de

(1) Voyez plus loin.

noyaux souvent très considérable. Leur diamètre est excessivement variable.

§ 3. — PÉRIOSTE

Le périoste est une membrane fibro-vasculaire qui recouvre les os. Il fait défaut au niveau des cartilages d'encroûtement et aux points d'insertion des ligaments et des tendons.

Structure. — Il est formé de faisceaux connectifs et de fibres élastiques. La disposition de ces éléments y fait distinguer deux couches :

a. *Une couche externe.* — Formée de gros faisceaux connectifs parallèles à l'axe de l'os et d'un réseau élastique à mailles très larges, cette couche renferme des vaisseaux relativement volumineux mais peu nombreux.

b. *Une couche interne.* — Constituée par des faisceaux connectifs moins volumineux, présentant à leur surface, comme ceux de la couche précédente, des cellules connectives. Le réseau élastique est plus serré, les vaisseaux plus nombreux et plus fins. De la face profonde de la couche interne, partent des faisceaux connectifs, qui pénètrent dans l'os et assurent l'adhérence du périoste. Chez le fœtus, cette seconde couche présente, sur sa face interne, une ou plusieurs rangées de cellules qui jouent un rôle dans l'ossification.

§ 4. — VAISSEAUX DES OS

Les os reçoivent des vaisseaux de plusieurs sources. L'artère nourricière pénètre dans l'os par le trou nourricier de la diaphyse. Loin de se distribuer au tissu osseux, elle se rend directement dans la moelle et s'y ramifie. C'est de ce réseau intramédullaire, que viennent de rares capillaires, qui pénètrent le tissu osseux par les canaux de Havers, qui s'ouvrent dans le canal médullaire. L'artère nourricière, est donc, plus spécialement, destinée à la moelle. Les vaisseaux destinés à l'os viennent du périoste ; ils pénètrent le tissu osseux au niveau de la diaphyse et des épiphyses.

§ 5. — DÉVELOPPEMENT DES OS

Les os se développent aux dépens du *cartilage*, ou aux dépens du *tissu fibreux*.

A. Ossification des os précédés de cartilage. — Lorsqu'un cartilage doit s'ossifier, des vaisseaux apparaissent au niveau des épiphyses et de la diaphyse. Ces vaisseaux se ramifient, parallèlement à l'axe, et donnent à l'os, par les modifications qu'ils déterminent, la physionomie que nous allons décrire : vers la partie moyenne du cartilage embryonnaire on trouve un disque osseux : la partie centrale

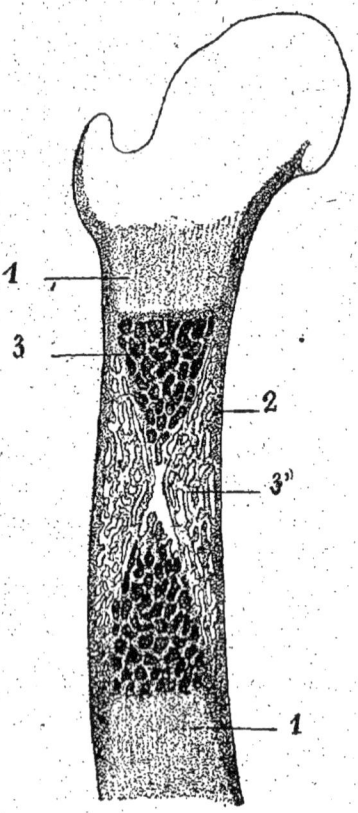

Fig. 23. — Coupe d'un os long en voie d'ossification (d'après Ranvier).

1. Cartilage sérié.
2. Périoste.
3. Os cartilagineux.
3'. Os périostique.

de ce disque, a la forme de deux triangles opposés par le sommet, et dont les bases répondent aux deux bases du disque. Toute la partie qui sépare ces deux triangles du périchondre, est remplie par une lame osseuse, qui, au niveau des bases des triangles, pénètre dans le cartilage (*encoche d'ossification*). On pourrait représenter l'os à ce moment, comme « un sablier placé dans un cylindre osseux » (Ranvier). La lame osseuse et le sablier proviennent de sources différentes : l'une se forme aux dépens du périoste, l'autre aux dépens du cartilage.

a. *Ossification du cartilage*. — Si nous partons de l'extrémité de l'os, et si nous examinons le cartilage en allant vers la ligne d'ossification (1), nous voyons les capsules du cartilage, d'abord réunies en petits groupes, s'arranger à la manière des pièces dans une pile de monnaie (*cartilage sérié*). Ces capsules, à mesure que nous nous approchons de l'os, augmentent de volume et s'ouvrent, bientôt, les unes dans les autres. Comme les capsules de deux rangées voisines ne communiquent pas, nous sommes en présence de cavités longitudinales séparées par des travées de substance fondamentale (*travées directrices*). Plus bas, le bord festonné de ces cavités est bordé

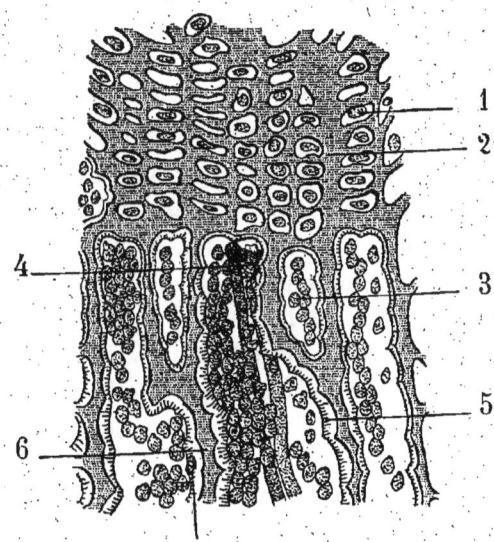

Fig. 24. — Coupe d'un os long au niveau de la ligne d'ossification.

1. Cellules du cartilage sérié.
2. Travée cartilagineuse.
3. Espace médullaire.
4. Espace médullaire avec un capillaire.
5. Liséré osseux.
6. Travée directrice.

d'un liséré se colorant en rouge par le carmin. Ce liséré augmente de plus en plus d'épaisseur, et englobe bientôt des cellules, qui étaient primitivement accolées contre les parois de la cavité. Les cavités,

(1) La ligne d'ossification est la ligne sinueuse qui sépare le cartilage sérié de l'os embryonnaire.

circonscrites par les travées directrices renferment des capillaires e[t] un grand nombre de cellules embryonnaires.

Nous avons décrit, jusqu'ici, l'aspect que présentent les os en voi[e] d'ossification, évitant toute question théorique et nous bornant à l[a] description. Il nous reste à savoir comment s'est produit le processu[s] qui constitue l'ossification.

Sous l'influence de la nutrition, les cellules cartilagineuses prolifè-rent partout où elles ont une disposition sériée. Comme toutes les cellules qui se trouvent dans un cartilage ayant subi l'infiltration calcaire (1), elles poursuivent leur multiplication, mais perdent l[a] propriété de produire, autour d'elles, de la substance cartilagineuse.

Les capillaires arrivent alors : se ramifiant parallèlement au gran[d] axe de l'os et des traînées du cartilage sérié, ils rongent les parois de[s] capsules, et forment les cavités festonnées dont nous avons parlé (2)

Il nous reste à faire connaître l'origine des nombreuses cellules qu[i] remplissent les cavités festonnées de l'os embryonnaire. D'après certains histologistes, elles seraient apportées par les vaisseaux et viendraient du périoste. M. Ranvier a démontré que les cellules cartilagineuses, devenues libres par suite de la rupture des capsules, s[e] transformaient en cellules de la moelle.

La substance osseuse se forme sur les parois des cavités festonnées : elle présente des stries perpendiculaires à sa surface. (Ces stries représentent les canalicules osseux.) A mesure qu'elle s'épaissit, ell[e] englobe les cellules médullaires (*ostéoblastes*) dans des cavités qui, par l'adjonction des canalicules préformés, deviennent étoilées (*ostéoplastes*). La substance osseuse est probablement une formation périphérique des ostéoblastes.

b. *Ossification du périoste*. — La substance osseuse se dépose autour des fibres du périoste, qui lui servent de travées directrices. Les cellules, qui se trouvent entre ces fibres, sont englobées par l[e] procédé que nous avons décrit (3).

---

(1) Le cartilage qui doit s'ossifier subit tout d'abord une infiltration calcaire : cette infiltration ne persiste pas. On comprend difficilement la formation de ce tissu transitoire ossiforme, qui précéde le véritable tissu osseux.

(2) D'après Loven, ce seraient les cellules de la moelle qui rongeraient les parois des capsules. Ainsi que le fait remarquer Ranvier, la direction unique de la résorption de ces parois fait rejeter cette hypothèse.

(3) Chez l'adulte, l'os enchondral a disparu par résorption. L'os entier se trouve alors constitué par l'os périostique.

B. **Ossification des os précédés de tissu fibreux.** — L'ossification des os, précédés de tissu fibreux (crâne), ne diffère pas de l'ossification périostique. Les faisceaux connectifs servant de travées directrices sont englobés par la substance osseuse et disparaissent bientôt, au sein de cette substance. Les systèmes de Havers se forment autour des vaisseaux.

C. **Accroissement des os longs.** — a. *Accroissement en longueur.* — L'accroissement en longueur s'effectue uniquement au niveau des épiphyses. Il résulte de la multiplication des cellules du cartilage sérié.

b. *Accroissement en épaisseur.* — L'accroissement en épaisseur se fait aux dépens de la couche profonde du périoste.

CHAPITRE SIXIÈME

TISSU ÉPITHÉLIAL

Le tissu épithélial est exclusivement formé de cellules : tantôt, ce tissu se répand à la surface des organes et joue un rôle purement protecteur (*épithéliums de revêtement*); tantôt il s'enfonce dans les organes sous forme de bourgeons, et alors sa fonction se spécialise (*épithéliums glandulaires*).

§ 1. — ÉPITHÉLIUMS DE REVÊTEMENT

Les cellules épithéliales, unies par un ciment, forment, à la surface des organes, des couches continues qui constituent les épithéliums de revêtement. Ces épithéliums n'ont jamais de vaisseaux; on y trouve quelquefois, mais le cas est rare, des fibres nerveuses (cornée, terminaisons nerveuses intra-épithéliales de l'épiderme).

Les cellules épithéliales présentent trois formes principales :

a. — Les unes sont larges, minces et aplaties perpendiculairement à la surface qu'elles recouvrent. Ces cellules portent le nom de cellules *pavimenteuses*.

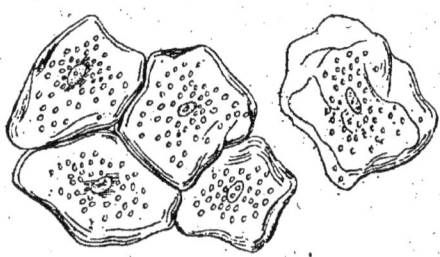

FIG. 25. — Cellules pavimenteuses de la muqueuse buccale.

b. — Les autres sont allongées, aplaties latéralement les unes contre les autres. (*Cellules cylindriques et cubiques.*)

c. — Enfin on trouve des cellules qui ne diffèrent de ces dernières que par la présence, à leur extrémité libre, de filaments protoplasmiques (*cellules vibratiles*).

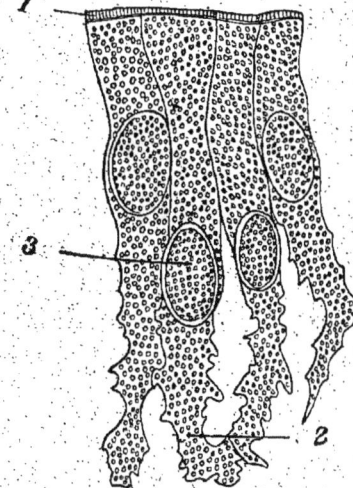

FIG. 26. — Cellules cylindriques de l'intestin.

1. Plateau.
2. Extrémité profonde de la cellule.
3. Noyau.

Ces trois formes de cellules correspondent à trois variétés du tissu épithélial. (Epit. pavimenteux ; épit. cylindrique ; épit. vibratile). Ces

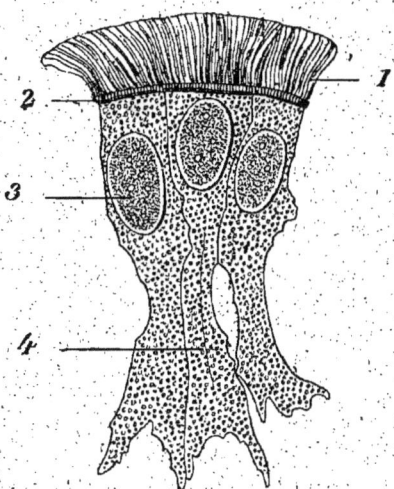

FIG. 27. — Cellules vibratiles.

1. Cils vibratiles.
2. Plateau.
3. Noyau.
4. Extrémité profonde de la cellule.

épithéliums présentent, tantôt une seule rangée de cellules (épithéliums simples), tantôt plusieurs rangées (épi-stratifiés). Dans ce dernier cas l'épithélium tire son nom de la couche la plus superficielle.

Classification des épithéliums de revêtement.

ÉPITHÉLIUMS A { **Cellules plates**....... *Epi-pavimenteux.* \ Simple
{ **Cellules cylindriques.** *Cylindrique.* } ou
{ **Cellules vibratiles**.... *Vibratile.* } stratifié

A. **Épithélium pavimenteux.** — a. *Épithélium pavimenteux simple.* — Il présente une seule couche de cellules unies par un ciment. Les bords des cellules sont tantôt rectilignes (vaisseaux et séreuses), tantôt déchiquetés et sinueux (lymphatiques). L'épithélium pa

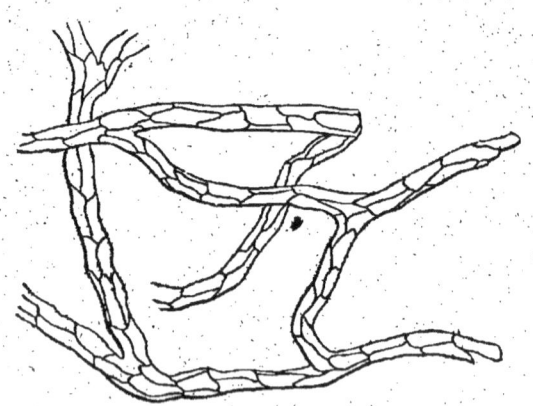

FIG. 28. — Cellules endothéliales des capillaires sanguins.

vimenteux simple recouvre les séreuses, les vaisseaux sanguins et lymphatiques et porte encore le nom d'endothélium (1).

b. *Épithélium pavimenteux stratifié.* — L'épithélium pavimenteux stratifié est très répandu dans l'organisme. Les assises profondes sont constituées par des cellules plus ou moins déformées par pression réciproque. Les unes sont polyédriques et présentent l'em

---

(1) Cette dénomination provient de la classification blastodermique des épithéliums. Aux trois feuillets du blastoderme correspondraient trois groupes d'épithéliums.
1° Ectoderme : Epi-intestinal (de la bouche au cardia), épi-pulmonaire, épiderme.
2° Mésoderme : Séreuses et vaisseaux.
3° Endoderme : Tube digestif (du cardia à l'anus).

preinte des cellules voisines, les autres sont allongées et présentent une extrémité profonde, effilée ou terminée par un renflement. Les cellules de la couche superficielle subissent une évolution variable.

1° Certaines cellules des couches profondes présentent dans leur intérieur, une matière se colorant vivement par le carmin (*éléidine*). Dans ce cas, les cellules de la couche superficielle présentent une

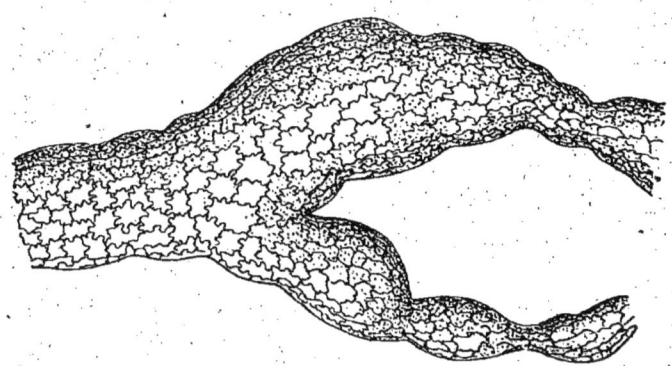

Fig. 29. — Endothélium sinueux des vaisseaux lymphatiques.

membrane enveloppe et ne possèdent pas de noyau; leur protoplasma s'est transformé en graisse (*kératinisation épidermique*). Elles tombent bientôt, et sont remplacées par les cellules sous-jacentes qui ont subi la même évolution.

2° Dans un second cas, on trouve, à l'intérieur des cellules profondes, une matière brune (*matière onychogène*). Les cellules superficielles diffèrent des précédentes en ce qu'elles possèdent un noyau (*kératinisation unguéale*).

3° Enfin, dans certains épithéliums pavimenteux stratifiés, on ne trouve ni éléidine ni matière onichogène. Les cellules superficielles deviennent alors lamellaires sans avoir subi de kératinisation (1).

Parmi les épithéliums, pavimenteux stratifiés, nous citerons : l'épi-

---

(1) On trouve, dans les papilles de la langue du chat, un exemple de kératinisation double. L'épithélium de l'une des faces des papilles renferme de l'éléidine et subit la kératinisation épidermique; l'épithélium de la face opposée renferme de la matière onychogène et subit la kératinisation unguéale.

L'épithélium de certaines papilles caliciformes renferme chez l'homme, de l'éléidine. Il ne s'y produit pas cependant de couche cornée. Cela résulte de ce que le mucus buccal entraîne les cellules avant qu'elles aient pu arriver au terme de leur évolution.

thélium buccal, l'épithélium vésical, l'épiderme. Ces divers épithéliums seront décrits avec les organes auxquels ils appartiennent.

B. **Épithéliums cylindriques.** — a. *Épithélium cylindrique simple.* — On trouve un épithélium cylindrique simple dans tout le tube intestinal, depuis le cardia jusqu'à l'anus (voyez intestin).

b. *Épithélium cylindrique stratifié.* — Les cellules des couches profondes ressemblent aux cellules des couches correspondantes de certains épithéliums pavimenteux stratifiés (voyez épithélium vésical). L'épithélium cylindrique stratifié constitue le revêtement de la portion olfactive de la pituitaire et de certains conduits glandulaires.

C. **Épithéliums vibratiles.** — a. *Épithélium vibratile simple.* — L'épithélium vibratile simple forme le revêtement des petites bronches, du canal de l'épendyme, des trompes, etc... Les cellules qui le constituent, présentent une extrémité profonde, effilée, et une extrémité périphérique pourvue d'une sorte de cuticule (*plateau*) d'où partent des cils qui semblent se continuer avec le protoplasma cellulaire. Ce dernier est granuleux et présente, à son centre, un noyau ovalaire à grand axe parallèle à celui de la cellule. Pendant la vie, les cils vibratiles, sont doués de mouvements rythmiques qui sont affaiblis par le froid et les acides, et sont activés par la chaleur et les alcalis. Après la mort, ces mouvements persistent pendant un temps relativement long.

b. *Épithélium vibratile stratifié.* — Les cellules des couches profondes ressemblent aux cellules correspondantes des autres épithéliums stratifiés. Seule, la rangée superficielle possède des cils (trachée, grosses bronches, etc.).

§ 2. — ÉPITHÉLIUMS GLANDULAIRES

Les glandes sont des masses épithéliales spécialisées dans le but d'extraire du sang (1) un produit, qui est versé sur les surfaces tégumentaires (2).

Avec M. Renaut (3), nous diviserons les glandes en deux grandes

---

(1) Les produits des sécrétions glandulaires sont extraits du sang par l'intermédiaire de la lymphe.

(2) Sous le nom impropre de glandes closes, les anciens anatomistes décrivaient des organes qui n'ont aucun rapport avec les épithéliums glandulaires. Ces organes (follicules clos, ganglions lymphatiques, etc.), seront décrits avec le système lymphatique.

(3) RENAUT. Archives de physiologie, mai 1881.

catégories, suivant que les vaisseaux pénètrent leur épithélium (*glandes conglobées*) ou en restent séparés par une membrane propre (*glandes en cul-de-sac*).

A. **Glandes en cul-de sac.** — Les glandes en cul-de-sac sont formées d'une paroi propre, d'un épithélium, de vaisseaux et de nerfs.

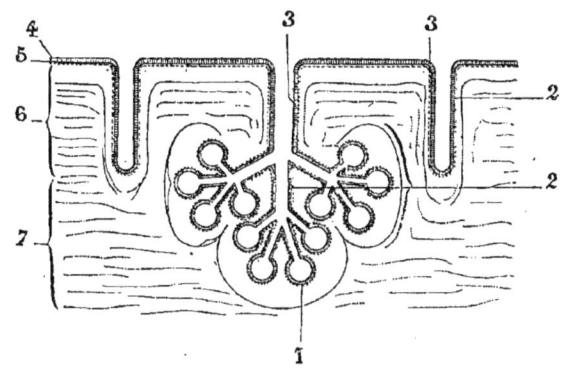

Fig. 30. — Schéma des glandes en cul-de-sac.

1. Acinus.
2. Glande en tube.
3. Glande acineuse.
4. Épithélium de la muqueuse.
5. Membrane basale.
6. Derme.
7. Tissu conjonctif sous-muqueux.

a. *Épithélium.* — L'épithélium glandulaire forme une ou plusieurs couches, immédiatement appliquées contre la paroi propre. Les cellules, qui le constituent, diffèrent morphologiquement et chimiquement. Tantôt elles sont granuleuses et petites, tantôt elles sont claires et d'un volume plus considérable. Leur composition chimique varie avec la nature de la glande.

La sécrétion s'opère par deux procédés distincts.

1° Dans un premier cas, l'élément laisse simplement transsuder son produit de sécrétion; c'est le cas le plus fréquent.

2° Dans un second cas, beaucoup plus rare, l'épithélium rempli de son propre produit, devient vésiculeux, et se trouve repoussé vers la cavité centrale de la glande, par les éléments qui se forment dans la couche la plus voisine de la membrane propre. Devenu libre, il est expulsé, au dehors, avec le liquide provenant de la rupture des cellules trop gonflées.

b. *Paroi propre.* — La paroi propre se présente à nous sous l'aspect d'une membrane hyaline. Elle a pu cependant être décomposée en cellules plates.

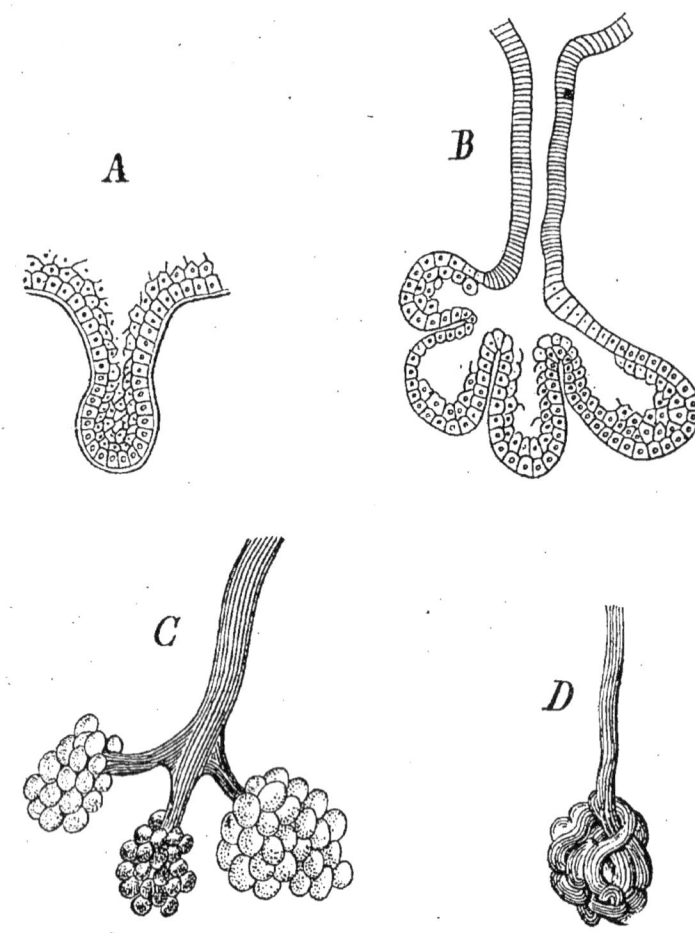

FIG. 31.
A. Glande acineuse simple (follicule).
B. Glande acineuse composée (en grappe).
C. Glande acineuse possédant un nombre plus considérable d'acini.
D. Glande tubuleuse dont le tube est enroulé en forme de glomérule (CADIAT).

c. *Vaisseaux et nerfs.* — Les vaisseaux se ramifient dans le tissu conjonctif qui entoure la membrane propre. Les nerfs, très nombreux proviennent du système ganglionnaire (vaisseaux) et du système spinal.

On ne connaît pas les rapports de ces dernières avec l'épithélium glandulaire.

Telle est la structure de la partie sécrétante des glandes en cul-de-sac; la partie excrétante de ces glandes n'en diffère que par son épithélium. Celui-ci est représenté par l'épithélium de revêtement de la muqueuse dans laquelle se trouve placée la glande.

Classification des glandes en cul-de-sac. — Les glandes en cul-de-sac prennent la forme de tubes (*glandes tubuleuses*) ou de grains plus ou moins arrondis (*glandes acineuses*). Ces glandes peuvent être, *simples* ou *composées*, c'est-à-dire, formées d'un ou de plusieurs éléments constituants (tubes ou acini), nous aurons ainsi le tableau suivant :

Glandes en cul-de-sac.

a. — Tubuleuses . . . . { Simples (Lieberkühn).
                             { Composées (testicule).

b. — Acineuses . . . . { 1° Simples (Meibomius).
                             { 2° Composées ou en grappes (salivaires).

B. **Glandes conglobées.** — La seconde grande division des glandes comprend les glandes dans lesquelles l'élément vasculaire est en contact direct avec l'épithélium (foie, rein, etc.). La description de ces glandes sera donnée lorsque nous ferons l'étude de l'appareil auquel elles appartiennent.

CHAPITRE SEPTIÈME

TISSU MUSCULAIRE

Nous diviserons les muscles d'après leur mode de contraction en :
1º Muscles à contraction rapide.
2º Muscles à contraction lente.

Les muscles à contraction rapide, appartiennent à la vie de relation et à la vie de nutrition (cœur); les muscles à contraction lente appartiennent tous, chez l'homme, à la vie organique.

§ 1. — TISSU MUSCULAIRE A CONTRACTION RAPIDE

Si nous dissocions un fragment de muscle convenablement traité, nous parviendrons à le diviser en faisceaux primitifs. Ces faisceaux sont formés : d'une membrane enveloppe (sarcolemme); de noyaux sous-jacents à cette enveloppe et d'un contenu, présentant une striation longitudinale et transversale.

A. **Sarcolemme.** — L'enveloppe du faisceau primitif est une membrane amorphe, tellement mince et transparente qu'il est impossible de la voir si l'on ne fait usage d'artifices de préparation. Essentiellement élastique, c'est elle qui communique cette propriété aux faisceaux primitifs.

B. **Noyaux.** — Chez les mammifères, ils sont situés sous le sarcolemme. Ils sont aplatis avec un ou plusieurs nucléoles et sont entourés d'une zone de protoplasma granuleux. Chez la grenouille, on en trouve, dans l'*intérieur même du faisceau primitif*.

C. **Substance musculaire.** — La substance contenue dans l'intérieur du faisceau primitif, présente une double striation : l'une dirigée dans le sens longitudinal, l'autre dans le sens transversal. La première divise le faisceau primitif en *fibrilles ;* la seconde divise les fibrilles, comme nous le verrons plus loin, en *éléments contractiles primordiaux*.

a. *Fibrille musculaire.* — La striation transversale de la fibrille est produite par une série de bandes alternativement claires et obscures. Les bandes obscures sont à peu près aussi longues que larges (*disques épais*); les bandes claires sont traversées, en leur milieu, par une strie ayant le caractère de la bande obscure (*disque mince*).

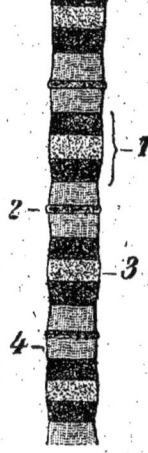

Fig. 32. — Fibrille musculaire.

1. Disque épais.
2. Disque mince.
3. Strie intermédiaire de Hensen.
4. Espace clair.

Ainsi, dans une fibrille, nous trouvons alternativement : un disque large, une bande claire; un disque mince une bande claire, un disque large, etc. Les disques n'ont pas les mêmes caractères chimiques que les espaces clairs : ceux-ci ne se colorent pas par les réactifs. Il entre donc, dans la structure de la fibrille musculaire, deux substances chimiques différentes. Si nous examinons plus attentivement les disques épais d'une fibrille très tendue, nous remarquerons, en son milieu, une bande présentant les caractères optiques des espaces clairs. Cette bande (*strie intermédiaire de Hensen*) n'apparaît que sur des fibrilles très tendues et fixées dans l'extension. Cela tient à ce que la substance du disque épais tendu a laissé un vide en son milieu ; si on la fixe, en ce moment, elle ne peut plus revenir sur elle-même et combler l'espace laissé libre.

b. *Éléments contractiles primordiaux.* — Si, au lieu d'employer les réactifs qui le dissocient en fibrilles, nous traitons le faisceau primitif par le suc gastrique, l'acide chlorhydrique, il se divisera en une série de disques (*disques de Bowman*). Cette séparation s'effectue, aussi, par congélation et, sans faire usage de réactifs, sur les fœtus qui ont macéré dans l'utérus.

« Nous venons de voir que le faisceau primitif se dissociait soit en
« fibrilles, soit en disques : il faut en conclure, avec Bowman, qu'il
« n'est formé, ni par des fibrilles, ni par des disques, mais bien par
« des particules limitées par des plans transver-
« saux et verticaux (*sarcous éléments*). Ces
« particules seraient les éléments contractiles
« primordiaux. Ainsi, d'après cette théorie, une
« fibrille serait formée par une série de sarcous
« éléments unis bout à bout dans le sens longitu-
« dinal, et un disque serait formé par une seule
« couche de ces éléments disposés dans le sens
« transversal » (Ranvier. Traité technique).

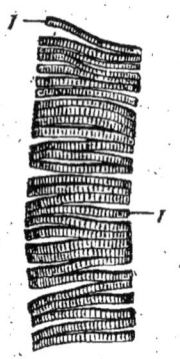

Fig. 33. — Disques de Bowman.

Texture. — Nous étudierons les rapports des éléments musculaires, entre eux, avec les tendons et avec les vaisseaux.

A. **Rapports des éléments musculaires entre eux.** — Par un groupement successif, les fibrilles musculaires forment ; des cylindres primitifs, des faisceaux primitifs, secondaires et tertiaires.

a. *Cylindres primitifs*. — Les fibrilles musculaires s'arrangent par petits groupes (cylindres primitifs) que séparent des fentes comblées par une substance cimentante moins réfringente que la substance musculaire. Ces fentes présentent des noyaux chez la grenouille.

Dans ces cylindres primitifs, les fibrilles sont unies entre elles, au niveau des disques minces. Les disques épais sont séparés par des espaces que pourra combler le plasma musculaire, lors de la contraction. Sur une coupe perpendiculaire, les cylindres primitifs se présentent sous la forme de polygones irréguliers (*champs de Conheim*).

b. *Faisceaux primitifs*. — Les cylindres primitifs, qui ont la forme de fuseaux allongés, constituent, en s'engrenant, les faisceaux primitifs ; ceux-ci, contenus, comme nous l'avons déjà dit dans une membrane enveloppe (sarcolemme) se groupent, séparés par du tissu conjonctif lâche, pour former des faisceaux secondaires qui, par leur réunion, donnent naissance aux faisceaux tertiaires des muscles.

B. **Rapports des faisceaux musculaires avec les tendons.** — Chaque faisceau primitif présente une extrémité libre qui est reçue dans la cupule d'un petit tendon. Cette extrémité est recouverte par le sarcolemme qui adhère, beaucoup plus fortement, au tendon qu'au faisceau primitif.

C. **Rapports avec les vaisseaux.** — Les capillaires forment des mailles rectangulaires autour des faisceaux primitifs. Les branches longues sont flexueuses, les branches courtes, sont souvent variqueuses ainsi que les veines. Cette disposition est nécessitée par la fonction musculaire : dans un muscle, tout le temps que la contraction dure, la circulation s'arrête ; l'oxygène, nécessaire au travail musculaire, est fourni par le sang qui se trouve, en réserve, dans les mailles des capillaires.

MÉCANISME DE LA CONTRACTION MUSCULAIRE

Un grand nombre de théories ont été émises sur le mécanisme de la contraction musculaire : Brücke, Krause, Merkel, Rouget ont donné des hypothèses différentes pour expliquer la striation musculaire et ont fait correspondre, à ces théories, une nouvelle notion de la contraction.

Brucke admet que les disques épais et les disques minces, sont formés d'une multitude de petits grains, juxtaposés et superposés. Lorsque le muscle est au repos, ces grains, qu'il appelle *disdiaclastes*, se présentent de file ; lorsque le muscle se contracte, ils changent d'ordre et se présentent de front. Ainsi le muscle se raccourcit et s'épaissit. Cette théorie est ingénieuse, mais elle est sans fondement.

Krause regarde les disques minces comme des cloisons : l'espace, compris entre deux disques minces, formerait une boîte ou *case musculaire*, remplie d'un liquide au sein duquel flotterait le disque épais (*prisme musculaire*). A l'état de repos, le liquide serait accumulé aux deux extrémités du prisme ; pendant la contraction il passerait sur ses côtés.

Engelmann pense, comme Krause, que la contraction résulte de la disparition du liquide des espaces clairs ; mais tandis que, pour Krause, le prisme musculaire est un élément entièrement passif ; pour Engelmann, c'est ce prisme qui absorbe le liquide.

Merkel dédouble la case musculaire de Krause. Pour lui la strie intermédiaire de Hensen serait aussi une cloison. La case musculaire de Krause, correspondrait à deux cases plus petites. La théorie de Merkel est connue sous le nom de « Théorie de l'inversion ». La matière, contenue dans la case serait épaisse, mais mobile. A l'état de repos cette matière serait accumulée de chaque côté de la strie intermédiaire ; à l'état de contraction, elle s'éloignerait de la strie intermédiaire, pour se porter vers les disques minces. Ce transport n'explique aucunement la contraction.

Rouget donne une singulière théorie de la contraction : il compare la fibrille musculaire au pédicule contractile des vorticelles et déclare « Qu'elle est un vrai ressort en spirale, qui activement distendu pendant l'état de repos du muscle, revient passivement sur lui-même au moment de la contraction. »

Ainsi, ce que nous considérions comme l'état actif du muscle ne serait qu'un état de repos ; le muscle ne serait véritablement actif que lorsqu'il est dans son entier allongement. Qu'une cause quelconque (irritation mécanique, influx nerveux, électricité) intervienne, la force, qui maintenait le muscle allongé, est momentanément supprimée, il se contracte c'est-à-dire vient à l'état de repos. Nous ne nous étendrons pas plus longuement sur cette façon singulière de considérer l'état de repos et l'état actif. L'examen histologique démontre que la fibrille musculaire n'est pas un ressort en spirale ; d'ailleurs cette théorie tombe devant le fait que les fibres-cellules sont contractiles.

Les théories, si diverses, que nous venons d'examiner, reposent soit sur des hypothèses sans fondement, soit sur des observations histologiques erronées, faites avec l'idée préconçue que l'on devait trouver, dans la striation du muscle, la raison de la contraction.

Si l'on avait seulement remarqué que certains éléments, purement cellulaires, sont contractiles, on n'aurait pas cherché à attribuer une propriété générale de la matière organisée à une structure destinée, seulement, à modifier cette propriété. La contractilité musculaire, n'est que la contractilité du protoplasma s'exerçant dans un sens déterminé.

Lorsque la contractilité des disques épais est mise en jeu, ils tendent à prendre la forme globuleuse. Or, comme ils sont primitivement allongés dans le sens des fibrilles, cette modification tend déjà à raccourcir le muscle. Nous comprendrons que le raccourcissement puisse être considérable, si nous remarquons que le disque épais, en se contractant, expulse du plasma qui se porte sur ses côtés (accroissement du muscle en épaisseur). Quant aux disques minces et aux bandes claires, ils constituent de petits tendons qui maintiennent rapprochés les éléments contractiles.

La contractilité musculaire, n'est que la manifestation d'une propriété de la matière vivante; ce qu'il y a de particulier, dans le muscle strié, c'est la petitesse de l'élément contractile, par rapport aux faisceaux qu'il s'agit de raccourcir. Cette petitesse, permettant des échanges plus rapides, est donc en rapport avec la rapidité de la contraction. « Ce qu'il faut chercher dans la striation, ce n'est donc pas la contractilité, mais la rapidité de la contraction » (Ranvier) (1).

§ 2. — TISSU MUSCULAIRE A CONTRACTION LENTE

Structure. — L'élément caractéristique de ce tissu est la cellule musculaire lisse. La forme de cette cellule est variable : il en est de fusiformes, de rubanées; certaines présentent des plans et des crêtes par suite de la pression qu'elles exercent les unes sur les autres

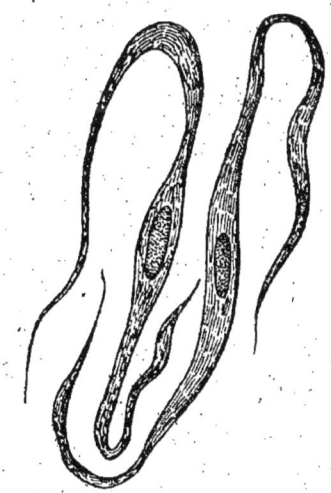

FIG. 34. — Cellules musculaires lisses.

(cellules prismatiques). Par un examen minutieux, il est facile de s'assurer que la cellule musculaire est constituée par un faisceau de fibrilles très minces, et qu'elle n'a pas de membrane enveloppe.

(1) Ces notes sur le tissu musculaire, ont été empruntées aux « Leçons sur le système musculaire » de M. Ranvier.

A peu près, au milieu de sa longueur, la cellule présente un noyau, allongé suivant son axe. Aux deux extrémités de ce noyau se trouve du protoplasma granuleux. Ce noyau, ordinairement plus rapproché d'un bord de la cellule que de l'autre, présente deux nucléoles, et se rétracte, en zig-zag, sous l'action de l'acide acétique.

Texture. — Sur une coupe perpendiculaire à l'axe, on voit que le protoplasma périnucléaire envoie, vers la périphérie de la cellule, des prolongements qui circonscrivent des pinceaux de fibrilles. Ces faisceaux fibrillaires ont été considérés par M. Ranvier, comme représentant les cylindres primitifs du tissu musculaire lisse. Les cellules musculaires, véritables faisceaux primitifs, s'engrènent entre elles et sont unies par un ciment. Les capillaires forment, autour des cellules musculaires lisses, des mailles rectangulaires analogues à celles que nous avons décrites en parlant du faisceau primitif strié.

CHAPITRE HUITIÈME

TISSU NERVEUX PÉRIPHÉRIQUE

Les nerfs de l'homme sont formés de deux espèces de fibres nerveuses : les unes présentent, à leur surface, une couche d'une substance offrant les caractères optiques de la graisse, elles ont reçu le nom de *fibres à myéline;* les autres sont réduites à leur élément essentiel; on les appelle des *fibres sans myéline* ou de Remak.

I. — *Fibres à myéline. Tubes nerveux.*

Nous devons distinguer dans la fibre à myéline, une partie centrale, d'origine nerveuse (cylindre-axe) et une partie périphérique, qui

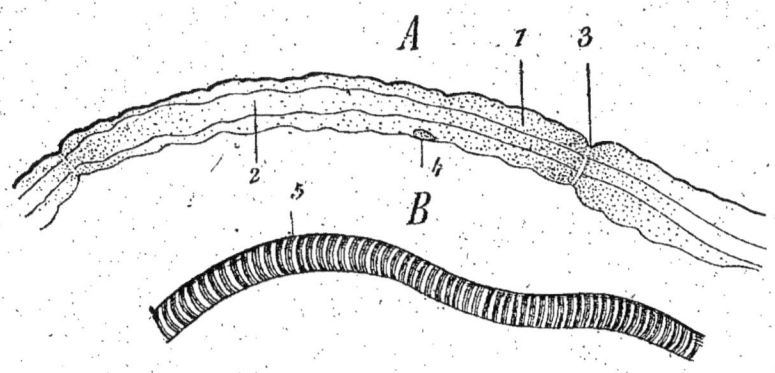

Fig. 35.

A. Tube nerveux.
1. Enveloppe. — 2. Cylindre-axe. — 3. Etranglement de Ranvier. — 4. Noyau.
B. Cylindre-axe traité par le nitrate d'argent.
5. Stries de Fromman.

renferme cette dernière, à la manière d'un manchon et constitue un élément protecteur.

A. **Cylindre-axe**. — Le cylindre-axe a la forme d'un cylindre légèrement aplati et de diamètre très variable. Il est strié parallèlement à son axe, ce qui donne à penser qu'il est formé de fibrilles unies par une substance cimentante. Le nitrate d'argent produit, à sa surface, des stries transversales, qui sont connues sous le nom de stries de Frommann. Il se continue, sans interruption, de la cellule nerveuse à la périphérie et peut se diviser par écartement de ses fibrilles.

B. **Partie périphérique.** — Ainsi que l'a démontré Ranvier, le manchon protecteur, qui entoure le cylindre-axe, est constitué par une série d'éléments cellulaires, unis bout à bout, chaque élément étant séparé de celui qui le précède ou qui le suit, par un étranglement (*étranglement de Ranvier*). On donne à ces éléments le nom de *segments interannulaires*.

La structure des segments interannulaires est assez compliquée. On trouve, de dehors en dedans :

a. — Une membrane enveloppe (*membrane de Schwan*).

b. — Une lame de protoplasma granuleux avec un noyau.

c. — Une [substance ayant les caractères optiques de la graisse (*myéline*).

d. — Une deuxième lame de protoplasma immédiatement en contact avec le cylindre-axe et ne possédant pas de noyau (*gaine de Mauthner*).

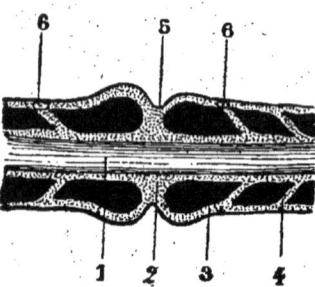

FIG. 36. — Schéma pour montrer la constitution du tube nerveux.

1. Cylindre-axe.
2. Renflement bi-conique.
3. Segments de myéline.
4. Incisures obliques.
5. Etranglement de Ranvier.
6. Noyau.

a. *Membrane de Schwan.* — Elle est transparente, hyaline et n'apparaît que lorsque les tubes nerveux se sont vidés. Sa forme est celle d'un cylindre creux; mais, au niveau du point d'union de deux segments interannulaires, elle s'étrangle légèrement et se soude à la membrane correspondante du segment interannulaire voisin. À ce point se trouve un ciment qui précipite le nitrate d'argent.

b. *Lame de protoplasma.* — La lame de protoplasma qui double la membrane de Schwan, est très mince et granuleuse. Elle présente, vers la partie moyenne du segment interannulaire, un gros noyau ovalaire. Arrivée au niveau de l'étranglement de Ranvier, elle se réfléchit, s'adosse à la lame de protoplasma, également réfléchie, du segment interannulaire voisin, et revenant sur elle-même, s'applique contre le cylindre-axe et forme la gaine de Mauthner. De l'adossement du protoplasma réfléchi de deux segments interannu-

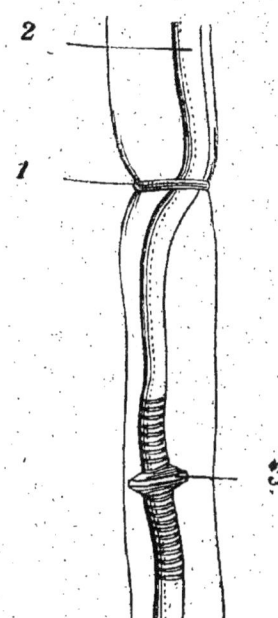

FIG. 37. — Tube nerveux (RANVIER).

1. Étranglement de Ranvier.
2. Cylindre-axe.
3. Renflement bi-conique qui a été déplacé par un artifice de préparation.

laires voisins, résulte une masse ayant la forme de deux cônes opposés par leur base (*renflement biconique*). A ce niveau la myéline fait entièrement défaut. Le renflement biconique est traversé, en son milieu, par le cylindre-axe.

c. *Myéline*. — La myéline est une substance très réfringente, demi-liquide et contenant 22 p. 0/0 de graisse. Grâce à cette particularité, elle prend, sous l'influence de l'acide osmique, une coloration noire caractéristique. Elle s'altère très rapidement. Sous l'action de l'eau, elle se gonfle et forme des boules qui s'échappent par l'extrémité coupée des tubes nerveux. La myéline ne forme pas, dans l'espace qui sépare la gaine de Mauthner et la lame de protoplasma périphérique, un cylindre continu.

Des incisures, parties de la lame de protoplasma périphérique et atteignant, généralement, la gaine de Mauthner (*incisures obliques*), la divisent en segments (*segments cylindro-coniques*)

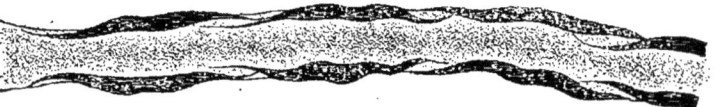

Fig. 38. — Segments cylindro-coniques de la myéline et incisures obliques.

qui se recouvrent à la manière des tuiles d'un toit. Il est probable que ces incisures sont remplies par des prolongements protoplasmiques, qui unissent la lame de protoplasma périphérique à la gaine de Mauthner (on a figuré cette disposition dans le schéma).

Les choses étant ainsi comprises, on voit que le segment interannulaire représente un cellule traversée par le cylindre-axe. Cette cellule, pourvue d'une membrane enveloppe (membrane de Schwan), est constituée par un réticulum de protoplasma dont les mailles, allongées dans le sens de l'axe du tube nerveux, renferment la myéline. Celle-ci, ainsi que la membrane de Schwan, est un produit sécrété par le protoplasma.

II. — *Fibres sans myéline. Fibres de Remak.*

Elles diffèrent des fibres à myéline, non seulement par l'absence de myéline et d'étranglements, mais encore, par leur disposition plexi-

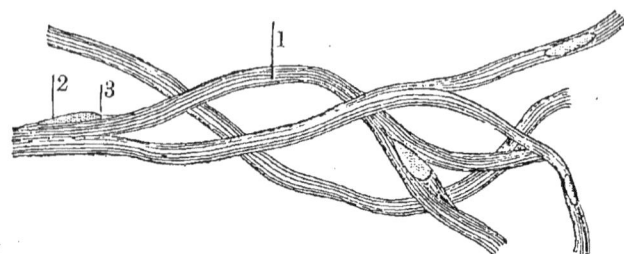

Fig. 39. — Fibres de Remak.
1. Faisceau de fibrilles. — 2. Noyau. — 3. Protoplasma périnucléaire.

forme. Ces fibres s'anastomosent dans tous les sens et forment un plexus dont les mailles sont allongées parallèlement à l'axe du nerf. Les travées de ce plexus sont formées de fibrilles; elles présentent, à leur surface, des noyaux étagés de distance en distance et entourés de protoplasma. Une fibre de Remak peut-être constituée par une seule fibrille; dans ce cas, le protoplasma lui forme une enveloppe complète. Lorsqu'elle est formée de plusieurs fibrilles, le protoplasma s'insinue entre ces fibrilles. On trouve des fibres de Remak dans tous les nerfs; ceux de la vie organique en sont presque uniquement formés.

III. — *Texture des nerfs.*

Les tubes nerveux, entourés de tissu conjonctif (*tissu conjonctif intrafasciculaire*) se groupent en faisceaux de grosseur variable.

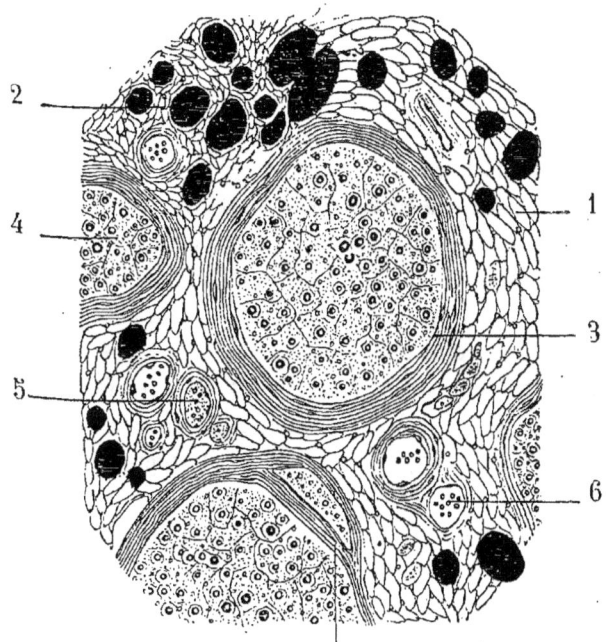

FIG. 40. — Tissu conjonctif des nerfs, d'après Ranvier.

1. Tissu conjonctif interfasciculaire (névrilemme). — 2. Cellules adipeuses contenues dans ce tissu. — 3. Gaines lamelleuses (périnèvre). — 4. Travée secondaire d'une gaine lamelleuse qui isole une partie des tubes du faisceau nerveux. — 5. Tubes nerveux et tissu conjonctif intrafasciculaire. — 6. Petits faisceaux nerveux.

Ces faisceaux enveloppés d'une gaine, entrevue par Henle et décrite récemment par Ranvier (*gaine lamelleuse*), et unis par du tissu conjonctif lâche (*tissu interfasciculaire*), forment les gros troncs nerveux (1).

(1) Le tissu conjonctif interfasciculaire porte encore le nom de névrilemme.

A. **Gaines lamelleuses**, *tissu conjonctif périfasciculaire pé-rinèvre*). — Les gaines lamelleuses sont de nature conjonctive : chaque gaine est formée de lames tapissées, à leur face interne, d'une couche continue de cellules endothéliales. Le nombre des lames varie avec la grosseur des faisceaux nerveux ; dans les petits faisceaux, qui sont souvent réduits à un seul tube, on trouve une seule lame tapissée de son endothélium. Les lames ne représentent pas des tubes emboîtés les uns dans les autres ; elles s'infléchissent s'anastomosent et font, de la gaine lamelleuse d'un faisceau, un système continu. La gaine lamelleuse se divise avec le faisceau nerveux et suit toutes ses ramifications.

Chaque lame est constituée par un treillis de faisceaux connectifs aplatis et d'autant plus serrés, que la lame est plus interne. A ces faisceaux, se trouvent associés, une *substance unissante* analogue à celle du mésentère, et des *éléments élastiques* en forme de grains, de lames ou de fibres.

B. **Tissu conjonctif intrafasciculaire**. — Nous trouvons dans l'intérieur du faisceau nerveux, deux espèces de tissu conjonctif.

a. *Des prolongements* que la gaine lamelleuse envoie entre les tubes nerveux. Ces prolongements ont la même structure que la gaine, ils supportent les vaisseaux.

b. *Du tissu conjonctif* lâche très délicat, formé exclusivement de faisceaux et de cellules connectives. Jamais on ne trouve, dans les faisceaux nerveux, une production élastique quelconque.

C. **Tissu conjonctif interfasciculaire** (*névrilemme*). — Le tissu conjonctif interfasciculaire diffère seulement du tissu conjonctif lâche par la direction des faisceaux connectifs. Ceux-ci ont une direction générale parallèle à l'axe du nerf. Le tissu conjonctif interfasciculaire renferme des vésicules adipeuses, *le tissu conjonctif intrafasciculaire n'en renferme pas*.

D. **Vaisseaux**. — Les nerfs les plus fins ne possèdent pas de vaisseaux. Dans les nerfs d'un certain volume, les artères, après s'être ramifiées dans le tissu conjonctif interfasciculaire, traversent les gaines lamelleuses et pénètrent dans les faisceaux nerveux. Là, elles forment un réseau à mailles allongées parallèlement aux tubes nerveux.

CHAPITRE NEUVIÈME

MOELLE ÉPINIÈRE

La moelle est formée par une colonne grise entourée de substance blanche.

§ 1. — SUBSTANCE BLANCHE

La moelle est divisée en deux moitiés latérales, par deux sillons, dont l'un est antérieur et l'autre postérieur. Chaque moitié latérale présente trois autres sillons. Deux, d'entre eux, sont formés par une ligne qui unirait les racines rachidiennes; ils sont distingués en antérieur et postérieur, suivant qu'ils répondent à la ligne des racines antérieures ou à celle des racines postérieures (*sillons collatéraux*). Le 3e sillon n'existe qu'à la région cervicale et divise le cordon postérieur en deux faisceaux (voyez plus loin).

La moelle est ainsi divisée en trois cordons :

1º Un cordon antérieur, limité en avant par le sillon médian antérieur et en arrière par le sillon collatéral antérieur.

2º Un cordon latéral, limité en avant par le sillon collatéral antérieur, en arrière par le sillon collatéral postérieur. (Ces deux cordons sont décrits, habituellement, sous le nom de cordon antéro-latéral.)

3º Un cordon postérieur limité, en avant par le sillon collatéral postérieur et arrivant, en arrière, au sillon médian postérieur.

A. **Cordons antéro-latéraux.** — En allant d'avant en arrière on trouve, dans les cordons antéro-latéraux, plusieurs faisceaux qui, s'ils ne sont pas délimités anatomiquement, sont nettement distincts au point de vue fonctionnel.

a. *Faisceau pyramidal direct.* — Connu, encore, sous le nom de faisceau de Türck, ce faisceau est compris entre le sillon antérieur et la ligne d'implantation des racines antérieures. En général on peut le suivre jusqu'au milieu de la moelle dorsale, mais il existe des variétés sur lesquelles nous reviendrons en étudiant le trajet des faisceaux dans le bulbe.

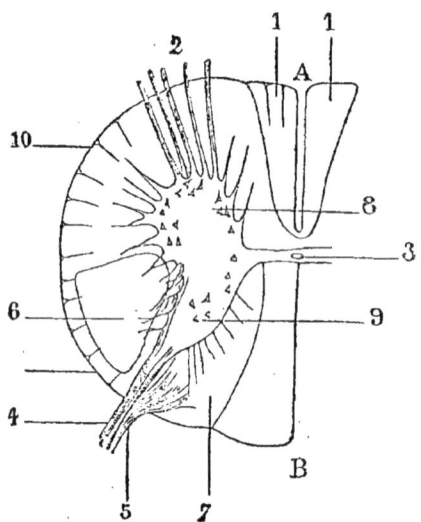

Fig. 41. — Schéma pour montrer la disposition des faisceaux de la moelle épinière (KLEIN).

    1. Faisceau de Türck.   8. Cellules de la corne antérieure.
    2. Racines antérieures.   9. Cellules de la corne postérieure.
    3. Canal de l'épendyme.   10. Pie-mère rachidienne.
    4, 5. Racines postérieures.   11. Faisceau cérébelleux direct.
    6. Faisceau pyramidal croisé.   A. Sillon antérieur.
    7. Zone radiculaire postérieure.   B. Sillon postérieur.

Le cordon de Goll n'a pas été indiqué par un chiffre. C'est cette partie de la figure située entre la zone radiculaire postérieure (7) et le sillon postérieur (B).

Zone radiculaire antérieure. — Toute la zone, située entre le faisceau pyramidal direct en avant et les faisceaux pyramidal croisé et cérébelleux direct en arrière, porte le nom de zone radiculaire antérieure. Outre les *racines antérieures* qui la traversent de dehors en dedans, cette zone comprend des *fibres commissurales* qui unissent les cellules antérieures des divers étages de la moelle.

b. *Faisceau pyramidal croisé*. — Le faisceau pyramidal croisé est situé à la partie la plus reculée du cordon antéro-latéral. Il est limité, en avant, par une ligne transversale, partant du point de réunion des cornes antérieures avec les postérieures et gagnant la périphérie de la moelle. Ce faisceau a une forme triangulaire, sa base est dirigée en dehors, mais n'atteint pas la surface de la moelle dont il est séparé par le faisceau cérébelleux direct. A la région lombaire, ce dernier ayant disparu, le faisceau pyramidal croisé touche à la périphérie de la moelle.

Les faisceaux pyramidaux sont formés par des fibres qui unissent les cellules de la zone motrice du cerveau aux cellules des cornes antérieures de la moelle. Le faisceau, venant d'un hémisphère, se dédouble au niveau du bulbe (par un mécanisme que nous étudierons plus loin), la plus grande partie de ses fibres formant le faisceau pyramidal croisé du côté opposé et la plus petite constituant le faisceau pyramidal direct du même côté. Ces faisceaux vont en s'amincissant vers le bas, car leurs fibres s'arrêtent successivement aux divers étages de la moelle.

c. *Faisceau cérébelleux direct.* — Entre la base du faisceau pyramidal croisé et la périphérie de la moelle, se trouve une bandelette, à grand axe antéro-postérieur, dépassant les limites de ce faisceau en avant et en arrière. Cette bandelette constitue le faisceau cérébelleux direct qui est formé par de longues fibres mettant en relations divers étages de la substance grise de la moelle avec le cervelet.

d. *Commissure blanche.* — Au fond du sillon antérieur on voit la commissure blanche. Elle est formée de fibres commissurales allant d'une corne antérieure à l'autre, et de fibres obliques qui, venant du cordon antérieur, d'un côté, vont se rendre à la corne antérieure du côté opposé.

B. **Cordons postérieurs.** — Les cordons postérieurs doivent être décomposés en deux faisceaux secondaires situés, l'un en dedans contre le sillon postérieur (*cordon de Goll*), l'autre, plus en dehors, au niveau de l'origine des racines postérieures (*zone radiculaire postérieure*).

a. *Cordons de Goll* (faisceaux grêles, faisceaux cunéiformes). — Le développement de ces cordons, qui s'effectue indépendamment du reste des faisceaux postérieurs et à une époque plus tardive, permet de bien les voir chez l'enfant. Plus tard, ils se confondent avec les zones radiculaires postérieures et n'en restent distincts qu'au niveau de la région cervicale où ils sont nettement limités par le sillon intermédiaire postérieur (1). D'après Pierret les cordons grêles de Goll seraient étroits à

(1) Chez les carnassiers les cordons de Goll sont distincts dans toute la longueur de la moelle.

la région lombaire, plus larges à la région dorsale et se termineraient dans les amas ganglionnaires situés à la partie inférieure des corps restiformes et connus, sous le nom, de pyramides postérieures du bulbe.

Les cordons de Goll sont composés de fibres, parallèles, formant de longues commissures qui mettent, en rapport, des étages très éloignés de la substance grise, et n'ont pas de connexions avec les racines postérieures.

b. *Zones radiculaires postérieures* (faisceau de Burdach, faisceau cunéiforme). — Le faisceau de Burdach est formé par deux ordres de fibres.

1° De fibres commissurales analogues, à celles du cordon de Goll, mais beaucoup plus courtes.

2° De fibres provenant des racines postérieures. Parmi ces dernières les unes plongent immédiatement dans la substance grise; les autres se portent en haut et ne pénètrent, dans les cornes postérieures, qu'après un certain trajet.

Les rapports de ces fibres seront étudiés plus loin.

Structure de la substance blanche. — La substance blanche se compose de fibres nerveuses plongées dans un tissu conjonctif très délicat (névroglie).

a. *Fibres nerveuses*. — Les fibres nerveuses ont un diamètre très variable. Elles possèdent un cylindre axe et une enveloppe de myéline; mais la membrane de Schwan fait défaut ainsi que les étranglements annulaires. On trouve, à la surface de quelques-unes de ces fibres, un noyau situé dans une masse de protoplasma. Leurs dimensions varient de 5 à 20 μ, les plus volumineuses se trouvent dans les faisceaux pyramidaux.

b. *Névroglie*. — La névroglie constitue le tissu squelettique des centres nerveux. C'est un tissu conjonctif excessivement délicat dont la structure a été débrouillée par Ranvier. Au moyen de la dissociation pratiquée après l'action de l'alcool au tiers, on peut constater que ce tissu est formé :

1° De cellules possédant un corps cellulaire membraneux et étoilé avec crêtes d'empreintes. Il s'en dégage de nombreux prolongements qui ne sont autre chose que des fibres, de toute longueur, qui ne représentent pas de simples prolongements cellulaires, mais sont noyées dans le protoplasma qu'elles traversent dans tous les sens.

2° Ces fibres, qui traversent les cellules de la névroglie, ne se divisent jamais; lorsqu'elles semblent le faire, ainsi que l'avait remarqué Deiters, il s'agit de deux ou trois fibres, entourées d'une gangue protoplasmique commune, qui se dégagent et se séparent. Elles s'entre-croisent dans toutes les directions et sont souvent réunies, près du corps cellulaire, par des lames protoplasmiques qui s'étendent, entre elles, comme la membrane interdigitale unit les doigts de la grenouille.

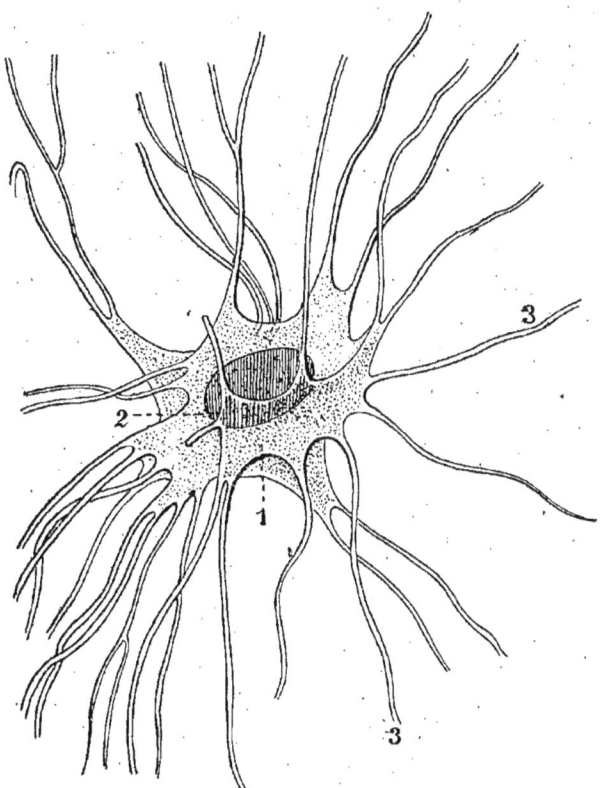

Fig. 42. — Cellule de la névroglie.

1. Corps cellulaire. — 2. Noyau. — 3, 3. Fibres qui traversent les cellules.

3° En outre des cellules étoilées (*cellules araignées de Deiters*) et des fibres, on trouve, dans la névroglie, des cellules arrondies ou polyédriques disposées, isolément ou en séries, entre les tubes nerveux. Ces éléments doivent être considérées comme des cellules du névro-épithélium non différenciées (Ranvier).

§ 2. — SUBSTANCE GRISE

Configuration générale. — La substance grise forme, dans chaque moitié latérale de la moelle, une longue et épaisse lame légèrement enroulée et présentant une concavité externe. Sur une coupe, cet aspect se traduit sous forme d'un croissant : les deux croissants, des deux moitiés de la moelle, sont unis par la commissure grise, à la partie moyenne de laquelle se trouve un canal tapissé par un épithélium vibratile simple (*canal de l'épendyme*). Ce canal se renfle, en haut, pour former le quatrième ventricule et se continue, en bas, dans le filum terminale. Lorsque l'on examine le croissant gris d'une des

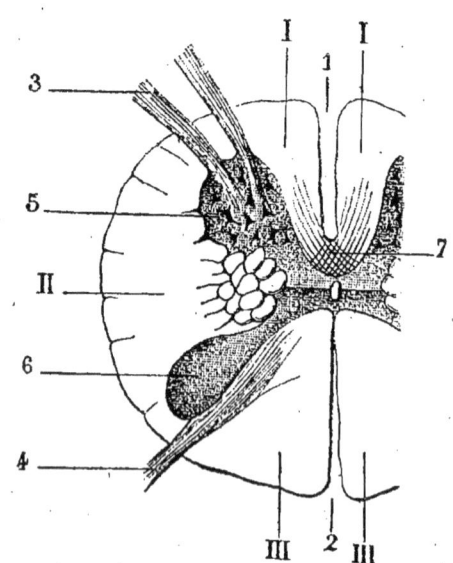

Fig. 43. — Coupe de la moelle au-dessous du collet du bulbe.

I. Cordon antérieur.
II. Cordon latéral.
III. Cordon postérieur.
1. Sillon antérieur.
2. Sillon postérieur.
3. Racines antérieures.
4. Racines postérieures.
5. Cornes antérieures.
6. Cornes postérieures.
7. Commissure blanche.

moitiés de la moelle, on voit que ses extrémités (*cornes antérieures et postérieures*) présentent un renflement (*tête*) et une partie rétrécie (*col*). La tête des cornes antérieures est renflée, en massue, dans les portions lombaire et cervicale de la moelle ; dans la portion dorsale elle est beaucoup moins volumineuse. La tête des cornes postérieures est effilée ; elle est très rapprochée de la surface de la moelle et est entourée d'une substance molle, gélatineuse (*substance gélatineuse de Rolando*). C'est à la substance grise, qu'est dû le renflement lombaire ; le renflement cervical est dû à la prédominance de la substance blanche.

Structure de la substance grise. — La substance grise est constituée par des fibres nerveuses et par des cellules ganglionnaires unies par de la névroglie.

a. *Névroglie*. — La névroglie de la substance grise diffère de celle de la substance blanche en ce qu'elle renferme peu de fibrilles ; elle forme la substance gélatineuse de Rolando.

b. *Fibrilles nerveuses*. — Les fibrilles de la substance grise forment un réseau excessivement ténu (*réseau de Gerlach*) et paraissent

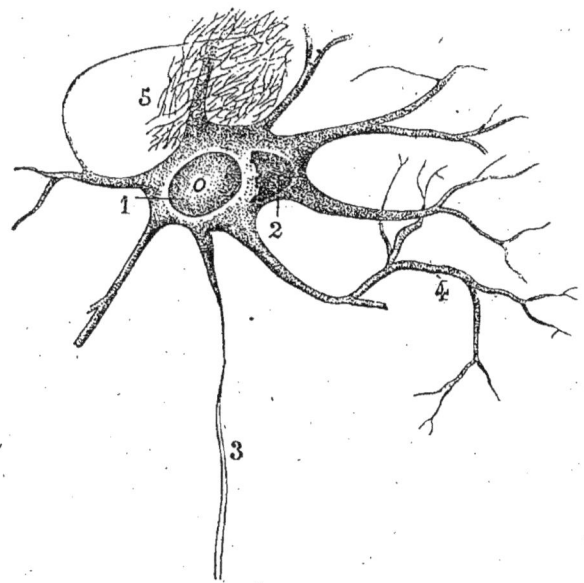

FIG. 44. — Cellule nerveuse dont les prolongements forment le réseau de Gerlach.

1. Noyau.
2. Pigment.
3. Prolongement de Deiters.
4. Prolongement protoplasmique.
5. Réseau de Gerlach.

constituées par les prolongements ramifiés des cellules nerveuses. Certaines d'entre elles, présentent une gaine de myéline.

c. *Cellules nerveuses.* — Les cellules nerveuses ont des dimensions et des formes excessivement variées. Celles de la corne antérieure sont très volumineuses (elle mesurent jusqu'à 120 µ) et présentent un nombre variable de prolongements (*cellules bipolaires* ou *multipolaires*). Parmi ces prolongements, qui se ramifient et s'anastomosent avec ceux des cellules voisines pour former un riche réseau, il en est un qui ne se ramifie pas et qui s'entoure, presque à la sortie de la cellule, d'une gaine de myéline. C'est le prolongement *cylindre-axile* de Deiters. Le protoplasma des cellules nerveuses est légèrement gra-

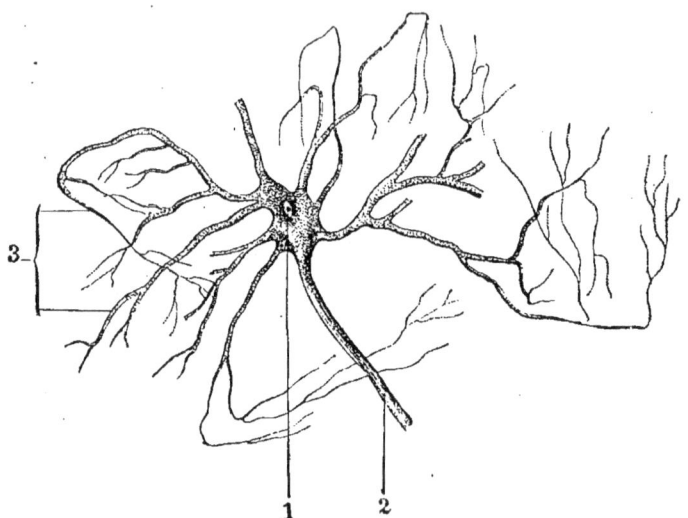

FIG. 45. — Cellule nerveuse.

1. Noyau. — 2. Prolongement de Deiters. — 3. Prolongements protoplasmiques.

nuleux; il renferme des amas de pigment. Le noyau est gros et présente un ou deux nucléoles.

Ces cellules sont disposées, dans les cornes de la moelle, par petits groupes, formant ce que Stilling a appelé les noyaux des nerfs. Ces noyaux sont disposés en colonnes verticales.

Dans la corne antérieure les cellules forment trois noyaux :

1º Deux antérieurs distingués en interne et externe.

2º Un postérieur situé en arrière des précédents.

Dans la corne postérieure on distingue deux amas de cellules :

1º Un situé au niveau de l'union de la commissure grise avec la corne (*colonne de Clarke*).

2° Un second situé en dehors du précédent et s'étendant jusqu'à la substance gélatineuse (colonne cell. post.).

§ 3. — DÉVELOPPEMENT DE LA MOELLE

On voit apparaître, de chaque côté du sillon médullaire, deux replis (*replis médullaires*) qui s'élèvent peu à peu et finissent par se souder de façon à constituer un canal (*canal neural*) dont les parois, formées par des cellules cylindriques, affectent une disposition rayonnée et perpendiculaire à l'axe du conduit.

Bientôt les parois du canal neural se divisent en deux couches : une couche interne, qui constituera l'épithélium du canal central et une couche externe qui formera la substance grise. La substance blanche se développe, après la substance grise, à la surface externe de laquelle elle vient s'appliquer. Les divers faisceaux apparaissent successivement et indépendamment les uns des autres.

Les cordons latéraux, d'après M. Pierret, se formeraient indépendamment des cordons antérieurs, au moment où les cornes antérieures, sont entièrement constituées. Tel n'est pas l'avis de Kölliker.

« Les cordons antérieurs, placés, d'abord, en avant et à côté de la
« commissure, s'étendent bientôt sur les parties antéro-latérales, de
« sorte, qu'il ne saurait être question d'une genèse propre des cordons
« latéraux. »

Les cordons postérieurs sont représentés, chez l'embryon humain de six semaines, par deux bandelettes qui coiffent les cornes postérieures. Ce sont là les rudiments des faisceaux de Burdach ; les cordons de Goll apparaissent plus tard (huit semaines) à la face interne des précédents dont ils sont entièrement distincts chez l'embryon. Plus tard, ces deux bandelettes se confondent et ne sont séparées, chez l'adulte, qu'à la région cervicale par les sillons postérieurs intermédiaires (Pierret).

Du moment où les deux substances de la moelle ont commencé à paraître elles croissent rapidement et refoulent le canal épendymaire qui se rétrécit et devient bientôt tout à fait central (1).

(1) Au début (4e mois) la moelle possède exactement la longueur de la colonne vertébrale. Plus tard celle-ci se développant plus rapidement la moelle n'atteint plus que la 2e dorsale.

CHAPITRE DIXIÈME

BULBE RACHIDIEN

Toutes les parties (*blanches et grises*) de la moelle contribuent à la constitution du bulbe; mais, à ces parties communes, viennent s'ajouter des noyaux qui lui sont propres et lui donnent une structure plus compliquée.

§ 1. — PARTIES COMMUNES AU BULBE ET A LA MOELLE.

A. **Substance blanche.** — Les faisceaux *pyramidaux croisés*.

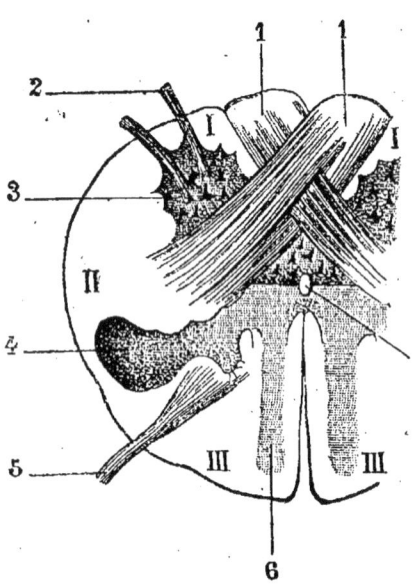

FIG. 46. — Coupe au niveau de l'entre-croisement des cordons latéraux (d'après DUVAL).

I. Cordons antérieurs.
II. Cordons latéraux.
III. Cordons postérieurs.
1. Cordons latéraux.
2. Racines antérieures.
3. Tête de la corne antérieure.
4. Corne postérieure.
5. Racines postérieures.
6. Noyaux des pyramides postérieures.

PARTIES COMMUNES AU BULBE ET A LA MOELLE 75

arrivés au niveau du collet du bulbe, se portent en avant et en dedans. Dans ce trajet, ils rencontrent les cornes antérieures, qu'ils décapitent, s'entre-croisent et viennent s'appliquer contre la face postérieure du faisceau pyramidal direct. Ils forment, ainsi, les pyramides antérieures du bulbe (1).

Lorsque leur entre-croisement est terminé, les *faisceaux de Burdach* commencent à se porter en dedans et en avant : ils décapitent

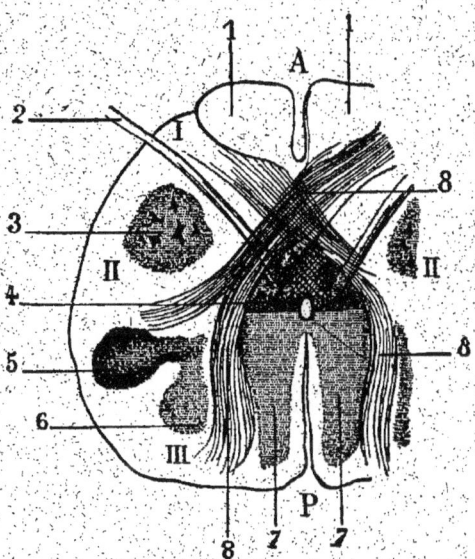

Fig. 47. — Coupe au niveau de l'entre-croisement des cordons postérieurs (d'après Duval).

A. Sillon antérieur.
P. Sillon postérieur.
I. Cordons antérieurs.
II. Cordons latéraux.
III. Cordons postérieurs.
1. Pyramides antérieures.
2. Hypoglosse.
3. Tête de la corne antérieure.
4. Base de la corne antérieure.
5. Tête de la corne postérieure.
6. Noyau des corps restiformes.
7. Noyaux des pyramides postérieures.
8. Cordons postérieurs qui décapitent la corne postérieure.

(1) Chaque pyramide bulbaire se dédouble donc en un faisceau pyramidal *direct* situé du même côté et en un faisceau pyramidal *croisé* situé du côté opposé de la moelle. C'est là une disposition normale; mais Flechsig a constaté de nombreuses variétés qu'il ramène à trois types principaux.
1° Chaque pyramide fournit un faisceau direct et un faisceau croisé, mais ce dernier, contrairement à l'habitude, est beaucoup plus volumineux que le faisceau direct.
2° Il y a décussation totale, les faisceaux directs manquent complètement.
3° Il n'y a que trois faisceaux. Une pyramide se comporte comme le premier type et l'autre comme le second ; c'est-à-dire que, d'un côté de la moelle, il y a deux faisceaux (direct et croisé), tandis que, de l'autre côté, le faisceau croisé existe seul.

les cornes postérieures, suivent le chemin tracé par les faisceaux pyramidaux croisés, s'entre-croisent et vont s'appliquer contre la face postérieure des pyramides.

Restent les cordons *antérieurs* et les cordons de *Goll*. Les premiers, qui (abstraction faite des faisceaux de Turck) s'entre-croisent dans toute l'étendue de la moelle en formant la commissure blanche,

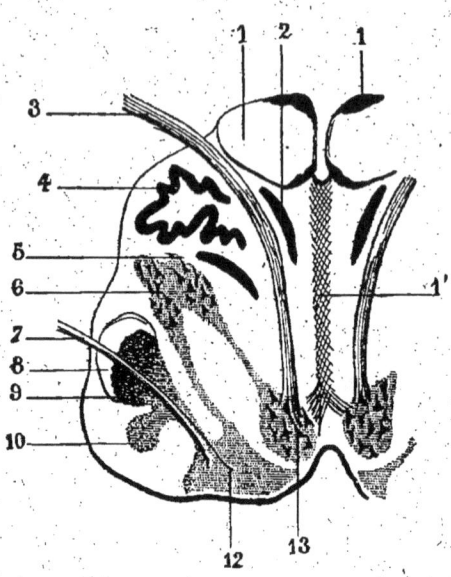

FIG. 48. — Coupe schématique du bulbe au niveau de l'origine des nerfs mixtes (d'après Duval).

1, 1. Pyramides antérieures.
2. Noyau juxta-olivaire interne.
3. Nerf hypoglosse.
4. Olives inférieures.
5. Noyau juxta-olivaire externe.
6. Tête de la corne antérieure (noyau moteur des nerfs mixtes).
7. Nerfs mixtes.
8. Racine ascendante du trijumeau.
9. Tête de la corne antérieure.
10. Noyau des corps restiformes.
11. Raphé médian.
12. Base de la corne postérieure (noyau sensitif des nerfs mixtes).
13. Noyau de l'hypoglosse.

sont déjetés par le transfert des autres faisceaux, et se portent, en arrière, sous le plancher du quatrième ventricule. Les cordons de *Goll* se déjettent en dehors et se perdent dans les corps restiformes (1).

(1) Le faisceau *cérébelleux direct* de la moelle est représenté, dans le bulbe, par le *faisceau intermédiaire*.

PARTIES COMMUNES AU BULBE ET A LA MOELLE 77

B. **Substance grise.** — La plus grande partie de la substance grise du bulbe représente l'axe gris de la moelle; mais l'ouverture du canal central et l'entre-croisement des faisceaux modifie sa disposition générale. Lorsque le canal central s'ouvre pour former le 4ᵉ ventricule, les cornes postérieures s'étalent et sont déjetées en dehors, sur les parties latérales, de façon à occuper un plan très voisin de celui qu'occupent les cornes antérieures. L'entre-croisement des faisceaux divise les cornes en noyaux distincts.

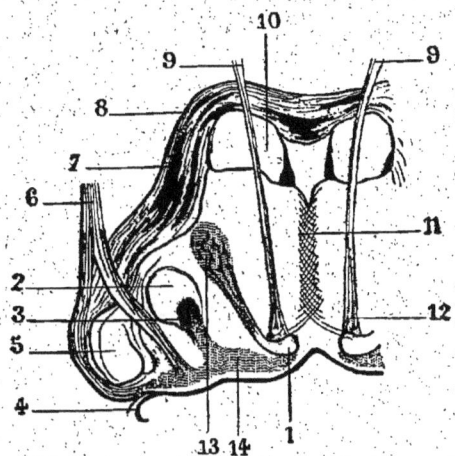

Fig. 49. — Coupe schématique au niveau du point de jonction du bulbe et de la protubérance (d'après Duval).

1. Noyau du facial et du moteur oculaire externe.
2. Noyau d'origine de la Vᵉ paire.
3. Tête de la corne postérieure.
4. Substance grise du plancher du 4ᵉ ventricule.
5. Nerf acoustique.
7. Pigment.
8. Fibres transverses.
9. VIᵉ paire.
10. Pyramides antérieures.
11. Raphé médian du bulbe.
12. Noyau du moteur oculaire externe et du facial.
13. Noyau du facial.

1° *Cornes antérieures.* — La décussation des faisceaux latéraux décapite les cornes antérieures. Leurs bases restent en rapport avec le canal central, elles sont donc situées, sur le plancher du 4ᵉ ventricule, de chaque côté de la tige du calamus; elles donnent naissance de bas en haut : à l'hypoglosse (au niveau de l'aile blanche interne), plus haut : au noyau commun du facial et du moteur oculaire externe (au niveau de l'éminentia teres).

Leurs *têtes*, déjetées en dehors et dissociées par les fibres arciformes, forment, au niveau de l'aile grise, les noyaux moteurs des nerfs mixtes (glosso-pharyngien, pneumogastrique, spinal). Au niveau de la partie supérieure du bulbe la tête de la corne antérieure constitue le noyau propre du facial.

2° *Cornes postérieures.* — Au moment où les cordons postérieurs vont s'entre-croiser, les cornes postérieures émettent deux prolongements.

1° L'un pénètre dans les corps restiformes, c'est le *noyau des corps restiformes.*

2° L'autre s'enfonce dans les cordons de Goll, c'est le *noyau des cordons grêles de Goll.*

En même temps que les cornes postérieures s'étalent latéralement pour former le plancher du 4° ventricule, les cordons postérieurs se portent en avant et les décapitent.

La *tête*, fortement déjetée en dehors, vient faire saillie au niveau du sillon latéral et forme le tubercule cendré de Rolando. Plus haut, elle s'entoure d'une couche de substance blanche qui, sur la coupe, représente un croissant à concavité interne; c'est la racine bulbaire du trijumeau.

La *base* donne, en bas, le noyau sensitif des nerfs mixtes; en haut, elle s'étale pour former le plancher du quatrième ventricule et donne naissance aux fibres de l'acoustique.

En résumé la substance grise du bulbe présente de bas en haut :

CORNES ANTÉR.	Tête......	Noyaux mot. des nerfs mixtes. (Glos.-phar.; pneumo; spinal.) Noyau propre du facial.
	Base......	Hypoglosse. Noyau commun du facial et du moteur ocul. externe.
CORNES POST.	Base......	Noy. sensi. des nerfs mixtes. Acoustique.
	Tête......	Racine bulbaire du trijumeau.

§ 2. — PARTIES SURAJOUTÉES AU BULBE

A ces éléments, communs au bulbe et à la moelle, viennent s'ajouter des colonnes de substance grise et d'autres parties formées de substance grise et de substance blanche.

A. Colonnes grises. — Les colonnes grises surajoutées sont au nombre de quatre :

1° L'une est placée entre l'olive et la pyramide antérieure. C'est le noyau *juxta-olivaire interne*.

2° L'autre est placée entre l'olive et la corne antérieure. C'est le noyau *juxta-olivaire externe*.

3° La troisième est le prolongement que la base de la corne postérieure envoie dans le corps restiforme (1).

4° La quatrième est formée par le prolongement que les cornes postérieures envoient dans les cordons de Goll.

B. Colonnes mixtes. — Les colonnes mixtes sont au nombre de trois :

1° *Olives.* — Les olives sont situées entre les deux noyaux gris juxta-olivaires. Elles sont formées d'une enveloppe, grise, plissée, et d'une partie centrale blanche.

La lame grise est contournée sur elle-même et festonnée de manière à représenter, sur une coupe, une feuille dont le bord serait irrégulièrement découpé. Elle occupe presque toute la hauteur des olives et forme une sorte de bourse ouverte en dedans et en arrière. Cette lame grise est formée de cellules multipolaires.

La partie blanche de l'olive est constituée par des fibres qui pénètrent dans l'olive par son ouverture. Les unes vont d'une olive à l'autre en s'entre-croisant sur le raphé médian. Elles traversent les noyaux juxta-olivaires internes.

D'autres, contournent sa face externe, pénètrent par l'orifice et se jettent dans la lame grise par sa face interne.

Enfin, certaines fibres abordent l'olive par sa partie postérieure; elles paraissent venir des corps restiformes.

2° *Corps restiformes.* — Ils occupent la place des faisceaux de Burdach et se continuent, en haut, sans ligne de démarcation, avec les pédoncules cérébelleux inférieurs. On peut dire que le corps restiforme et le pédoncule cérébelleux inférieur, sont un même faisceau qui porte, en haut, le nom de pédoncule cérébelleux inférieur, en bas, celui de corps restiforme.

(1) Nous devons encore mentionner deux petits noyaux gris, situés en dedans du noyau propre du facial, que l'on désigne quelquefois sous le nom d'olives supérieures par opposition aux olives qui sont situées plus inférieurement (olives inférieures).

Il renferme, dans son épaisseur, un amas de substance grise que nous avons déjà appris à connaître sous le nom de noyau des corps restiformes.

3° *Fibres arciformes.* — Des corps restiformes, partent un très grand nombre de fibres qui peuvent être distinguées en internes et externes. Les fibres internes, décrivent, dans l'intérieur du bulbe, des anses à concavité supérieure, et se continuent, sur la ligne médiane, avec celles du côté opposé (*raphé médian du bulbe*). En bas, elles sont nombreuses et grêles ; en haut, elles sont plus volumineuses.

Les fibres externes contournent les parties latérales du bulbe et vont se jeter dans le sillon médian antérieur.

On admet que les fibres arciformes mettent, en relation, les corps restiformes, d'un côté, avec les cordons de Goll et les faisceaux de Burdach du côté opposé. En outre, elles sont en connexion avec les olives.

CHAPITRE ONZIÈME

PROTUBÉRANCE

Le corps restiforme, le cordon de Goll et le cordon latéral du bulbe (faisceau cérébelleux direct), arrivés au niveau du bord inférieur de la protubérance, se déjettent, en dehors, pour se perdre dans le cervelet.

Nous ne retrouvons plus, dans la protubérance, que les pyramides

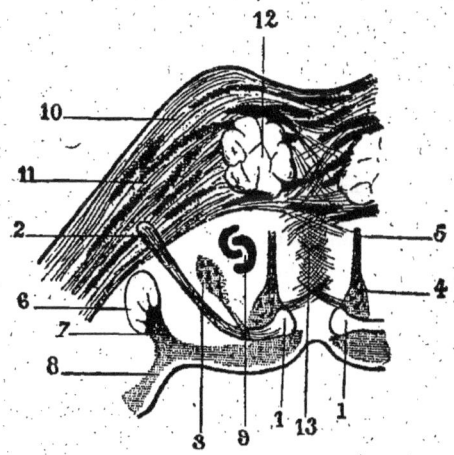

FIG. 50. — Coupe schématique de la protubérance au niveau de son bord inférieur (d'après DUVAL).

1, 1. Facial se recourbant sur le plancher du 4ᵉ ventricule pour former le fasciculus teres.
2. Facial.
3. Noyau du facial.
4. Noyau de la VIᵉ paire.
5. VIᵉ paire.
6. Racine ascendante du trijumeau.
7. Tête de la corne postérieure.
8. Substance grise du plancher.
9. Olives supérieures.
10. Fibres transverses.
11. Pigment.
12. Pyramides antérieures.

antérieures, les faisceaux de Burdach et les cordons antérieurs de la moelle.

BONEVAL. — HISTOLOGIE.

A ces parties se sont surajoutées des fibres transversales qui constituent les pédoncules cérébelleux moyens (1).

Les *pyramides antérieures* sont entourées par ces fibres qui passent en avant et en arrière d'elles et les séparent des cordons postérieurs. Cette séparation est rendue, encore, plus évidente par la

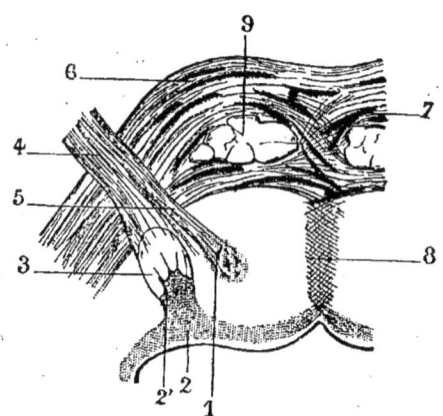

Fig. 51. — Coupe schématique de la protubérance au niveau de sa partie moyenne (d'après Duval).

1. Noyau moteur du trijumeau.
2. Substance grise du plancher.
2'. Colonne grise donnant naissance aux fibres de la colonne sensitive du trijumeau.
3. Racine ascendante de ce nerf.
4. Faisceau des fibres sensitives du trijumeau.
5. Faisceau des racines motrices du même nerf.
6. Fibres transverses.
7. Pigment.
8. Raphé médian.
9. Pyramides antérieures.

présence d'une masse grise qui augmente d'épaisseur à mesure que l'on s'élève. Ici, comme dans le bulbe, elles sont formées par de grosses fibres nerveuses.

Les *faisceaux de Burdach* (cordons postérieurs de la moelle) ne sont pas fasciculés, comme les pyramides antérieures. Ils sont dissociés par les fibres transversales et s'écartent, de plus en plus, des pyramides en devenant plus profonds.

Les faisceaux antérieurs de la moelle occupent, comme dans le bulbe,

---

(1) Il existe encore, dans la protubérance, quelques fibres longitudinales issues de la partie antérieure du cerveau et destinées aux nerfs facial et hypoglosse. Ces fibres, que nous retrouverons dans le faisceau interne du pédoncule cérébral, s'entre-croisent, sur la ligne médiane, et se rendent aux noyaux d'origine de ces deux nerfs.

un plan postérieur situé entre la substance grise du quatrième ventricule et les faisceaux de Burdach dont ils sont séparés par des fibres transversales.

Substance grise. — La base de la corne postérieure s'est étalée pour former le plancher du quatrième ventricule. Sa tête donne naissance à des fibres qui, jointes aux fibres venues du bulbe, forment la grosse racine (*sensitive*) du trijumeau.

La tête de la corne antérieure donne naissance à la petite racine *racine motrice*) du même nerf.

CHAPITRE DOUZIÈME

PÉDONCULES

La substance grise, qui sépare, dans le bulbe, les pyramides des faisceaux postérieurs, augmente d'épaisseur dans les pédoncules, se couvre de pigments (*locus niger*) et les divise en deux étages.

§ 1. — ÉTAGE SUPÉRIEUR

L'étage supérieur (*calotte*), présente de haut en bas, et sur les parties latérales : les tubercules quadrijumeaux et les faisceaux antérieurs de la moelle. Sur la partie médiane on trouve : l'aqueduc de Sylvius, au-dessous et de chaque côté duquel sont placées deux masses grises qui, par leur position, doivent être considérées comme la terminaison des cornes antérieures. Ces deux masses donnent naissance au *moteur oculaire commun* et au *pathétique*. Au-dessous, on trouve deux autres masses plus volumineuses, rougeâtres, ce sont les *pédoncules cérébelleux supérieurs* qui s'entre-croisent sous les tubercules quadrijumeaux et aboutissent, dans la couche optique, au noyau rouge de Stilling. Plus en dehors, se trouve un faisceau provenant de la couche optique et se dirigeant vers la partie postérieure de la pyramide antérieure.

§ 2. — ÉTAGE INFÉRIEUR

L'étage inférieur (*pied du pédoncule*) peut-être divisé en trois régions.

a. — Une région interne où l'on distingue deux faisceaux. Celui qui occupe la partie la plus interne du pédoncule, relie l'écorce frontale au bulbe dans lequel il paraît s'épuiser (*faisceau frontal ou cortico-bulbaire*). Plus en dehors, on trouve un faisceau renfermant des fibres provenant du genou de la capsule (*faisceau géniculé*).

b. — Une région moyenne représentée par le faisceau *pyramidal* (fibres motrices des membres).

c. — Une région externe qui paraît renfermer le faisceau sensitif (*faisceau de Burdach*).

Le pied du pédoncule reçoit, encore, des fibres qui le mettent en relation :

1° Avec le corps strié (noyau lenticulaire et noyau caudé).
2° Avec les cellules du locus niger (1).
3° Avec les tubercules mamillaires.

(1) Le locus niger est constitué par un amas de cellules nerveuses renfermant un grand nombre de granulations pigmentaires.

CHAPITRE TREIZIÈME

CERVELET

Le cervelet est composé d'une partie centrale, formée de faisceaux blancs qui le mettent en relation avec le cerveau et avec la moelle allongée, et de substance grise.

§ 1. — SUBSTANCE GRISE

Noyaux gris du centre. — La substance grise se montre, au centre de chaque hémisphère et de chaque côté de la ligne médiane, sous forme d'une lamelle plissée et repliée sur elle-même de manière à représenter une bourse ouverte en avant et en dedans. C'est ce que l'on appelle les corps dentelés ou olives cérébelleuses (*corps rhomboïdal*). En bas et en avant des olives cérébelleuses Meynert a décrit deux petits noyaux gris qu'il désigne sous le nom de *noyaux dentelés accessoires*. Il existe, encore, sous le lobule central près de la ligne médiane, deux petites masses grises désignées par Stilling sous le nom de *noyaux du toit*.

Écorce cérébelleuse. — A la surface du cervelet, la substance grise forme une lame qui s'enfonce dans les sillons qui séparent les lobes, les lobules et les lamelles. L'écorce grise du cervelet présente une structure intéressante.

On trouve en allant de la superficie à la profondeur :

a. — Une couche, très peu riche en cellules, formée par un réseau fibrillaire.

b. — Une couche constituée par une seule rangée de grosses cellules (*cellules de Purkinje*) qui envoient des prolongements ramifiés dans la couche précédente. Ces prolongements s'épuisent dans le réseau fibrillaire de cette couche. Ces cellules possèdent un prolongement cylindre-axile qui s'enfonce dans la couche profonde.

c. — Une couche granuleuse qui est formée de petites cellules rondes et d'un réticulum fibrillaire dont on ne connaît pas bien la nature. Cette couche est traversée par les prolongements cylindre-axiles des

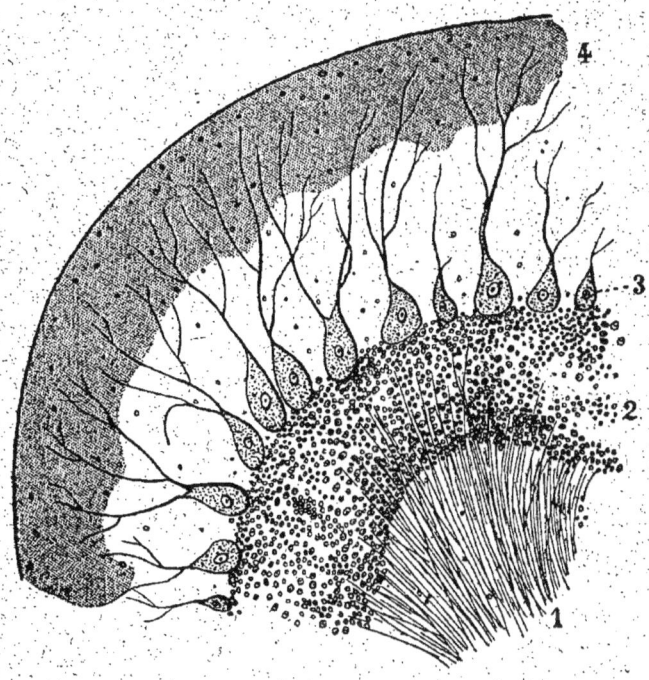

FIG. 52. — Coupe d'une circonvolution du cervelet.

1. Fibres blanches.
2. Couche granuleuse.
3. Couches de Purkinje.
4. Couche externe fibrillaire.

cellules de Purkinje qui se recouvrent de myéline et gagnent la substance blanche.

§ 2. — SUBSTANCE BLANCHE

Elle forme une grosse masse centrale qui se continue par des prolongements périphériques (*pédoncules cérébelleux*) au nombre de trois de chaque côté.

a. *Pédoncules cérébelleux supérieurs*. — Issues de l'écorce cérébelleuse, les fibres des pédoncules supérieurs traversent le corps dentelé, cheminent dans la calotte des pédoncules cérébraux et s'entre-croisent au-dessous des tubercules quadrijumeaux. Ils gagnent, ensuite, la partie postérieure des couches optiques et se perdent, après s'être mis en rapport avec le noyau rouge de Stilling, dans la couronne rayonnante.

b. *Pédoncules cérébelleux moyens.* — Ils unissent les deux hémisphères cérébelleux et forment les fibres transversales de la protubérance.

c. *Pédoncules cérébelleux inférieurs.* — Les pédoncules cérébelleux inférieurs, qui unissent la moelle au cervelet, sont formés par les *corps restiformes*, et par la partie interne des cordons postérieurs de la moelle. Les fibres des corps restiformes se rendent directement à l'écorce cérébelleuse; les fibres de la partie interne des cordons postérieurs aboutissent au noyau du toit (1).

---

(1) Il faut encore citer, parmi les fibres blanches du cervelet, des fibres d'association allant d'une lamelle à l'autre.

CHAPITRE QUATORZIÈME

CERVEAU

§ 1. — ÉCORCE CÉRÉBRALE

L'écorce cérébrale constitue un manteau complet de substance grise enveloppant les deux hémisphères. La structure de ses circonvolutions varie suivant la région que l'on considère :

A. **Région psycho-motrice.** — Les circonvolutions de la région psycho-motrice (frontale et pariétale ascendante, lobule para-central) présentent cinq couches distinctes :

a. — La couche *superficielle*, la plus rapprochée des méninges, est presque entièrement formée de névroglie (1). Les cellules nerveuses y sont très rares et de petites dimensions. On y trouve encore quelques fibres nerveuses très fines. A l'œil nu, cette première couche présente une coloration blanche qui paraît due à la rareté des éléments nerveux et au petit nombre de capillaires qu'elle renferme.

b. — La *deuxième couche*, ou couche des *petites cellules pyramidales*, renferme un grand nombre de petites cellules pyramidales à sommet tourné vers la périphérie du cerveau ; c'est à ces cellules qu'elle doit sa coloration grise.

c. — *Couche des grandes cellules pyramidales.* — Les cellules de cette couche ont aussi la forme pyramidale, mais elles sont très volumineuses. Leur sommet regarde la surface de la circonvolution. Leur base et leur sommet envoient des prolongements qui se ramifient, s'anastomosent et se perdent dans le réseau de la substance grise.

Parmi ces prolongements, il en est un, très fin, qui ne se ramifie pas ; à peine sorti de la cellule, il se couvre de myéline. C'est l'analogue du prolongement de Deiters. La couche des grandes cellules pyramidales est la plus épaisse des couches qui forment la circonvolution (2).

d. — *Couche des petites cellules ganglionnaires* (formation

---

(1) La névroglie de l'écorce cérébrale ne diffère pas de celle de la moelle.
(2) D'après Schultze les cellules pyramidales présenteraient, comme les cellules des ganglions rachidiens, une structure fibrillaire.

granuleuse de Meynert). — Cette couche renferme de petites cellules globuleuses et est traversée par les fibres nerveuses qui se rendent aux couches précédentes.

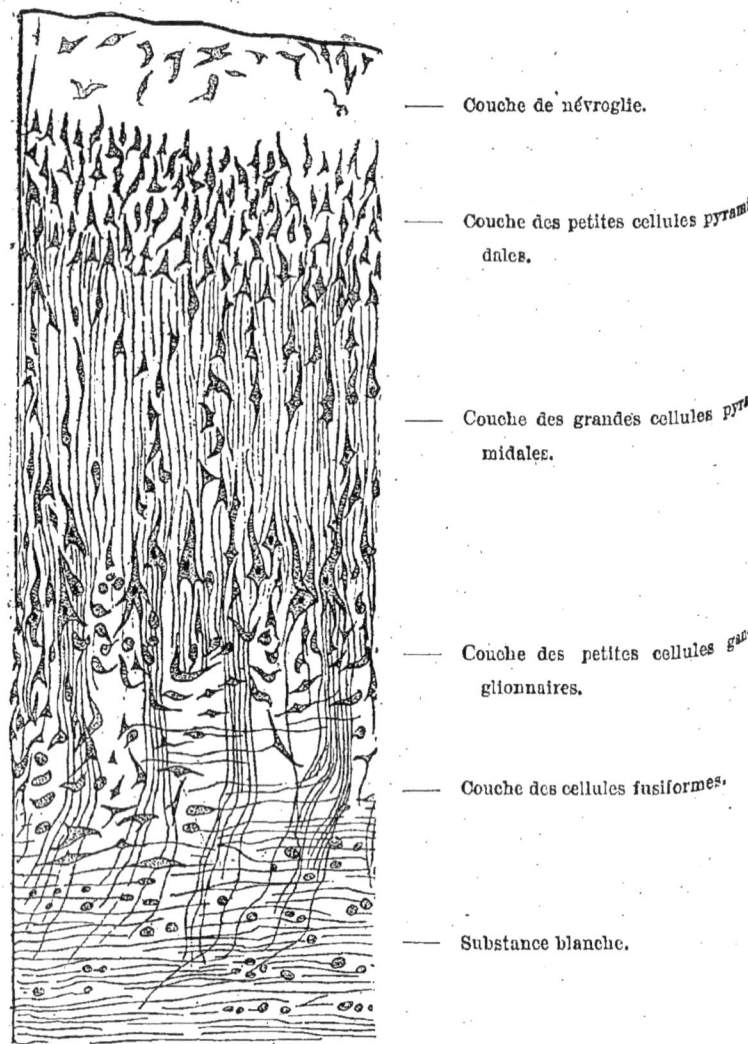

Fig. 53. — Coupe des circonvolutions cérébrales (d'après Meynert).

e. — *Couche des cellules fusiformes.* — Dans cette couche on trouve des cellules fusiformes à grand axe parallèle à la surface de la circonvolution. Elle est, également, traversée par des fibres à myéline.

B. **Région postérieure des hémisphères.** — Les circonvolutions de la région postérieure des hémisphères sont construites d'après un type qui diffère peu du précédent. Les cellules pyramidales géantes font presque entièrement défaut, les petites cellules nerveuses, qu'on y rencontre, présentent des prolongements protoplasmiques peu nombreux et un prolongement basal qui se dirige horizontalement et fait communiquer deux cellules entre elles.

§ 2. — NOYAUX INTRA-CÉRÉBRAUX

A. **Couche optique.** — On rencontre dans la couche optique, des cellules nerveuses, d'un volume considérable, offrant une forme triangulaire et de nombreux prolongements. Le corps cellulaire renferme un amas de granulations réfringentes auxquelles la couche optique doit sa coloration. Ces cellules forment plusieurs groupes plus ou moins distincts parmi lesquels il convient de citer :

a. — Le *noyau rouge de Stilling*, situé à la partie postéro-interne, qui est l'aboutissant des fibres du pédoncule cérébelleux supérieur.

b. — Le *noyau médian de Luys*, dans lequel se rendraient des fibres sensitives du pédoncule cérébral.

Les *fibres nerveuses* pénètrent la couche optique par ses faces externe et inférieure. Ce noyau donne naissance à des fibres qui se rendent, les unes, au cervelet (*pédoncules supérieurs*), les autres à la moelle (*étage supérieur du pédoncule cérébral*), enfin, certaines d'entre elles se rendent à l'œil. Nous reviendrons d'ailleurs sur la disposition de ces fibres.

B. **Noyau caudé.** — Le noyau intra-ventriculaire du corps strié (noyau caudé) est formé de cellules nerveuses offrant des dimensions variables. Les unes volumineuses, fortement pigmentées, renferment un ou plusieurs noyaux ; les autres, plus petites, forment la plus grande partie de la substance grise du noyau caudé.

Ce noyau envoie des fibres dans le *pédoncule cérébral*, il en reçoit du *centre ovale* et de la racine moyenne du nerf olfactif.

C. **Noyau lenticulaire.** — On distingue, dans la composition du noyau lenticulaire, trois parties :

a. — Un segment interne offrant une coloration jaune pâle.

b. — Un segment moyen plus coloré.

c. — Un segment externe plus considérable et plus foncé.

Ces trois parties sont séparées par des lames verticales, formées de fibres, qui pénètrent le noyau par en haut et proviennent de la couronne rayonnante. En outre, on trouve des fibres qui traversent les lames et paraissent se rendre dans les pédoncules cérébraux.

Les éléments nerveux, qui abondent principalement dans les deux segments (externe et moyen), ne diffèrent pas de ceux des autres ganglions cérébraux (1).

§ 3. — TRAJET DES FIBRES BLANCHES

A. **Centre ovale.** — De la couche grise corticale, on voit partir un grand nombre de fibres qui peuvent être classées en trois groupes. Le premier groupe comprend les fibres *commissurales*, le second est constitué par les fibres *d'association*, le troisième est formé par les fibres *rayonnantes*.

1) FIBRES COMMISSURALES. — Elles relient les points corticaux similaires des deux hémisphères et forment le corps *calleux*, les deux *commissures blanches* et les fibres *transversales du trigone*.

a. *Corps calleux.* — Le corps calleux est formé par des fibres transversales, plus nombreuses au niveau du bourrelet et du genou, qui s'incurvent latéralement pour se jeter dans les circonvolutions situées au-dessus de la scissure de Sylvius.

b. *Commissure blanche antérieure.* — La commissure blanche antérieure représente des fibres commissurales qui unissent les circonvolutions temporo-sphénoïdales des deux hémisphères. Quelques fibres du nerf olfactif vont se joindre à celles de cette commissure pour se jeter ensuite dans le lobe temporal. Il y aurait là un véritable chiasma du nerf olfactif analogue à celui des nerfs optiques (Meynert).

2) FIBRES D'ASSOCIATION. — Ces fibres établissent des connexions entre les points corticaux d'un même hémisphère. Il existe plusieurs variétés de fibres d'association.

a. — Les unes unissent deux circonvolutions voisines en passant transversalement au fond du pli de séparation.

b. — Les autres forment des faisceaux à trajet plus considérable; ainsi, il existe un faisceau, *longitudinal supérieur*, qui unit le lobe frontal au lobe occipital du même côté. Un autre faisceau longe la circonvolution crêtée et unit les lobes occipital, frontal et temporal; il existe encore un faisceau, *longitudinal inférieur*, unissant la pointe du lobe occipital à la pointe du lobe temporal; enfin, le faisceau *unciforme* de Meynert commence à la 3ᵉ circonvolution frontale et, après

---

(1) La névroglie existe, en abondance, dans les ganglions cérébraux.

avoir traversé le lobule de l'insula, vient se terminer dans le lobe temporal.

3) FIBRES RAYONNANTES. — Les fibres rayonnantes du centre ovale unissent la capsule interne et les noyaux centraux à l'écorce cérébrale. On peut distinguer deux groupes de faisceaux :

1° Les *faisceaux directs*, qui se rendent au pied du pédoncule, qu'ils unissent à l'écorce, sans s'arrêter dans les ganglions centraux. Il existe deux faisceaux directs.

a. — Un faisceau, que nous retrouverons à la partie postérieure de la capsule et qui vient de la région postérieure du cerveau. C'est le faisceau sensitif de Meynert.

b. — D'autres fibres, provenant de toutes les régions de l'écorce (celles qui viennent de la région psycho-motrice sont les plus importantes), se rendent directement dans le pied du pédoncule.

2° Les faisceaux unissant la *couche optique*, le noyau *lenticulaire* et le noyau *caudé* à l'écorce cérébrale.

B. **Capsule interne.** — La capsule interne, d'après les recherches modernes, est formée par deux ordres de faisceaux :

1° Par des faisceaux pédonculaires INDIRECTS qui, venant du *pied du pédoncule*, vont se jeter, les uns dans le noyau *caudé* qu'ils abordent par sa face inférieure, les autres dans le noyau *lenticulaire* qu'ils pénètrent par le premier segment. A ces faisceaux viennent se joindre, dans la partie supérieure de la capsule, des fibres qui unissent les *corps striés* à l'écorce cérébrale.

2° Par des faisceaux pédonculaires DIRECTS qui, venant du pied du pédoncule, se rendent directement à l'écorce sans s'arrêter dans les noyaux gris (1).

(1) La capsule interne se présente, sur une coupe transversale, sous forme de deux segments (antérieur et postérieur) qui représentent un angle ouvert en dehors, au sommet duquel se trouve une partie qui porte le nom de genou de la capsule interne. L'étude des dégénérescences nerveuses a permis d'établir :
a. — Que le segment *antérieur* de la capsule renferme des fibres venant de l'écorce frontale et se rendant à la partie interne du pied du pédoncule.
b. — Que le *genou* renferme des fibres venant de la partie supérieure des circonvolutions ascendantes (frontale et pariétale).
c. — Que la moitié antérieure du segment *postérieur* renferme des fibres venant de la partie supérieure de ces mêmes circonvolutions et se rendant à la partie moyenne du pied du pédoncule.
d. — Que le tiers moyen du segment *postérieur* renferme des fibres venant de la partie inférieure de la pariétale ascendante.
e. — Enfin que la partie postérieure du segment postérieur renferme des fibres provenant des régions postérieures de l'écorce.

CHAPITRE QUINZIÈME

ORIGINE DES NERFS CRANIENS

Première paire : Nerfs olfactifs. — Les nerfs olfactifs se composent de deux parties : la *bandelette olfactive* terminée à sa partie antérieure par un renflement (*bulbe olfactif*) et les *nerfs olfactifs* (1) qui naissent de ce dernier. La bandelette olfactive naît par trois racines :

a. — Une racine *grise* ou moyenne qui se perd dans la substance grise du lobe frontal.

b. — Une racine *blanche externe*, qui pénètre dans le lobe sphénoïdal pour se jeter dans un noyau de substance grise situé au niveau de l'extrémité terminale de l'hippocampe.

c. — Une racine *blanche interne*, dont les fibres semblent s'entrecroiser au niveau de la commissure blanche antérieure. D'après Luys, ces fibres iraient se perdre dans un petit noyau gris situé sur les côtés de la cloison transparente (2).

Deuxième paire : Nerfs optiques. — Les bandelettes optiques sont divisées, dans leurs deux tiers postérieurs, en deux racines distinguées, d'après leur situation, en interne et externe.

a. — L'*externe*, la plus volumineuse, se divise en trois faisceaux qui se mettent en rapport avec des noyaux de substance grise.

1º L'un s'arrête dans les *corps genouillés externes*, amas volumineux de substance grise renfermant des cellules nerveuses d'assez grandes dimensions.

2º Le second se jette dans le pulvinar.

3º Le troisième, le mieux connu de tous, contourne le corps ge-

---

(1) La bandelette et le bulbe olfactifs représentent le lobe olfactif de certains animaux.

(2) Les nerfs olfactifs sont formés par des fibres sans myéline qui diffèrent des fibres de Remak par leur diamètre plus considérable et par l'absence d'anastomoses.

nouillé externe et pénètre dans le tubercule quadrijumeau antérieur du côté correspondant.

b. — L'*interne*, après s'être mis en connexion avec le corps genouillé externe se rend, d'après Huguenin, dans les tubercules quadrijumeaux postérieurs (1).

Ces noyaux, auxquels aboutissent les racines des nerfs optiques, sont mis en rapport avec l'écorce (*lobe occipital*) par un système de fibres issues de la partie la plus postérieure de la couche optique (radiations optiques de Gratiolet).

Troisième paire : Moteur oculaire commun. — Le moteur oculaire commun prend son origine dans un noyau de substance grise situé au-dessous de l'aqueduc de Sylvius. Ce noyau s'étend en avant, jusqu'à la moitié antérieure de l'aqueduc ; en arrière, au-dessous du plancher du quatrième ventricule jusqu'au noyau d'origine du pathétique qui se confondrait avec lui d'après M. Duval. D'après Meynert ce noyau serait uni, par des fibres anastomotiques, aux tubercules quadrijumeaux antérieurs et au noyau de la racine sensitive du trijumeau. En outre, M. Duval a signalé une anastomose avec le noyau de la sixième paire du côté opposé.

Quatrième paire : Pathétique. — Le noyau d'origine de ce nerf est situé au-dessous des tubercules quadrijumeaux, tout près de la ligne médiane, dans la substance grise qui forme la paroi inférieure de l'entrée de l'aqueduc de Sylvius. Ce noyau est uni à celui du moteur oculaire commun, par une commissure (Duval). Les fibres, qui en émanent, s'entre-croisent sur la ligne médiane et vont émerger sur les pédoncules cérébelleux supérieurs.

Cinquième paire : Trijumeau. — Le nerf trijumeau naît par deux racines : l'une motrice (petite), l'autre sensitive (grosse).

a. *Petite racine.* — La petite racine traverse la protubérance d'avant en arrière et aboutit à un petit noyau, formé de grosses cellules multipolaires, situé en dedans de l'extrémité supérieure de la racine ascendante (*sensitive*) au niveau du point où elle se recourbe pour sortir de la protubérance.

b. *Grosse racine.* — La grosse racine naît d'une colonne grise située sur le prolongement des cornes postérieures de la moelle et s'étendant,

---

(1) Au niveau du chiasma on trouve la racine grise des nerfs optiques constituée par une simple lame (lame sus-optique) représentant une dépendance de la substance grise qui tapisse la face interne des couches optiques.

depuis le tubercule de Rolando, jusque dans la protubérance. Les fibres, qui émanent de ce noyau, forment un faisceau épais qui chemine parallèlement au bulbe, entre le corps restiforme et le faisceau intermédiaire et reste immédiatement appliqué contre la colonne grise.

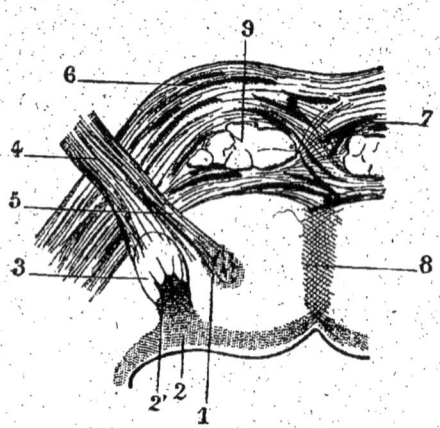

Fig. 54. — Coupe schématique de la protubérance au niveau de l'origine du Trijumeau (d'après Duval).

1. Petit noyau de la racine motrice.
2. Base de la corne postérieure.
2'. Noyau de la racine sensible.
3. 4. Faisceau sensitif.
5. Faisceau moteur.
6. Fibres transverses.
7. Pigment.
8. Raphé médian.
9. Pyramides antérieures.

Arrivé au niveau du noyau d'origine de la petite racine, ce faisceau change de direction et se porte en avant pour sortir de la protubérance. A ce faisceau principal viennent se joindre des fibres venant du plancher du quatrième ventricule.

Sixième paire : Moteur oculaire externe. — Le moteur oculaire externe tire son origine du noyau supérieur du facial (voyez ce nerf) ; il est uni par des fibres anastomotiques :

a. — Au noyau du *moteur oculaire commun*, du côté opposé, par des fibres entre-croisées sur le raphé du bulbe (Huguenin).

b. — Au noyau du *pathétique* (même côté) par une bandelette (*bandelette longitudinale*) qui fournit aussi quelques fibres au pathétique et au moteur oculaire commun du côté opposé (Duval et Laborde).

Septième paire : Facial. — Si on suit le trajet du facial, à partir de son origine apparente (sillon bulbo-protubérantiel), on voit les fibres radiculaires se porter vers le plancher du 4e ventricule. Arrivées près de l'extrémité postérieure du raphé médian, elles changent de direction pour descendre parallèlement au bulbe. Après un très court trajet, (cette partie du trajet radiculaire porte le nom de *fasciculus teres*) le facial se recourbe, de nouveau, brusquement se porte en avant

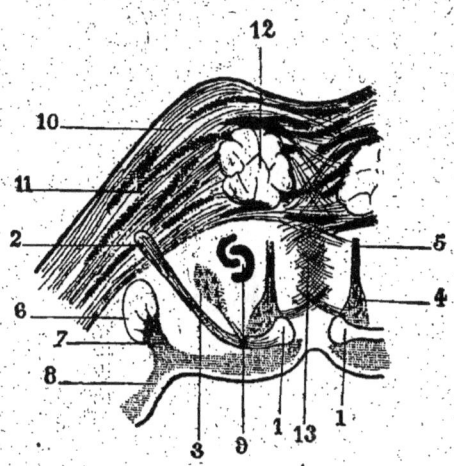

FIG. 55. — Coupe de la protubérance au niveau des noyaux de la VIe et de la VIIe paire (d'après DUVAL).

1, 2. Facial se recourbant sur le plancher du quatrième ventricule.
3. Noyau propre du facial.
4. Noyau commun de la VIe et de la VIIe paire.
5. VIe paire.
6. Racine ascendante du trijumeau.
7. Tête de la corne postérieure.
8. Base de la corne postérieure.
9. Olives supérieures.
10. Fibres transverses.
11. Pigment.
12. Pyramides antérieures.
13. Raphé médian.

et en haut et se jette dans un noyau qui représente le noyau *propre inférieur*, du facial. En outre, on trouve, dans l'anse formée par la double réflexion des fibres radiculaires (*genou du facial*), un amas de cellules ganglionnaires qui forme le noyau commun du facial et du moteur oculaire externe (*noyau supérieur*) (1).

Huitième paire : Auditif. — Ce nerf tire son origine de la substance grise du plancher du quatrième ventricule par deux racines, l'une externe et l'autre interne :

(1) Le noyau supérieur représente le prolongement de la base de la corne antérieure l'inférieur est formé par la tête de cette même corne.

BONEVAL. — HISTOLOGIE. 7

a. — La *racine externe*, née des parties profondes du plancher du quatrième ventricule, immédiatement en dehors de la colonne d'origine

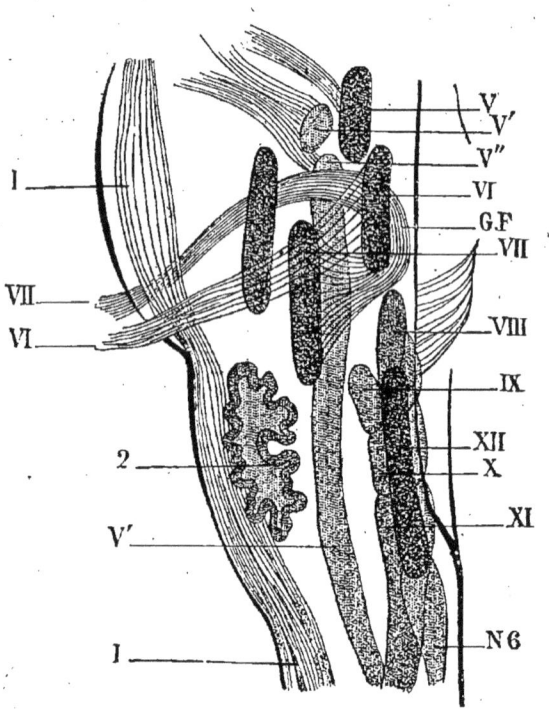

Fig. 56. — Schéma pour montrer l'origine des nerfs bulbaires (d'après Erb).

V. Trijumeau (noyau sensitif) ; V' Noyau moteur de ce nerf.
VI. Moteur oculaire externe et le noyau commun de la VI⁰ et de la VII⁰ paire.
VII. Facial et son noyau propre.
G. F. Genou du facial.
VIII. Nerf auditif.
IX. Nerf glosso-pharyngien.
X. Nerf pneumogastrique.
XI. Nerf spinal.
XII. Grand hypoglosse.
1. Pyramides antérieures. — 2. Olives.

de l'hypoglosse, sort du bulbe en passant entre le faisceau intermédiaire et le corps restiforme.

b. — Les fibres de la racine externe, nées des parties superficielles du plancher du quatrième ventricule, passent transversalement sur ce plancher (*barbes du calamus*), contournent le corps restiforme et vont se jeter dans la racine interne.

D'après Huguenin le corps restiforme donnerait quelques fibres à la racine interne.

Neuvième paire : Nerf glosso-pharyngien. — Ce nerf naît par une série de fibres radiculaires qui tirent leur origine de deux colonnes grises :

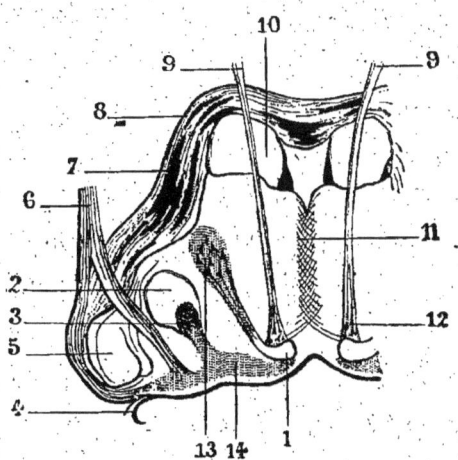

Fig. 57. — Coupe au niveau de l'origine des nerfs de la VI⁰ et de la VIII⁰ paires (Duval).

1. Facial.
2. Racine ascendante du trijumeau.
3. Tête de la corne postérieure.
4. Plancher du 4ᵉ ventricule.
5. Corps restiformes.
6. Nerf auditif.
7. Pigment.
8. Fibres transverses.
9. Moteur oculaire externe.
10. Pyramides antérieures.
11. Raphé médian.
12. Noyau du moteur oculaire externe.

a. — La première est située près du plancher du quatrième ventricule et fait suite à la base des cornes postérieures. C'est le noyau *sensitif* du glosso-pharyngien (1).

b. — La seconde fait suite à la tête des cornes antérieures; elle est située dans les parties latérales du bulbe et est caractérisée par de grosses cellules multipolaires (*cellules motrices*). Les fibres qui en partent, viennent, par un trajet récurrent, se joindre aux fibres sensitives issues du noyau précédent.

Dixième paire : Pneumogastrique. — Le nerf pneumogastrique prend son origine, au-dessous du glosso-pharyngien, dans deux

---

(1) Ainsi que l'a constaté M. Duval, la *colonne grise sensitive*, après avoir donné naissance au glosso-pharyngien, continue à exister jusqu'au niveau du plan qui sépare la protubérance du bulbe et forme, à ce niveau, le noyau de l'intermédiaire de Wrisberg.

amas de substance grise qui représentent, l'un, le prolongement des cornes postérieures (*noyau sensitif*); l'autre, le prolongement des cornes antérieures (*noyau moteur*).

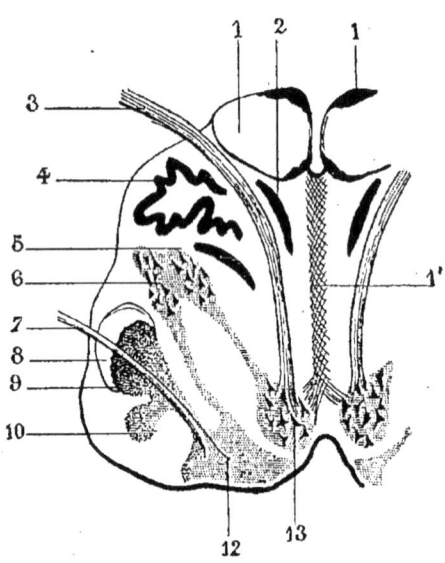

FIG. 58. — Coupe du bulbe au niveau de l'origine des nerfs mixtes (d'après DUVAL).

1. Pyramides antérieures.
2. Noyau juxta-olivaire interne.
3. Hypoglosse.
4. Olives.
5. Noyau juxta-olivaire externe.
6. Noyau moteur des nerfs mixtes.
7. Nerf pneumogastrique.
8. Racine ascendante du trijumeau.
9. Corne postérieure.
10. Noyau des corps restiformes.
11. Raphé médian.
12. Racine ascendante du trijumeau.

Onzième paire : Spinal. — Les racines *bulbaires* du spinal prennent leur origine dans la partie la plus inférieure des noyaux du nerf vague. Les racines médullaires naissent d'un amas de substance grise, qui occupe le côté externe de la corne antérieure et descend, vers la moelle, jusqu'au niveau de la cinquième paire cervicale.

Douzième paire : Nerf grand hypoglosse. — Le nerf grand hypoglosse naît d'une colonne grise située au-dessous du plancher du 4e ventricule de chaque côté du raphé médian. Cette colonne s'étend jusqu'au niveau de l'entre-croisement des cordons latéraux, c'est-à-dire un peu au-dessous du bec du calamus et représente la base de la corne antérieure. D'après M. Duval ce noyau, découvert par Stilling, ne représenterait pas l'unique origine du nerf de la XIIe paire. « Il faut

« encore considérer comme lui donnant naissance, par des fibres à
« trajet récurrent, une partie des masses grises bulbaires, qui repré-
« sentent la tête de la corne antérieure de la moelle; tête qui, après
« avoir été séparée de la partie basilaire correspondante, se divise,
« plus haut, en une partie externe formant le noyau moteur des nerfs
« mixtes et en une partie interne formant ce que nous avons appelé le
« noyau accessoire de l'hypoglosse » (Duval).

Les fibres radiculaires, issues de ces deux noyaux, se portent en dehors et en avant, passent entre l'olive et le noyau juxta-olivaire interne et vont émerger dans le sillon qui sépare l'olive de la pyramide antérieure.

CHAPITRE SEIZIÈME

RACINES DES NERFS RACHIDIENS

Les nerfs rachidiens naissent, sur toute la longueur de la moelle, par deux ordres de racines distinguées en *antérieures* et *postérieures*.

§ 1. — RACINES ANTÉRIEURES

Les fibres des racines antérieures émergent de la corne antérieure à la fois en dehors et en dedans, traversent les zones radiculaires et sortent de la moelle au niveau du sillon collatéral antérieur. Elles ne sont en rapport (il faut en excepter un très petit nombre) avec les fibres pyramidales que médiatement et par l'intermédiaire des cellules nerveuses.

Les racines antérieures contiennent en outre :

a. — Des fibres du grand sympathique.

b. — Des fibres qui s'infléchissent montent dans les cordons latéraux et gagnent directement l'écorce cérébrale (Kölliker).

c. — Enfin quelques fibres qui semblent gagner les cornes postérieures.

§ 2. — RACINES POSTÉRIEURES

Les racines postérieures, après avoir pénétré dans la moelle, se divisent en plusieurs groupes qui ne sont pas, encore, très bien connus.

a. — Une partie de leurs fibres pénètre transversalement la substance grise où elle se répand depuis la tête des cornes postérieures jusqu'à la base des cornes antérieures. On ne sait pas si, elles se mettent en rapport avec les cellules nerveuses ou si, elles se subdivisent et s'anastomosent pour former le réseau dans lequel viennent également se perdre les prolongements des cellules.

b. — Une autre partie des fibres radiculaires ne se perd dans la substance grise qu'après avoir suivi, dans un trajet ascendant plus ou moins long, la voie des cordons postérieurs.

c. — Une troisième partie se rend dans la moitié opposée de la moelle.

Les fibres du grand sympathique entrent dans la composition des racines postérieures, mais elles y sont en plus petit nombre que dans les racines antérieures.

Ganglions rachidiens. — Au niveau du trou de conjugaison, les racines postérieures présentent un renflement désigné sous le nom de *ganglions des nerfs rachidiens*. La charpente de ces ganglions est formée par une coque fibreuse, dépendante du tissu conjonctif des nerfs, qui envoie des cloisons partageant le ganglion en plusieurs loges, renfermant des groupes de cellules nerveuses. Ces cellules, à leur tour, sont séparées par des cloisons.

La cellule ganglionnaire des ganglions spinaux a été décrite d'une façon remarquable par M. Ranvier.

« Lorsque la fibre nerveuse atteint la cellule, ses fibrilles constitu« tives se dissocient, continuent leur trajet sur la périphérie du « globe ganglionnaire et se réunissent au pôle opposé pour reconsti« tuer une fibre nerveuse entièrement semblable à la première. « Quant au globe ganglionnaire proprement dit, il semble formé par « une matière granuleuse, et il contient, non pas au centre, mais au « voisinage de sa surface un gros noyau muni d'un nucléole. » Tels sont les rapports des fibres nerveuses avec les cellules chez les poissons. Chez les mammifères les cellules des ganglions rachidiens sont unipolaires mais leur prolongement après un trajet plus ou moins long se divise en deux branches qui s'écartent brusquement dans des directions opposées (*division des tubes nerveux en T*). L'un de ces prolongements est en rapport avec la moelle, l'autre avec la périphérie.

CHAPITRE DIX-SEPTIÈME

TERMINAISONS NERVEUSES

Nous n'étudierons ici que les terminaisons des nerfs *moteurs*, les terminaisons des nerfs sensitifs seront étudiées lorsque nous décrirons les organes des sens et la peau.

§ 1. — TERMINAISON DES NERFS DANS LES MUSCLES STRIÉS

Si l'on examine la série des animaux, on trouve que les nerfs ne se terminent pas, dans les muscles striés, selon un procédé unique; mais on peut distinguer trois principales variétés de terminaisons nerveuses.

A. **Éminences de Doyère.** — On les trouve chez les articulés où elles se montrent sous forme de cônes appliqués, par leur base, sur les faisceaux primitifs. Entièrement situées sous le sarcolemme, elles sont formées par une substance granuleuse parsemée de noyaux. La fibre nerveuse sans myéline, avant de pénétrer dans l'éminence, abandonne sa gaine qui s'unit au sarcolemme, et s'enfonce dans la substance granuleuse, au sein de laquelle les fibrilles du cylindre-axe se dispersent. D'après Ranvier il est impossible de les suivre au delà de la base du cône; d'après d'autres histologistes, ces fibrilles s'uniraient aux disques minces des fibres musculaires.

B. **Buissons de Kühne.** — C'est, chez les batraciens anoures et spécialement chez la grenouille, que ce mode de terminaison nerveuse a été étudié. Un tube nerveux, arrivé au niveau d'un faisceau primitif, se divise et se subdivise de façon à donner plusieurs branches qui rampent à la surface d'un faisceau perdent bientôt leur myéline et pénètrent sous le sarcolemme. Lorsqu'elles se sont mises en rapport avec la substance striée, elles fournissent une série de fibres rectilignes ou légèrement sinueuses qui cheminent sous le sarcolemme parallèlement à l'axe du faisceau, et que Ranvier désigne sous le nom de *tiges terminales* car elles semblent se terminer par une extrémité arrondie ou effilée. D'après Gerlach, les *tiges terminales* de Ranvier donneraient naissance à des fibrilles plus fines qui formeraient, au sein même du faisceau primitif, un réseau excessivement délicat.

C. **Plaques motrices.** — Les nerfs se terminent dans les muscles striés des mammifères, des poissons, des oiseaux et des reptiles sous forme d'éminences nerveuses qui ont reçu le nom de *plaques motrices* (Rouget). Chaque faisceau primitif possède une plaque motrice qui présente à étudier une substance servant de support à l'élément nerveux, et la fibre nerveuse elle-même.

a. — La substance, qui sert de support à l'appareil nerveux terminal, est finement granuleuse, elle possède un grand nombre de noyaux, dont quelques-uns, irrégulièrement dispersés, lui appartiennent en propre, tandis que d'autres, placés à sa surface ou autour des branches terminales, appartiennent à la membrane qui la recouvre ou aux gaines qui accompagnent ces branches. La plaque motrice est entièrement située sous le sarcolemme.

b. — La fibre nerveuse, arrivée au niveau de la plaque motrice, perd sa myéline et sa gaine de Henle qui s'unit au sarcolemme, et pénètre sous ce dernier, pour se diviser en un grand nombre de fibrilles et former une *arborisation terminale*. Les branches de cette arborisation plus ou moins sinueuses et irrégulières, se contournent dans tous les sens, s'anastomosant parfois entre elles et se terminent, après un trajet excessivement variable, par des extrémités légèrement renflées en forme de boutons.

§ 2. — TERMINAISONS DES NERFS DANS LES MUSCLES LISSES

Les nerfs des muscles lisses, venant du sympathique, sont uniquement formés de fibres de Remak. Ils forment, au sein des tuniques conjonctives sous-jacentes aux muscles, un premier plexus formé de grosses travées aux points d'entre-croisement desquelles se trouvent des cellules ganglionnaires. De ce plexus *fondamental* partent des fibres excessivement fines qui pénètrent dans les tuniques musculaires et vont, en se ramifiant et s'anastomosant, former un plexus délicat dont les mailles enveloppent les fibres lisses. Ce sont les fibres de ce réseau, *intra-musculaire*, qui se mettent en rapport avec les cellules contractiles. Dans certains cas on voit se détacher une fibre qui va se terminer, par un léger renflement, au voisinage du noyau de la fibre lisse (*tache motrice*). Chez d'autres animaux les travées du réseau intra-musculaire paraissent simplement se renfler au niveau du noyau et ne pas émettre de fibre terminale. D'après Ranvier, il n'y aurait pas lieu de considérer ce mode de terminaison comme différent du précédent car il s'agirait de véritables taches motrices possédant un pédicule extrêmement court (1).

(1) Les histologistes ne sont pas entièrement d'accord sur le mode de terminaison des nerfs dans les muscles lisses. Tandis que les uns affirment qu'il n'y a rien au delà du plexus *intra-musculaire*, les autres soutiennent que les nerfs se terminent dans les muscles lisses par des extrémités libres. C'est, tantôt dans le noyau et même dans le nucléole, tantôt dans le protoplasma qui occupe le centre de l'élément contractile, que l'on a placé le renflement punctiforme (*tache motrice*) où aboutit la fibre terminale.

DEUXIÈME PARTIE

DES APPAREILS ET DES ORGANES

CHAPITRE PREMIER

SYSTÈME VASCULAIRE SANGUIN

§ 1. — SANG.

Le sang des vertébrés, le seul que nous considérions ici, est un liquide, rouge pourpre, formé de deux parties distinctes : une partie liquide (*plasma*) et une partie solide constituée par des *corpuscules* variables de forme et de dimension. Ces corpuscules présentent trois variétés :

a. — Les uns, colorés en jaune clair, sont très petits et excessivement nombreux (*globules rouges*).

b. — Les autres, moins nombreux, sont incolores et beaucoup plus volumineux (*globules blancs*).

c. — Enfin, ceux de la troisième variété se présentent sous la forme de *granulations* sphériques ou anguleuses.

Globules rouges.

Forme. Dimensions. Nombre. — Chez l'homme, les globules rouges ont la forme d'un *disque biconcave*. Leur diamètre est de 7 μ, ils sont plus épais sur les bords qu'au centre. Tous les mammifères, sauf les caméliens, ont des globules circulaires. Chez les oiseaux, les reptiles, les batraciens et les poissons, ces globules sont elliptiques et possèdent, à leur centre, un gros noyau ovalaire. D'après M. Milne-Edwards, le volume des globules serait en raison inverse

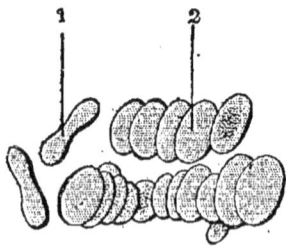

FIG. 59. — Globules rouges du sang de l'homme.

1. Globule vu de profil.
2. Piles de globules rouges.

de l'activité des phénomènes respiratoires. Chez l'homme, leur nombre est de cinq millions par millimètre cube de sang.

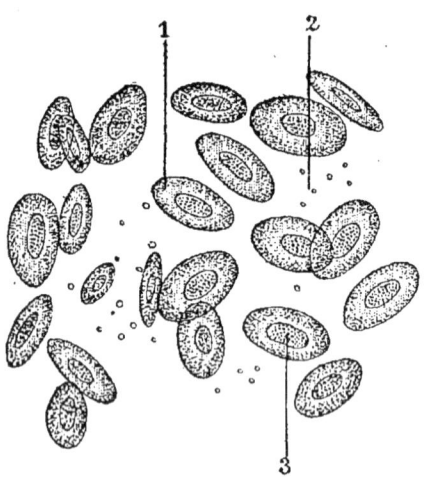

FIG. 60. — Globules du sang de grenouille.

1. Globule rouge. — 2. Granulations libres. — 3. Noyaux des globules rouges.

Action des réactifs. — L'eau dissout la matière colorante des globules et les rend sphériques. En général, les liquides de l'économie, riches en sulfate et chlorure de sodium, ne les attaquent pas. Il faut en excepter les liquides intestinaux : le suc gastrique les brunit et les rend friables ; la bile les dissout sans laisser de traces.

Altérations cadavériques. — Lorsque le sang est sorti des vaisseaux, les globules tendent à s'arranger, comme les pièces dans une pile de monnaie. Ce phénomène se produit, même, dans le sang défibriné. Il est dû, d'après Welker, à la tendance qu'ont les corps plats qui nagent dans un liquide à se mettre, en contact, par leur plus large surface. D'après certains histologistes, le globule laisserait exsuder une matière glutineuse qui les réunirait en pile. Ainsi abandonnés à eux-mêmes, les globules poussent des piquants qui apparaissent, d'abord, sur leur circonférence, puis sur leurs faces ; ces globules crénelés n'existent jamais chez le vivant.

Structure. — Les globules rouges de l'homme sont constitués par une masse albuminoïde imbibée d'une matière colorante (*hémoglobine*). Ils ne possèdent ni membrane enveloppe ni noyau (1). Les globules elliptiques des batraciens présentent, à leur surface, une condensation du protoplasma qui simule une membrane enveloppe ; ils ont un gros noyau ovalaire.

Composition chimique (2). — Au point de vue chimique, le globule rouge est formé de deux substances albuminoïdes. L'une est une matière blanche, molle, granuleuse au microscope, insoluble dans l'eau (*globuline*); l'autre est cristallisable (*hémoglobine*) et n'est que très faiblement fixée par le globule.

L'hémoglobine cristallise, chez l'homme, sous forme de tables rhomboïdales et de prismes à quatre pans. Elle possède une grande affinité pour l'oxygène (un gramme de globules prend 1 gr. d'oxygène). Cette affinité augmente avec la température ; elle cesse subitement à 45°. L'hémoglobine oxygénée présente deux bandes d'absorption entre les lignes D et E du spectre. La première de ces lignes com-

---

(1) Les globules du fœtus possèdent un noyau.
(2) Composition chimique des globules :

Globuline.	12
Hémoglobine.	85
Sels.	3
	100

Composition de l'hémoglobine chez le chien (Hoppe-Seyler) :

Carbone.	52 85
Hydrogène.	7 32
Azote.	16 17
Oxygène.	21 84
Soufre.	0 39
Fer.	0 43
	100

110 SYSTÈME VASCULAIRE SANGUIN

mence à droite de la ligne D, la seconde finit en deçà de E. Cette dernière est beaucoup plus large que la première. Lorsque l'hémoglobine oxygénée se trouve en présence d'un corps moins riche en oxygène elle perd de l'oxygène et présente un nouveau spectre caractérisé par une seule bande d'absorption, aussi large que les deux précédentes, et située un peu à gauche de la ligne D.

L'hémoglobine peut fixer, également, l'oxyde de carbone et former, avec ce corps, un composé moins instable que l'oxyhémoglobine. Les globules deviennent alors cassants; ils sont rouge cerise et n'absorbent plus l'oxygène. Le spectre de l'hémoglobine oxycarbonée présente deux bandes d'absorption situées entre les lignes D et E du spectre; mais la première bande est très petite, et toutes deux sont situées plus à droite que les bandes de l'oxyhémoglobine. Ce spectre n'est pas modifié par les agents réducteurs.

L'hémoglobine, traitée par l'acide acétique, se décompose en hématosine et en paraglobuline. Cette décomposition s'effectue, quelquefois, spontanément dans les amas sanguins ecchymotiques.

Globules blancs.

Forme. Dimensions. Nombre. — Si nous examinons attentivement les globules blancs du sang de l'homme nous verrons que,

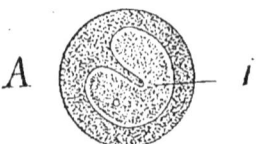 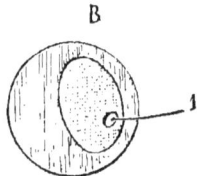

Fig. 61. — A. Globule blanc possédant un noyau (1) en bissac. — B. Globule blanc possédant un noyau (1) ovalaire.

primitivement sphériques et granuleux, ils changent incessamment de forme, poussent des prolongements, s'étalent en surface et deviennent, souvent, d'une minceur telle qu'il est impossible de les distinguer. Lorsqu'un globule a poussé un prolongement, celui-ci peut se renfler de plus en plus, tandis que le corps cellulaire diminue de volume et finit bientôt par disparaître. Il se fait ainsi une progression du globule, connue sous le nom de « mouvements amiboïdes », qui lui a fait donner le nom de cellule migratrice (1). Les globules blancs ont de 9 à 11 μ. On compte un globule blanc pour 500 globules rouges ; mais ce nombre varie considérablement. En règle générale, on peut dire que le nombre des globules blancs tend à augmenter dans les points du système vasculaire où la circulation est ralentie (Ranvier).

Action des réactifs. — La chaleur et l'oxygène sont des excitants de l'activité amiboïde des globules blancs. Les mouvements

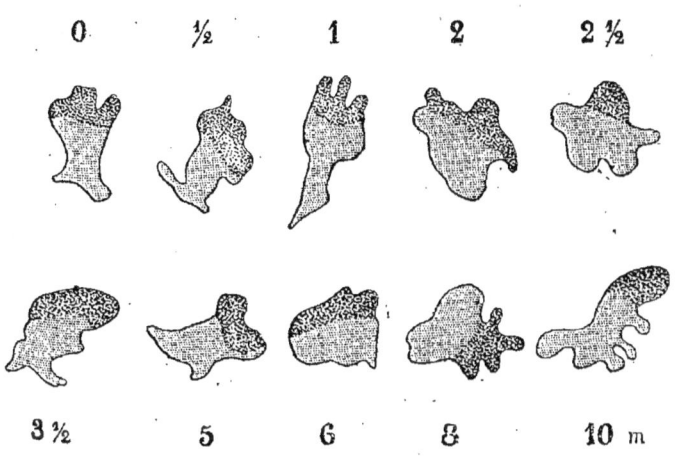

Fig. 62. — Mouvements amiboïdes.

Les chiffres indiquent en minutes le moment où le globule a été observé.

amiboïdes présentent un maximum d'intensité vers 40° ; au delà, les cellules meurent et restent sphériques. Chez l'homme et chez les animaux à sang chaud, les mouvements amiboïdes ne commencent à se produire que vers 25°. Le sérum iodé démontre la présence du *glycogène* dans le globule blanc. L'eau y fait apparaître deux ou trois noyaux. Si l'action est prolongée, le protoplasma de la cellule devient liquide. En cet état, le globule blanc est représenté par une vésicule pleine d'un liquide qui tient, en suspension, des granulations animées du mouvement Brownien.

(1) Les cellules lymphatiques, abandonnées hors des vaisseaux, présentent, après un laps de temps variable, des prolongements arrondis, homogènes, qui ne peuvent pas changer de forme. L'apparition de ces boules (excroissances sarcodiques de Dujardin) est un signe de la mort de la cellule.

Structure. — D'après Ch. Robin, les globules blancs seraient de véritables utricules remplis de protoplasma et dépourvus de noyau. La formation des expansions amiboïdes et l'examen direct de la cellule, qui ne présente pas le double contour caractéristique des membranes enveloppes, nous permettent de rejeter, contrairement à l'avis de cet auteur, la présence de toute cuticule-enveloppe. En ce qui concerne les noyaux, on sait, qu'invisibles chez les mammifères à l'état normal, ils apparaissent sous l'action de l'acide acétique, agent qui rend le protoplasma cellulaire plus transparent. D'après Robin, l'eau et l'acide acétique agiraient en réunissant, en amas nucléiformes, les granulations de la cellule. Cette théorie ne résiste pas à la critique : chez certains animaux (axolotl) les noyaux des globules, dont le protoplasma est très transparent, apparaissent avant l'action de tout réactif. Enfin l'action élective du carmin, vis-à-vis du noyau des globules blancs de l'homme, ne permet pas de le confondre avec des amas de granulations.

Les globules blancs, comme la plupart des cellules animales, sont constitués par une masse de protoplasma pourvue d'un noyau. Ce noyau présente les formes les plus variées : souvent, on trouve plusieurs noyaux parfaitement distincts ; d'autres fois, c'est un noyau unique ayant la forme d'un boudin contourné en spirale, de façon à simuler plusieurs noyaux ; enfin, on trouve des noyaux qui ont la forme d'un rein, etc...

Granulations libres.

Les granulations libres du sang sont très nombreuses. Zimmermann les appelait des vésicules élémentaires ; Hayem en fait ses hématoblastes. Ces granulations sont sphériques ou légèrement anguleuses, elles offrent, ainsi que l'a démontré M. Ranvier, les caractères de la fibrine.

Plasma sanguin.

Abandonné, hors des vaisseaux, le sang se coagule et se divise en deux couches distinctes : un liquide albumineux de coloration jaune (*sérum*) et une masse d'un rouge foncé (*caillot*). Ce dernier est formé par les éléments figurés du sang emprisonnés dans un réseau de fibrine. Le sérum représente le plasma sanguin moins la fibrine (1).

Au point de vue purement histologique, la coagulation du sang est caractérisée par la formation d'un réticulum très délicat de fibrine. Cette formation a pour centre, les granulations libres du sang.

« Il est probable que ces granulations sont de petites masses de
« fibrine et qu'elles sont des centres de la coagulation, de la même
« façon qu'un cristal de sulfate de soude, plongé dans une solution de
« même sel, est le point de départ de la cristallisation. Il serait im-
« portant de savoir si ces granulations existent dans le sang qui cir-
« cule dans les vaisseaux. Nous n'avons pu encore nous en assurer

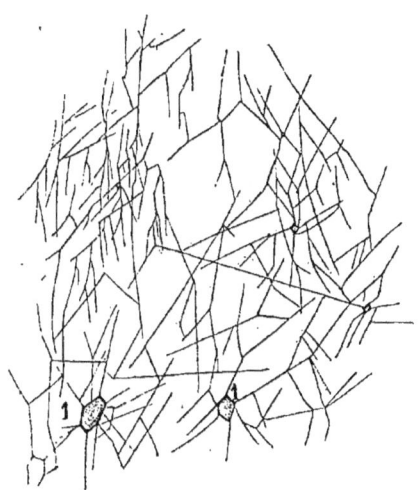

FIG. 63. — Réticulum de fibrine produit dans la coagulation du sang.
1.1. Granulations libres centres de cette coagulation.

« mais, comme on les voit dans le sang, au bout du temps si court
« qu'il faut pour exécuter une préparation, il est probable que ce
« sont là des éléments normaux du sang » (2).

§ 2. — CŒUR

Le cœur est une poche musculaire à compartiments multiples, tapissée, à l'extérieur et à l'intérieur, par une membrane séreuse.

---

(1) Pour la composition du plasma et les théories chimiques de la coagulation, voyez Wurtz, *Chimie biologique*, p. 289.
(2) Ranvier. Société de biologie, 1878.

Myocarde.

Le muscle cardiaque appartient à la catégorie des muscles à contraction rapide, mais il mérite une étude spéciale grâce à ses propriétés physiologiques (*contraction rapide et involontaire*) et à une structure un peu différente.

La fibre musculaire cardiaque est constituée par une série de cellules soudées entre elles. Chez la grenouille ces cellules sont fusiformes; chez les mammifères elles sont cylindriques et s'unissent par leur base. Dans l'un et l'autre cas, elles sont formées d'une masse de substance, striée transversalement et longitudinalement, au centre de laquelle se trouve un noyau entouré de protoplasma granuleux. Ce

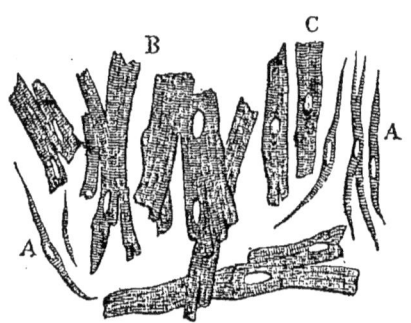

FIG. 64.

A. Cellules musculaires du cœur de la grenouille. — B. Fragments des faisceaux musculaires du cœur. — C. Cellules musculaires du cœur de mammifère entièrement dissociées.

protoplasma, examiné sur une coupe perpendiculaire à l'axe de la cellule, paraît envoyer des prolongements vers la périphérie de cette dernière, et la diviser, en petits champs polygonaux qui représentent la coupe des cylindres primitifs de la fibre cardiaque (Ranvier). Les faisceaux musculaires, constitués par l'union de ces cellules, loin de rester indépendants comme les faisceaux des muscles de la vie de relation, se divisent, s'anastomosent et forment un vaste plexus.

Les mailles du réseau capillaire du cœur, ont leur grand diamètre dirigé suivant l'axe des faisceaux.

Les lymphatiques sont représentés par les espaces conjonctifs interfasciculaires.

Nerfs du muscle cardiaque.

Les nerfs du muscle cardiaque émanent du système nerveux ganglionnaire et du système cérébro-spinal ; ils renferment des fibres de Remak et des fibres à myéline, mais ces dernières sont en petite quantité et perdent leur myéline bien avant d'atteindre le réseau terminal. Ces fibres forment un réseau sous-péricardique qui envoie des filets dans la profondeur du muscle cardiaque. Sur leur trajet on trouve de petits amas de cellules ganglionnaires, très distincts chez la grenouille, plus disséminés chez l'homme, mais qui semblent, cependant, se localiser en certains points déterminés. Ainsi, au niveau de l'embouchure de la veine cave inférieure, il existe un très grand nombre de cellules ganglionnaires découvertes par *Remak* et, dans la paroi interauriculaire, les cellules abondent également sans former cependant de ganglion distinct; c'est à *Ludwig* que l'on doit leur connaissance. Enfin, au niveau du sillon auriculo-ventriculaire, on trouve une traînée de cellules ganglionnaires qui, chez la grenouille, forment deux ganglions (*ganglions de Bidder*) (1). Les nerfs du cœur présentent donc à étudier des cellules ganglionnaires et un réseau terminal.

Cellules. — Il existe, dans les ganglions intra-cardiaques, deux espèces de cellules : les unes appartiennent au système cérébro-spinal, les autres au système ganglionnaire (Ranvier).

a. *Cellules cérébro-spinales.* — Ce sont des cellules bipolaires, fusiformes, ne possédant qu'un noyau. Elles sont placées dans l'épaisseur des travées nerveuses et abondent dans les ganglions de Bidder (Ranvier).

b. *Cellules sympathiques.* — On les trouve principalement dans les ganglions de Remak et de Ludwig ; elles présentent des caractères différents suivant qu'on les considère chez la grenouille ou chez les mammifères.

Chez la grenouille elles sont placées à la périphérie des faisceaux nerveux auxquels elles semblent adhérer par un pédicule. Une capsule, dont la face interne est pourvue de noyaux et qui se continue sur le pédicule, entoure le corps cellulaire formé lui-même d'une masse granuleuse et d'un noyau volumineux. Le pédicule, formé d'une fibre ner-

---

(1) Chez la grenouille on ne trouve plus de cellules nerveuses au delà du 1/3 supérieur des ventricules.

veuse rectiligne, constitue le prolongement principal de la cellule qui, à un examen superficiel, paraît appartenir à la variété des cellules nerveuses unipolaires. Mais si l'on étudie, avec plus de soin, la partie du pédicule qui adhère au corps cellulaire on voit une fibre très mince s'enrouler, en spirale, autour du prolongement principal et se perdre dans le corps cellulaire. En réalité ces cellules, à *fibres spirales*, sont des cellules multipolaires (Beale, Ranvier).

Parmi les autres vertébrés, on n'a pu constater la présence des deux espèces de cellules que chez le lapin. Chez cet animal les cellules sympathiques ne possèdent pas de prolongement en spirale, mais elles semblent caractérisées par la présence de deux noyaux (Ranvier, Vignal).

Réseau terminal. — Les fibres nerveuses forment, à la surface des faisceaux du cœur, un plexus à mailles allongées qui envoie, dans l'intérieur même de ces faisceaux, d'autres fibres plus fines. Ces fibres forment un second réseau dont les mailles, allongées, présentent les dimensions d'une cellule musculaire. Les travées de ce réseau semblent traverser les cellules musculaires du cœur suivant leur longueur (Langerhans, Ranvier).

Péricarde.

Le péricarde est composé d'un sac fibreux, qui constitue pour le cœur un moyen de fixité, et d'une séreuse. Ces deux parties sont si intimement unies que, sur une coupe histologique, il est impossible de séparer ce qui appartient à la séreuse et ce qui forme le feuillet fibreux. Ce n'est qu'au moment où le feuillet pariétal de la séreuse se réfléchit pour former le feuillet viscéral que le feuillet fibreux devient distinct et se prolonge sur les gros vaisseaux du cœur.

a. *Feuillet fibreux.* — Le sac fibreux est formé par des faisceaux connectifs entre-croisés dans tous les sens et par des fibres élastiques.

b. *Feuillet séreux.* — Le feuillet séreux est plus riche que les autres séreuses en fibres élastiques. D'après Pouchet et Tourneux, les cellules endothéliales, qui le tapissent, sont groupées de telle façon que les limites de plusieurs éléments voisins partent toutes d'un point commun. Il en résulte l'aspect d'autant de rosaces qu'il y a de centres de groupement (Pouchet et Tourneux).

Endocarde.

L'endocarde est la membrane séreuse qui tapisse les cavités du cœur. Il est plus épais, sur les ventricules que sur les oreillettes, et présente trois couches distinctes :

a. — Un *endothélium* formé de cellules polygonales plates renfermant, chacune, un noyau.

b. — Une couche *conjonctive lamelleuse* renfermant des fibres élastiques et des faisceaux connectifs. On trouve dans cette couche des cellules aplaties suivant la surface et des fibres lisses.

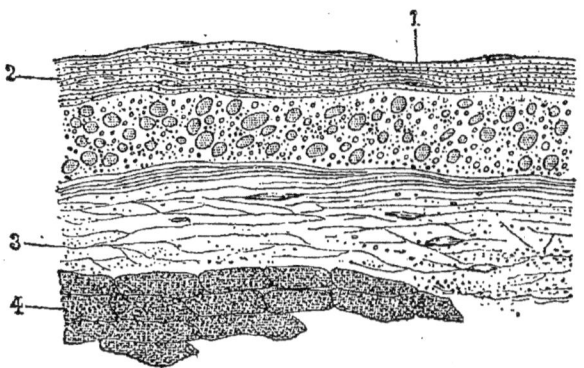

Fig. 65. — Endocarde.

1. Cellules endothéliales.
2. Couche connective lamelleuse.
3. Tissus fibreux
4. Faisceaux connectifs du cœur.

c. — Une couche *fibro-élastique* formée de tissu conjonctif ordinaire et de nombreuses fibres élastiques. Cette couche se continue, sans ligne de démarcation tranchée, avec le tissu conjonctif qui sépare les fibres musculaires du cœur.

Valvules.

Les valvules du cœur, pouvant être considérées comme un repli de l'endocarde dont les lèvres seraient unies par du tissu fibreux, nous trouverons, dans toute valvule, trois couches distinctes :

1° Une couche de tissu *conjonctif lamelleux* recouverte, sur sa face libre, d'un endothélium.

2° Une couche *fibro-élastique*.

3º Une couche de tissu *conjonctif lamelleux*, recouverte, sur sa face libre, d'un endothélium.

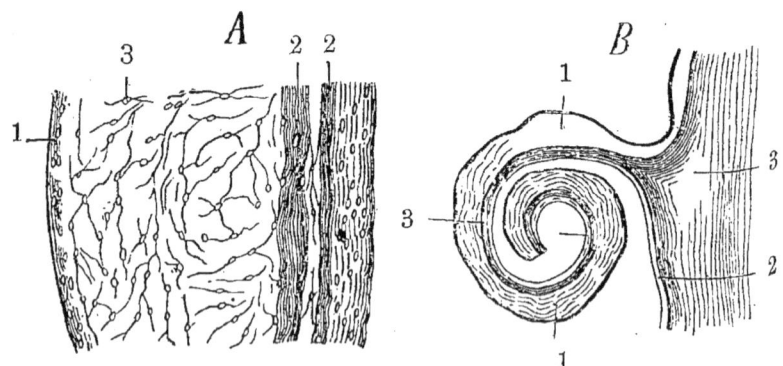

FIG. 66. — Valvules du cœur, d'après Cornil et Ranvier.

A. — Coupe de la valvule sigmoïde. — B. Coupe de la valvule sigmoïde encore attachée à l'aorte.
1. 1. Couches lamelleuses de la face artérielle de la valvule. — 2. 2. Couches lamelleuses de la face ventriculaire. — 3. Tissu fibreux.

Toutes les valvules présentent ces trois couches de tissu conjonctif. Il faut seulement remarquer, que la couche lamelleuse de la face de la valvule contre laquelle frotte le sang est toujours la plus épaisse.

§ 3. — ARTÈRES

Les artères sont formées de trois tuniques, distinguées d'après leur situation en interne, moyenne (1) et externe. La prédominance du tissu élastique ou musculaire dans la tunique moyenne a fait classer les artères en deux groupes : Artères du *type élastique* et artères du *type musculaire*.

Artères du type élastique.

Les plus grosses artères de l'économie appartiennent au type élastique (aorte, tronc de l'artère pulmonaire, carotide). Elles sont caractérisées par la présence de lames élastiques, dans la tunique moyenne.

Tunique interne. — La tunique interne comprend trois couches.

---

(1) La tunique moyenne, considérée dans son ensemble, est la plus épaisse des trois enveloppes artérielles. Elle est deux fois et demie à trois fois plus épaisse que l'interne.

a. — Une couche endothéliale, formée d'une seule assise de cellules polygonales allongées dans le sens de l'axe du vaisseau. Ces cellules d'une minceur extrême, sont disposées de telle sorte que l'extrémité de l'une vient se placer dans l'angle laissé libre par l'accolement de deux

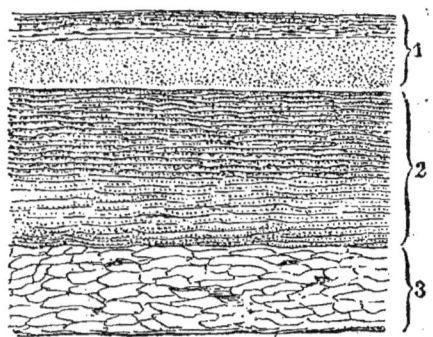

Fig. 67. — Coupe d'une artère du type élastique.
1. Tunique interne. — 2. Tunique moyenne. — 3. Tunique externe.

d'entre elles. Leur noyau, ovalaire, est allongé suivant l'axe de la cellule.

b. — Une couche de cellules plates anastomosées entre elles et plongées dans une substance fibrillaire dont la direction est parallèle à l'axe de l'artère. La striation de cette couche paraît due à un fin réseau élastique dont la direction est longitudinale et à une substance vaguement fibrillaire qui se colore en rose par le carmin.

c. — Une couche, plus externe, formée de fibres élastiques présentant une direction transversale et de faisceaux connectifs pareillement disposés. Sur ces faisceaux sont appliquées des cellules plates du tissu conjonctif.

Tunique moyenne. — La tunique moyenne est composée de lames et de fibres élastiques anastomosées entre elles et limitant des mailles dans lesquelles sont contenues les cellules musculaires.

Les lames élastiques se montrent sous la forme de membranes offrant des pertes de substance, et des fibres élastiques appliquées et soudées à leurs faces. Elles ne représentent pas des tubes emboîtés les uns dans les autres, mais s'anastomosent et forment un système continu. Le nombre des lames est en raison directe du calibre des artères. Du côté de la tunique interne, la tunique moyenne est limitée par une lame élastique, plus épaisse, qui a reçu le nom de *lame élas-*

tique interne (1). Les fibres élastiques de la tunique interne, viennent se souder à la face interne de cette lame (2).

Dans les mailles, limitées par le système élastique de la tunique moyenne, on trouve des faisceaux connectifs (3) et des cellules musculaires lisses dont la direction est perpendiculaire à l'axe du vaisseau. Ces cellules très courtes, striées en long, possèdent des prolon-

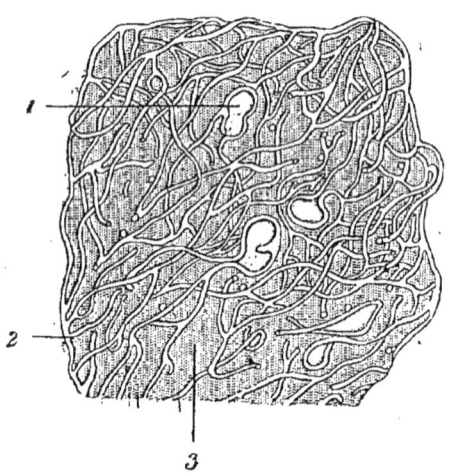

Fig. 68. — Lame élastique de l'aorte.
1. Pertes de substances. — 2. Fibres élastiques. — 3. Substance élastique.

gements irréguliers et des crêtes d'empreinte déterminées par la pression des éléments voisins. Il n'est pas rare d'y trouver deux noyaux en forme de bâtonnets.

Tunique externe (adventice). — La tunique externe est formée par les éléments du tissu conjonctif lâche. Les faisceaux connectifs et les fibres élastiques ont une direction longitudinale. Cette tunique est la seule qui renferme des vaisseaux et des nerfs.

Artères du type musculaire.

Les artères des membres appartiennent au type musculaire :

---

(1) La lame élastique interne et les trois couches de la tunique interne constituent la tunique de Bichat.
(2) Le système des lames élastiques est uni par des fibres élastiques qui se portent de l'une à l'autre de ces lames.
(3) Ce sont ces faisceaux que certains histologistes ont pris pour de la substance amorphe.

Les tuniques *internes* et *externes* de ces artères ne diffèrent pas sensiblement de celles des artères élastiques.

C'est la tunique *moyenne* qui caractérise ce type : sur une coupe longitudinale, et à un faible grossissement, elle semble uniquement formée de cellules musculaires lisses transversales. A un plus fort grossissement, on voit que les cellules musculaires sont placées dans les mailles d'un réseau de grosses fibres élastiques. A côté d'elles on trouve des faisceaux et des cellules connectives. Du côté de la tunique interne, la tunique moyenne est toujours limitée par la lame élastique interne.

Artérioles.

Les artérioles présentent les trois tuniques des artères dans leur plus grande simplicité :

A. **Tunique interne.** — Elle est réduite à la couche endothéliale.

B. **Tunique moyenne.** — La tunique moyenne des artérioles présente deux couches : la lame élastique interne et une couche musculaire.

La lame élastique interne se présente sur une coupe, comme un feston : « La lame élastique interne comme toutes les parties formées de
« substance élastique, n'a qu'une élasticité limitée, et lorsqu'elle est
« comprimée par la couche musculaire disposée en anneau, il arrive
« que la limite inférieure de son élasticité est dépassée et que, pour
« contenir dans l'espace restreint qui lui est réservé, elle doit se
« replier sur elle-même. C'est pour cela que, sur une coupe trans-
« versale, elle apparaît comme un feston, tandis que, sur les vues
« longitudinales des petites artères, les plis qu'elle a pris sous l'in-
« fluence de la rétraction musculaire donnent lieu à l'apparence de
« stries longitudinales » (1).

Les cellules musculaires sont disposées en hélice et forment un manchon continu autour des artérioles.

C. **Tunique externe.** — Elle est formée par les éléments du tissu conjonctif lâche.

Vaisseaux et nerfs des artères.

A. **Vaisseaux.** — Les artères sont munies de vaisseaux qui pénètrent dans l'adventice et forment un réseau à mailles irrégulières.

---

(1) RANVIER. *Traité technique*, p. 558.

Chez l'homme, les vasa vasorum ne pénètrent ni dans la tunique moyenne ni dans l'interne. Chez certains animaux (veau, baleine) les parties externes de la tunique moyenne possèdent des vaisseaux.

B. **Nerfs.** — Les nerfs des parois artérielles sont formés par des faisceaux de fibres de Remak qui pénètrent dans l'adventice avec les vaisseaux nourriciers. Ces fibres s'anastomosent, dans son épaisseur, et forment des plexus aux points nodaux desquels se trouvent des cellules ganglionnaires. De ces plexus partent des fibres, plus fines, qui pénètrent dans la tunique moyenne. Il est probable qu'elles se mettent en rapport avec les cellules musculaires, mais on ignore leur mode de terminaison.

§ 4. — VEINES

Les veines présentent des variations de structure qui sont plus nombreuses, encore, que celles des artères : chez un même sujet, deux veines, de même nom, ne présentent jamais une structure identique et, pour la même veine, la structure varie souvent avec les points que l'on considère.

Les auteurs ne s'entendent pas sur le nombre des tuniques des veines : Kölliker admet trois tuniques, comme pour les artères. Ranvier fait remarquer avec raison, qu'il n'y a pas de limite tranchée entre la tunique externe et la tunique moyenne et décrit, dans les veines, deux tuniques (interne et externe). La distinction de trois tuniques est donc arbitraire : cependant, pour la facilité de l'étude, nous conserverons cette division des parois veineuses. « Il convient de con-
« sidérer comme tunique moyenne, toute la partie de la veine qui
« contient des fibres musculaires : nous dirons que les veines qui
« n'ont pas de fibres musculaires (sinus de la dure-mère, sous-clavière,
« veines de la rétine) n'ont pas de tunique moyenne (Cornil et
« Ranvier). »

Tunique interne. — La tunique interne des veines est plus mince que celle des artères. Elle présente la même structure; on peut y distinguer :

a. — Une couche endothéliale continue. Les cellules qui la constituent sont moins longues et plus larges que celles des artères, de telle sorte qu'elles prennent la forme de polygones irréguliers.

b. — Une couche conjonctive formée de cellules plates, de faisceaux connectifs, et de fibres élastiques fines affectant une direction longitudinale.

Tunique moyenne. — La tunique moyenne est séparée de l'interne par un réseau de grosses fibres élastiques (1). De ce réseau partent des fibres qui s'avancent jusqu'à la périphérie de la veine, en formant un lacis dont les mailles sont comblées par des cellules musculaires et par des faisceaux connectifs. Les cellules musculaires ont une direction longitudinale ou transversale suivant les veines que l'on considère. On trouve souvent une couche longitudinale et une couche transversale (2).

Tunique externe. — Elle est formée par du tissu conjonctif (3) qui se continue avec le tissu cellulaire voisin.

Veinules.

Entre les veinules et les artérioles il y a des différences qui portent sur l'endothélium, la lame élastique interne, et les cellules musculaires.

L'*endothélium* est formé de cellules moins allongées mais plus larges.

La *lame élastique interne* a disparu et est remplacée par un réseau de grosses fibres élastiques.

Les *cellules musculaires*, très obliques à l'axe du vaisseau, ne forment pas une couche continue autour des veinules, elles sont peu nombreuses et disséminées.

---

(1) Ce réseau représente la lame élastique interne des artères.
(2) D'après la disposition des cellules musculaires, Eberth a classé les veines comme il suit :
I. *Veines non musculaires.* — Ces veines sont constituées par un endothélium reposant sur du tissu conjonctif (dure-mère, os, rétine, placenta maternel).
II. *Veines musculaires.* — *a.* Avec un plan de fibres longitudinales (utérus gravide, sus-hépatique).
b. — Avec un plan de fibres circulaires (fémorale, jugulaire, etc.).
c. — Avec deux plans de fibres : un longitudinal (externe), l'autre circulaire (interne) (cave inférieure, porte).
d. — Avec trois plans de fibres : un (moyen) circulaire ; deux (externe et interne) longitudinaux (mésentérique, ombilicale).
(3) Les parois des veines, plus minces que celles des artères, offrent moins de résistance, plus de souplesse et s'affaissent lorsqu'elles sont vides de sang.
Les *vaisseaux* se ramifient dans la tunique *externe* et dans la tunique *moyenne*. Cette disposition explique la grande fréquence de l'inflammation des veines.

Valvules des veines.

Les valvules, outre le revêtement endothélial qui tapisse leurs deux faces, présentent trois couches :

Une couche *interne*, regardant l'axe du vaisseau, qui est formée par les mêmes éléments que la tunique interne des veines. Cette couche se continue, au niveau du bord libre de la valvule, avec la couche *externe* qui a la même structure, mais est beaucoup plus mince. La couche *moyenne* se continue avec la tunique moyenne des veines. Elle est formée de tissu fibreux et possède quelques fibres lisses au niveau de la base de la valvule (1).

§ 5. — CAPILLAIRES

Les capillaires sont formés d'un endothélium et probablement, quoiqu'on n'en ait pas encore démontré l'existence, d'une paroi propre hyaline, rudiment de la lame élastique interne des artérioles (2).

Les cellules de l'endothélium sont allongées dans le sens de l'axe du vaisseau et beaucoup plus étroites que celles des artérioles. Sur des préparations imprégnées au nitrate d'argent on rencontre, au niveau des lignes intercellulaires, des taches noires arrondies et des petits cercles limités par des lignes d'imprégnation. Ces cercles ont reçu le nom de stomates. D'après M. Ranvier et la plupart des histo-

---

(1) Nous donnerons, ici, quelques détails sur la structure de certaines veines :

a. *Sinus de la dure-mère.* — Les parois des sinus sont formées par le tissu fibreux de la dure-mère tapissé par la tunique interne des veines. Ces sinus sont traversés par des tractus fibreux, allant d'une paroi à l'autre et tapissés également par la tunique interne.

b. *Jugulaire.* — La couche musculaire de la jugulaire interne est très peu épaisse. On trouve deux ou trois rangées de cellules musculaires disposées en petits faisceaux.

c. *Fémorale.* — Les fibres musculaires affectent également une direction transversale, mais elles sont infiniment plus nombreuses.

d. *Veine cave inférieure.* — Au-dessous de la tunique interne on trouve des fibres circulaires et, plus en dehors, une couche, plus épaisse, de fibres longitudinales.

(2) D'après Ch. Robin, il faudrait distinguer trois variétés de capillaires :

1° *Capillaires de la première variété.* — Tunique uniquement formée d'un endothélium. Leur diamètre varie entre 0^m,007 et 0^m,030.

2° *Capillaires de la seconde variété.* — Ils diffèrent des précédents par l'adjonction de fibres cellules et d'une paroi propre.

3° *Capillaires de la troisième variété.* — Ils diffèrent de ceux de la 2e variété par l'adjonction d'une couche conjonctive longitudinale. Les capillaires de la 2e et de la 3e variété représentent les *artérioles* et les *veinules*. Cette division des capillaires est entièrement abandonnée aujourd'hui.

logistes modernes, ces stomates ne sont pas préformés, ils se produisent par le passage même des globules blancs (activité migratrice).

Dans les vaisseaux des ganglions lymphatiques la paroi capillaire

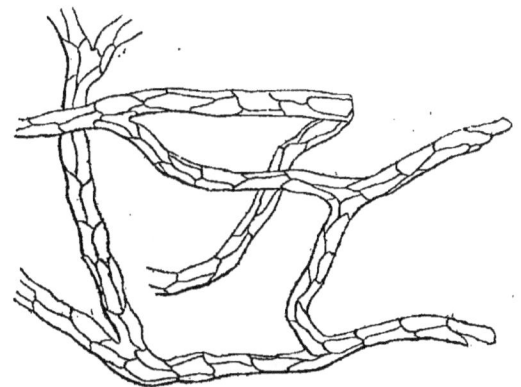

FIG. 69. — Cellules endothéliales des capillaires sanguins.

est doublée d'une tunique mince fibrillaire, à la surface de laquelle est appliquée une couche de cellules plates (connectives).

Dans le tissu conjonctif lâche, la tunique fibrillaire a disparu, mais la couche de cellules persiste (*périthélium d'Eberth*).

Réseaux capillaires.

Les capillaires semblent dériver des artères par simplification des artérioles ; mais on ne trouve pas d'intermédiaires entre les veines et le système capillaire. Les capillaires s'ouvrent directement dans des veinules d'un diamètre beaucoup plus considérable qu'eux. D'après M. Ranvier, ces veinules seraient terminées en cul-de-sac.

La forme des mailles d'un réseau capillaire varie avec l'organe que l'on considère.

Quant à la richesse du réseau, elle est en raison directe, non pas du volume de l'organe, mais de l'activité de sa fonction.

Circulation capillaire.

Si nous examinons la circulation chez un animal vivant (poumon ou mésentère de la grenouille), nous distinguerons dans le vaisseau, une couche centrale et une couche périphérique. La couche centrale est douée d'un maximum de rapidité ; la couche périphérique, celle qui est en contact avec les parois, présente des globules qui marchent beaucoup plus lentement. Dans certaines circonstances, ces globules s'arrêtent et adhèrent à la paroi. A l'état normal, la circulation est si rapide qu'il est impossible de distinguer les globules. Il se produit, dans le courant sanguin, des irrégularités dues à la réplétion de certains réseaux capillaires, et à la contraction des veinules et des artérioles. Ces irrégularités consistent dans l'arrêt ou dans le changement de direction du courant sanguin.

Lorsque l'on ralentit artificiellement la circulation (curare) on peut remarquer que les globules changent de forme et sortent quelquefois des vaisseaux.

Les changements de forme des globules rouges sont entièrement passifs. C'est, tantôt la difficulté du passage à travers un capillaire trop étroit, tantôt la rencontre d'un éperon vasculaire qui les produisent.

Au contraire, les globules blancs éprouvent des changements qui sont dus à leurs propriétés actives. Lorsqu'un globule blanc circule librement, il reste sphérique, mais si, par hasard, il vient à rencontrer la paroi vasculaire, il adhère à cette paroi par des prolongements qui poussent au niveau du point irrité. Dans ce cas, le globule peut être détaché et repris par la circulation; mais il arrive, souvent, que le globule reste adhérent. On le voit, alors, diminuer de volume, tandis qu'à l'extérieur du capillaire, sur la face opposée de la paroi, apparaît un point et bientôt une masse essentiellement amiboïde. C'est le globule qui se glisse entre les cellules endothéliales du capillaire. La différence d'activité, des parties extra et intra-capillaire du globule, résulte de la présence, à l'extérieur, d'un excès d'oxygène. Nous savons que les mouvements amiboïdes sont exagérés par ce gaz. Le phénomène s'accentuant de plus en plus, le globule blanc peut sortir du vaisseau (*diapédèse*).

Les globules rouges émigrent quelquefois, mais par un mécanisme tout autre. Tandis que les globules blancs écartent, par leur activité propre, les cellules endothéliales des vaisseaux, les globules rouges, incapables de cette activité, s'insinuent à travers ces stomates creusés par les cellules lymphatiques et sortent des vaisseaux.

La diapédèse des globules rouges est donc la conséquence de la sortie des globules blancs et ne se produira que lorsque la diapédèse de ces derniers aura été très intense.

CHAPITRE SECOND

SYSTÈME LYMPHATIQUE

Un ensemble de vaisseaux, interrompus par des ganglions et communiquant avec les espaces du tissu conjonctif, tel est le système lymphatique.

§ 1. — LYMPHE

La lymphe est un liquide coagulable dont la couleur varie. A peine opaline, dans l'état de jeûne, elle devient aussi blanche que du lait pendant la digestion. La présence de globules rouges du sang peut lui donner une teinte rosée. Sa composition chimique varie constamment. Elle renferme : de l'eau, de l'albumine, de la fibrine et des sels. On y trouve un seul élément figuré, le globule blanc qui a été décrit ailleurs (sang).

§ 2. — GROS TRONCS LYMPHATIQUES

Les gros troncs lymphatiques (canal thoracique, canaux afférents et efférents des ganglions) sont des vaisseaux, à parois minces, présentant de distance en distance, des replis ou valvules disposées par paires. Chacune de ces valvules ressemble à une des valvules sigmoïdes du cœur.

Au-dessus de chaque paire de valvules le vaisseau présente un renflement (renflement supra-valvulaire) ; nous verrons plus loin, que ce renflement a une signification physiologique autre que celle du reste du vaisseau.

Les parois des gros troncs lymphatiques sont formées de trois tuniques :

A. **Tunique interne.** — Elle est limitée, du côté de la lumière du vaisseau, par une couche de cellules endothéliales différentes de celles des veines en ce que leurs bords ne sont pas rectilignes mais présentent des ondulations et des irrégularités qui les font ressembler aux pièces d'un jeu de patience. La face interne des valvules présente un épi-

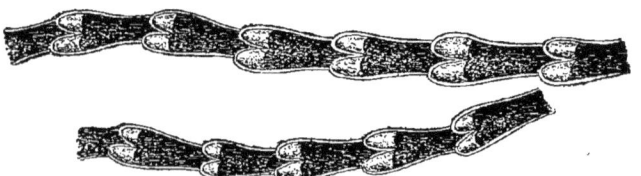

Fig. 70. — Disposition des valvules dans les vaisseaux lymphatiques.

thélium semblable, mais les cellules de la face externe sont polygonales et ont des bords rectilignes. Au-dessous de la couche endothéliale on trouve un réseau de fibres élastiques très fines (*réseau sous-endothélial*) dont la direction est longitudinale.

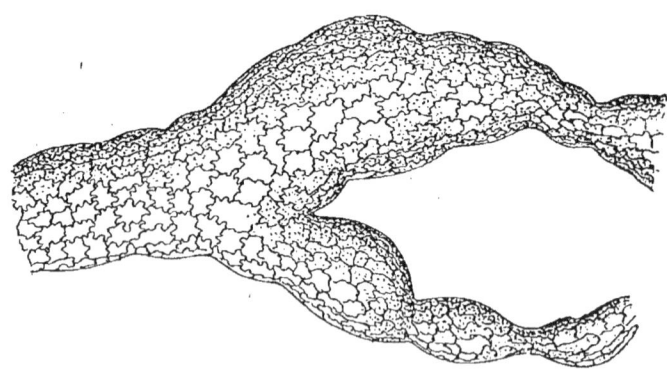

Fig. 71. — Endothélium sinueux des vaisseaux lymphatiques.

B. **Tunique moyenne.** — La tunique moyenne est essentiellement musculaire; elle est formée de plusieurs rangées de fibres lisses isolées, ou groupées en faisceaux, présentant des directions longitudinale, transversale ou oblique et logées dans les mailles d'un réseau élastique (1).

Les cellules musculaires ont une direction générale transversale. Cependant la plupart d'entre elles sont un peu obliques à l'axe du vaisseau. « Cette obliquité des fibres musculaires est encore bien plus

---

(1) On trouve, à côté des cellules musculaires, quelques faisceaux connectifs.

« marquée dans les renflements supra-valvulaires où, en s'entre-croi-
« sant les unes avec les autres, elles forment un lacis, comparable, jus-
« qu'à un certain point, au réseau des fibres musculaires du cœur.
« Cette analogie vient naturellement à l'esprit de l'observateur ; le ren-
« flement supra-valvulaire paraît être, en effet, une poche contractile
« destinée à chasser la lymphe qui s'y est accumulée, au moment de
« la fermeture des valvules » (1).

C. **Tunique externe** (adventice). — Ses limites ne sont pas très bien marquées : en dedans, elle se continue avec le tissu conjonctif de la tunique moyenne ; en dehors, elle se confond avec le tissu conjonctif du médiastin postérieur. Elle est formée de tissu conjonctif lâche dont les faisceaux affectent, plus particulièrement, une direction longitudinale. Dans les mailles de ce tissu, on trouve parfois (dans le canal thoracique) des fibres musculaires lisses. Les cellules adipeuses s'y montrent en plus ou moins grand nombre.

C'est dans cette tunique que se trouvent les vaisseaux et les nerfs : Les vaisseaux y forment un plexus à mailles allongées suivant l'axe du canal.

Il est probable que les vaisseaux lymphatiques reçoivent des nerfs mais la science possède peu de données certaines à cet égard.

§ 3. — CAPILLAIRES LYMPHATIQUES

Structure. — Ils sont constitués par une seule couche de cellules endothéliales soudées entre elles. Ces cellules sont allongées suivant l'axe du vaisseau et présentent des bords sinueux et dentelés.

Réseaux lymphatiques. — Les capillaires lymphatiques ne sont pas cylindriques. Ils présentent un très grand nombre de bosselures, se divisent et s'anastomosent en formant les réseaux les plus variés. Ces réseaux sont situés plus profondément que les capillaires sanguins ; jamais ils ne communiquent avec eux.

Origine des réseaux lymphatiques. — Il est généralement admis par les histologistes modernes, que les vaisseaux lymphatiques naissent du tissu conjonctif. Tout en reconnaissant cette origine, les auteurs ont été réduits à émettre des hypothèses correspondant à leur manière d'envisager le tissu conjonctif.

---

(1) RANVIER. *Traité technique.*

Virchow, Reklinghausen, Kölliker pensent que les cellules du tissu conjonctif sont creuses et forment, par leurs anastomoses, le système des canaux d'origine des vaisseaux lymphatiques (*canaux du suc*).

M. Ranvier pense que ces canaux du suc n'existent pas. « C'est entre les faisceaux connectifs, dans la vaste cavité qu'ils cloisonnent, que se fait la circulation des sucs nutritifs, et non dans des canalicules auxquels la plupart des histologistes ont cru, mais que personne n'a jamais vus. Suivant nous c'est dans cette cavité cloisonnée du tissu conjonctif qu'il faut chercher l'origine des voies lymphatiques. »

Cette hypothèse de M. Ranvier, conforme aux idées de Bichat sur le tissu conjonctif, est celle qui, tout en satisfaisant le mieux l'esprit, repose sur un plus grand nombre de faits.

§ 4. — GAINES LYMPHATIQUES

Les lymphatiques des centres nerveux sont représentés par des gaines qui entourent les artérioles et les veinules du cerveau et de la moelle (*gaines périvasculaires*). Elles se présentent sous forme d'un manchon séparé du vaisseau par un espace rempli d'un liquide clair tenant en suspension des leucocytes et des granulations graisseuses. Cet espace lymphatique est souvent cloisonné par des tractus fibreux issus de la gaine périvasculaire (1) et allant se perdre dans la tunique externe du vaisseau. Les tractus fibreux, la face interne du manchon périvasculaire, la face externe du vaisseau, sont toujours recouverts par une assise de cellules endothéliales.

Les gaines périvasculaires s'anastomosent dans l'épaisseur de la substance nerveuse. Leur terminaison a donné lieu à bien des controverses. His les a considérées comme venant s'aboucher, à la surface des circonvolutions, entre elles et la pie-mère, dans des espaces qu'il appelle, épicérébraux ou épispinaux. Il est probable que les gaines périvasculaires s'ouvrent dans l'espace sous-arachnoïdien ; elles doivent être considérées comme la continuation des lacunes du tissu sous-arachnoïdien.

---

(1) D'après M. Sappey, les lymphatiques communiqueraient avec les vaisseaux sanguins par un système de canaux d'origine que cet auteur décrit sous le nom de capillicules et de lacunes. Il suffit de voir les figures que donne M. Sappey (*Traité d'anatomie* tome II, page 780) pour être convaincu que ces capillicules sont artificiels et proviennent de la diffusion de la matière à injection.

§ 5. — FOLLICULES CLOS

On donne le nom de follicules clos à des masses arrondies blanchâtres situées dans l'épaisseur de la muqueuse intestinale. Ces masses sont entourées d'une cavité lymphatique, dans laquelle se rendent des vaisseaux lymphatiques afférents et d'où partent d'autres vaisseaux lymphatiques efférents. Cette cavité porte le nom de sinus.

A. **Sinus.** — Le sinus est une cavité cloisonnée par des faisceaux connectifs. Ces faisceaux, en se divisant et en s'anastomosant, forment un réticulum dont les mailles sont comblées par des cellules lymphatiques.

Les travées de ce réticulum sont tapissées de cellules endothéliales. Ainsi que l'a démontré M. Ranvier, on ne trouve pas de cellules à l'intérieur des travées; toutes sont situées à leur surface.

B. **Masse folliculaire.** — Le follicule est également constitué, par un réticulum connectif, dont les mailles sont comblées par des

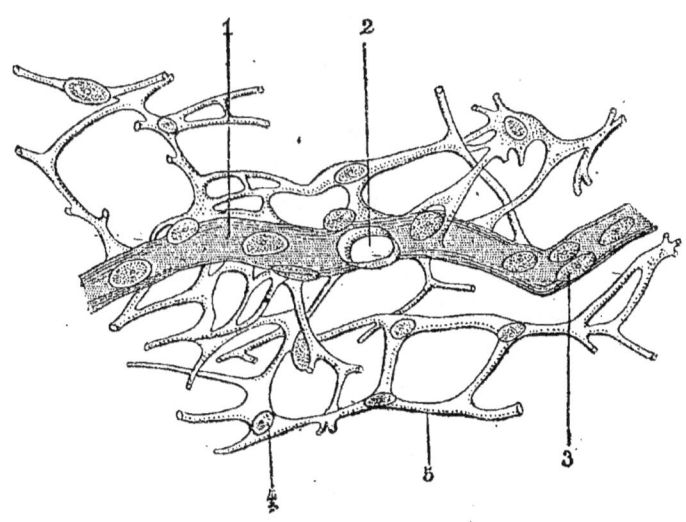

FIG. 72. — Tissu réticulé (d'après RANVIER).

1. Capillaire.
2. Lumière d'un capillaire collatéral.
3. Noyaux.
4. Cellules plates appliquées contre les travées.
5. Travées conjonctives.

cellules lymphatiques. Les travées sont formées sur le même type que celles du sinus ; nous retrouvons des cellules endothéliales appliquées à leur surface. Ce qui différencie le follicule du sinus, c'est la finesse des travées et la petitesse des mailles de son réticulum.

Il n'y a donc pas de limite bien tranchée entre le follicule et le sinus, le réseau conjonctif du follicule est une dépendance du réseau qui cloisonne le sinus. Ainsi, un faisceau connectif, venu du derme de la muqueuse intestinale, après avoir formé les larges cloisons du sinus, pénétrera dans le follicule et formera le fin réticulum dont nous avons parlé.

Les vaisseaux sanguins, logés dans les gros faisceaux connectifs du sinus, ne forment de réseau capillaire que dans le follicule (Ranvier)

Cette différence de vascularisation, jointe aux détails de structure dont nous avons parlé (finesse des travées et petitesse des mailles dans le follicule) établit une distinction entre le sinus et le follicule.

§ 6. — GANGLIONS LYMPHATIQUES

La structure des ganglions n'est bien connue que depuis la découverte des procédés de la technique moderne. Leur aspect granulé les avait fait d'abord prendre pour des glandes, leur injection par les absorbants fit croire qu'il s'agissait d'un simple enroulement des vaisseaux lymphatiques. L'existence d'un tissu propre, soupçonnée par Bichat, fut démontrée par Brüke et par Donders. Enfin Kölliker et Ranvier ont achevé de débrouiller la structure des ganglions.

La forme des ganglions lymphatiques varie non seulement d'un animal à l'autre, mais encore chez un même animal. Cependant ils se rapprochent tous de la forme du rein. Leur hile, représenté par une dépression parallèle au grand axe du ganglion, donne passage aux vaisseaux et aux lymphatiques efférents. Les lymphatiques afférents pénètrent dans le ganglion, par sa surface. Lorsque l'on fait une coupe d'un ganglion on voit qu'il est composé d'une substance ganglionnaire limitée par une capsule.

A. **Capsule**. — Chez l'homme et la plupart des animaux, elle est formée de tissu conjonctif dense. Entre les faisceaux connectifs, très serrés, se trouvent quelques fibres élastiques et des cellules connectives. La capsule envoie dans la profondeur du ganglion, des cloisons qui divisent la substance ganglionnaire en autant de masses distinctes.

B. **Substance ganglionnaire**. — La substance ganglionnaire est divisée en masses distinctes par les prolongements de la capsule.

Chacune de ces masses représente un follicule clos avec son sinus (1). Ces follicules ne diffèrent pas, quant à leur structure, des follicules de l'intestin.

Nous devons noter seulement leur forme qui, longtemps méconnue, a été la cause de la confusion qui règne dans la plupart des descrip-

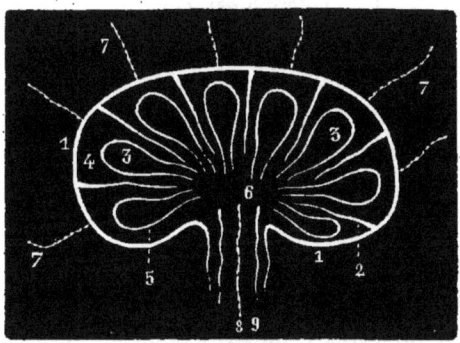

FIG. 73. — Schéma pour montrer la structure d'un ganglion lymphatique.

1. Capsule.
2. Prolongements capsulaires.
3. Follicules.
4. Sinus.
5. Cordons folliculaires.
6. Système caverneux.
7. Lymphatiques afférents.
8. Lymphatiques efférents.
9. Vaisseaux.

tions des ganglions lymphatiques. Ces follicules, arrondis au niveau de la surface, envoient vers le hile du ganglion un ou plusieurs prolongements qui se tordent, se contournent et forment un lacis de cordons (*cordons folliculaires*).

En réalité les cordons folliculaires appartiennent aux follicules dont ils ne sont que les prolongements centraux. Nous désignerons, avec M. Ranvier, le follicule ainsi compris sous le nom de système folliculaire.

Les espaces, qui sont compris entre les follicules et les prolonge-

---

(1) Lorsque l'on examine la coupe d'un ganglion lymphatique on peut y distinguer deux substances différentes :
1° Une substance corticale molle, pulpeuse, d'un blanc mat. Cette substance est formée par la partie arrondie des follicules et par leurs sinus.
2° Une substance médullaire ou centrale formée par les prolongements des follicules (cordons folliculaires) et par leurs sinus (système caverneux). Cette substance est spongieuse et rouge, lorsque le ganglion est gorgé de sang, jaunâtre quand il en est privé.

ments capsulaires (sinus), constituent un système caverneux dans lequel circule la lymphe.

§ 7. — RATE

La rate présente, à étudier, une enveloppe et un parenchyme.

Enveloppe. — L'enveloppe est constituée par des faisceaux connectifs et par des fibres élastiques comprenant, entre eux, des cellules plates. Chez certains animaux elle présente, dans ses couches profondes, des cellules musculaires lisses. Chez l'homme, l'existence de ces cellules est encore douteuse. Par sa face profonde, elle donne naissance à des prolongements qui pénètrent le parenchyme de la rate.

Parenchyme. — Lorsque l'on examine une rate injectée on voit, au milieu d'un réseau très riche, des espaces plus ou moins arrondis où se montrent de rares capillaires rappelant la disposition que l'on observe sur les follicules clos de l'intestin. Ces masses constituent les corpuscules de Malpighi; et le tissu splénique, dans lequel elles sont plongées, porte le nom de *pulpe splénique*.

a. *Pulpe splénique.* — La pulpe splénique est formée par un réticulum conjonctif à mailles larges. Les travées de ce réticulum possèdent la même structure que le tissu réticulé des ganglions; elles s'insèrent, d'une part, aux trabécules envoyés par la capsule dans le sein de la pulpe splénique ; d'autre part, aux corpuscules de Malpighi. Les mailles de ce réticulum, sont comblées par des cellules lymphatiques et par des globules rouges. La pulpe splénique renferme un réseau veineux très riche. Les parois de ces veines sont constituées par du tissu conjonctif réticulé condensé. Elles sont tapissées par de grandes cellules endothéliales (Cornil et Ranvier).

b. *Corpuscules de Malpighi.*—Ils sont également formés de tissu conjonctif réticulé ; mais les mailles, circonscrites par les travées, sont beaucoup plus étroites que dans la pulpe. Ces mailles sont remplies par des cellules lymphatiques et par des globules rouges.

Les corpuscules de Malpighi possèdent un réseau capillaire analogue à celui des follicules clos.

Les rapports des vaisseaux avec les éléments que nous venons de décrire sont encore un sujet de discussion. L'artère splénique se divise, au niveau du hile de la rate, en cinq ou six branches qui pénétrent isolément dans la glande et irriguent une région distincte. Chacune de ces branches se divise en une touffe d'artérioles (pénicili) autour desquelles sont disposés les corpuscules de Malpighi. L'artériole qui est en rapport avec un corpuscule de Malpighi, lui fournit des capillaires.

On n'est pas d'accord sur le mode de connexion des capillaires avec les veinules. Avec M. Ranvier nous classerons en trois groupes les hypothèses émises à ce sujet.

1° Les artérioles se continuent directement avec les veinules (Billroth, Schweigger-Seidel).

2° Il existe un réseau capillaire intermédiaire (Axel-Key).

3° La communication se fait à travers les espaces limités par les travées fibreuses de la pulpe (Müller).

Les artères et les veines sont entourées de gaines fibreuses issues de la face profonde de la capsule. Elles cheminent d'abord côte à côte, et se séparent lorsqu'elles ont atteint $0^{mm},4$ de diamètre.

Lymphatiques. — Les lymphatiques sont assez nombreux à la périphérie de l'organe. Les lymphatiques profonds sont plus rares; on ne connaît pas leurs rapports avec le tissu réticulé.

Nerfs. — On y trouve des fibres à myéline et des fibres de Remak dont la terminaison est inconnue.

§ 8. — AMYGDALES

Les amygdales sont constituées par des amas de follicules clos et de tissu réticulé. Les follicules, rangés régulièrement au-dessous de la muqueuse, la soulèvent et forment des saillies, séparées par des dépressions, connues sous le nom de cryptes de l'amygdale. On voit quelquefois au fond de ces cryptes, le canal excréteur d'une glande muqueuse située dans le tissu conjonctif sous-amygdalien.

Les follicules et le tissu conjonctif, dans lequel ils sont plongés, ont la même structure que le tissu réticulé des ganglions lymphatiques.

§ 9. — THYMUS

Le thymus est formé d'une membrane enveloppe et d'un parenchyme.

A. **Enveloppe.** — Elle est constituée par des faisceaux connectifs, par des fibres élastiques et par des cellules plates. Cette membrane enveloppe envoie dans le sein du parenchyme, des prolongements qui le divisent en lobes et en lobules.

B. **Parenchyme.** — Outre les prolongements de la capsule, le parenchyme comprend, dans sa structure, des follicules clos. D'après Klein, ces follicules, très distincts à la périphérie du thymus, se fusionneraient dans les parties profondes de cet organe. A la naissance le thymus commence à s'atrophier; il est remplacé par du tissu cellulo-adipeux.

CHAPITRE TROISIÈME

APPAREIL DIGESTIF

Nous décrirons d'abord le tube digestif proprement dit, nous étudierons ensuite les glandes annexes du tube digestif (glandes salivaires, foie, pancréas).

§ 1. — MUQUEUSE BUCCALE

Épithélium. — L'épithélium de la muqueuse buccale est pavimenteux stratifié. Il présente les caractères suivants : Les cellules *superficielles* se montrent sous forme de plaques, larges et minces, au milieu desquelles se trouve un noyau ovalaire également aplati. Le protoplasma

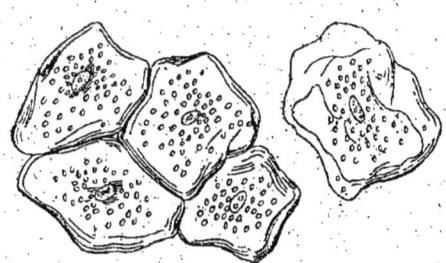

FIG. 74. — Cellules superficielles de l'épithélium buccal.

cellulaire est parsemé de fines granulations qui abondent principalement au voisinage du noyau. Sur les faces de ces cellules, on perçoit des lignes irrégulières qui représentent l'empreinte des cellules voisines.

Dans la couche *moyenne* les cellules, plus larges que hautes, se colorent uniformément en rouge par le picro-carmin.

Enfin les cellules des couches *profondes*, de forme polyédrique, présentent, sur leurs bords, une dentelure marginale entièrement semblable à celle que l'on observe sur les cellules du corps muqueux de Malpighi.

Derme. — Très adhérent aux os au niveau des gencives et du palais, le derme de la muqueuse buccale est pourvu d'un très grand nombre de papilles. En certains points, il est doublé d'une couche conjonctive sous-muqueuse dans laquelle sont placées des glandes acineuses qui manquent dans la muqueuse des gencives et des joues, si l'on ne tient pas compte des glandes qui accompagnent le canal de Sténon. La muqueuse palatine ne renferme pas de glandes à sa partie antérieure, à sa partie postérieure, elle en présente une couche très épaisse.

La muqueuse linguale (1) renferme aussi, dans son tissu conjonctif sous-muqueux, des glandes acineuses. Celles de la face dorsale présentent un ensemble qui a la forme d'un fer à cheval ouvert en avant. Parmi celles de la face inférieure il faut signaler la glande de Blandin ou de Nühn, qui est située à un centimètre en arrière de la pointe.

Les acini, formés par des culs-de-sac réguliers, possèdent un épithélium, clair et transparent, entièrement semblable à celui des glandes salivaires muqueuses.

§ 2. — PHARYNX

Les parois du pharynx sont constituées par quatre couches.

1º Une *couche fibro-celluleuse* adhérente aux muscles et peu résistante.

2º Une *couche musculaire* striée (constricteurs et élévateurs).

3º Une *couche conjonctive sous-muqueuse*. Cette couche renferme des glandes muqueuses, en grappes, semblables à celles de la cavité buccale.

4º Une *muqueuse* dont l'aspect varie suivant la région que l'on envisage. Dans la portion qui correspond à l'apophyse basilaire elle est plus foncée et plus vasculaire que les parties environnantes. De nombreux sillons, la parcourant d'avant en arrière, lui donnent un aspect anfractueux et forment des plis qui ressemblent à autant de circonvolutions. A ce niveau elle peut atteindre une épaisseur de 3 à 4^{mm}. Dans la partie inférieure du pharynx, elle est infiniment plus mince.

Épithélium. — A la partie supérieure du pharynx, c'est-à-dire sur

---

(1) Voyez les organes des sens.

toute la partie de la muqueuse qui tapisse l'apophyse basilaire et le voisinage des trompes d'Eustache, l'épithélium est *vibratile stratifié*; à la partie inférieure il est *pavimenteux stratifié*.

Derme. — Le derme dépourvu de papilles, à la partie supérieure, en présente un assez grand nombre à la partie inférieure. On trouve dans son épaisseur, de nombreux follicules clos qui se présentent soit isolément (follicules solitaires), soit réunis en groupe à la façon des amygdales. C'est, au voisinage des trompes et à la partie médiane de la muqueuse, que sont placés les amas de follicules désignés sous le nom d'amygdales pharyngiennes.

§ 3. — ŒSOPHAGE

L'œsophage est un canal musculo-membraneux destiné à transporter les aliments du pharynx à l'estomac. Ses parois sont formées de trois couches.

a. — Une *couche musculaire*, comprenant deux plans de fibres.

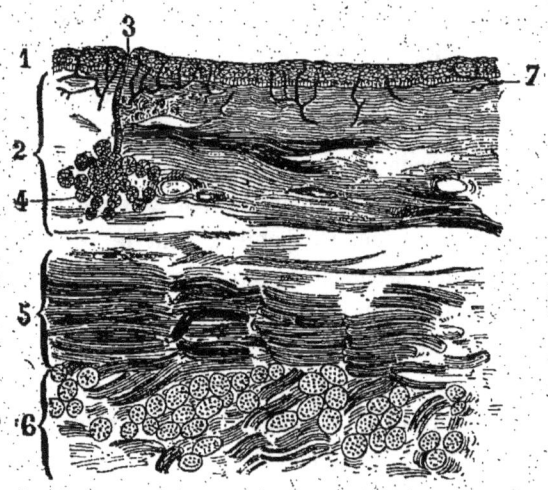

Fig. 75. — Coupe de l'œsophage.

1. Épithélium.
2. Derme.
3. Glande sous-muqueuse.
4. Acini de ces glandes.
5, 6. Tunique musculaire.

Le plan superficiel, très épais et coloré en rouge foncé, est constitué par des fibres longitudinales; le plan profond, pâle et mince, est formé de fibres circulaires disposées en anneaux parallèles ou entre-croisés à angles aigus. A la partie supérieure de l'œsophage, chez l'homme, ces deux plans musculaires sont formés de *fibres striées* qui font graduellement place à des *fibres lisses* à mesure qu'on s'approche du cardia. Vers le 1/3 inférieur de l'œsophage les fibres striées ont presque entièrement disparu. Chez certains mammifères, parmi lesquels il faut citer le lapin, la tunique musculaire de l'œsophage est formée de fibres striées dans toute son étendue (1).

b. — Une *couche conjonctive sous-muqueuse* formée de tissu conjonctif lâche intimement unie à la tunique musculeuse. C'est dans cette couche que se trouvent des glandes muqueuses, en grappe, semblables à celles du pharynx, mais plus espacées.

c. — *Une muqueuse*, épaisse de 0ᵐᵐ,8 à 1 millim., qui présente dans la plus grande partie de son étendue, une coloration d'un blanc mat et prend, au niveau de l'extrémité inférieure, une teinte rouge due au développement des veines très multipliées en ce point. A la surface de la muqueuse on trouve de petites saillies produites par le relief des glandes.

Épithélium. — L'épithélium, qui tapisse la muqueuse œsophagienne, est pavimenteux stratifié ; chez certains animaux (rat) il renferme de l'éléidine et présente une couche cornée analogue à celle de la peau (Ranvier).

Derme. — Le derme est muni de nombreuses papilles qui restent, pour la plupart, enfouies dans l'épithélium. Cependant on rencontre, en certains points, de longues papilles dont le sommet, mousse et surmonté de papilles secondaires (*papilles composées*), fait saillie à la surface de la muqueuse. A sa face profonde, il est doublé d'une couche de fibres lisses (*musculeuse de la muqueuse*) qui le sépare du tissu conjonctif sous-muqueux. Cette couche est formée, à la partie supérieure de l'œsophage, d'un seul plan de fibres affectant une direction longitudinale, à la partie inférieure, d'un plan externe de fibres longitudinales et d'un plan interne de fibres circulaires (2).

(1) La tunique musculaire de l'œsophage est pourvue d'un appareil nerveux extrêmement riche. Les fibres nerveuses, qui s'y rendent, ne perdent leur myéline qu'au moment de se jeter dans des plaques motrices qui offrent une largeur remarquable. Avant d'atteindre une plaque motrice, chaque fibre nerveuse se met en rapport avec un plexus formé de nombreux ganglions et situé dans l'épaisseur de la tunique musculaire.

(2) D'après Cadiat, il n'y aurait au niveau du cardia aucune transition entre muqueuse œsophagienne et la muqueuse gastrique. « Une ligne circulaire marque

§ 4. — ESTOMAC

L'estomac présente à considérer quatre tuniques : 1° *une tunique séreuse* formée par deux lames dont la partie moyenne adhère aux faces de l'organe. Au niveau des bords de l'estomac, ces deux lames circonscrivent un espace triangulaire puis s'adossent en se portant vers

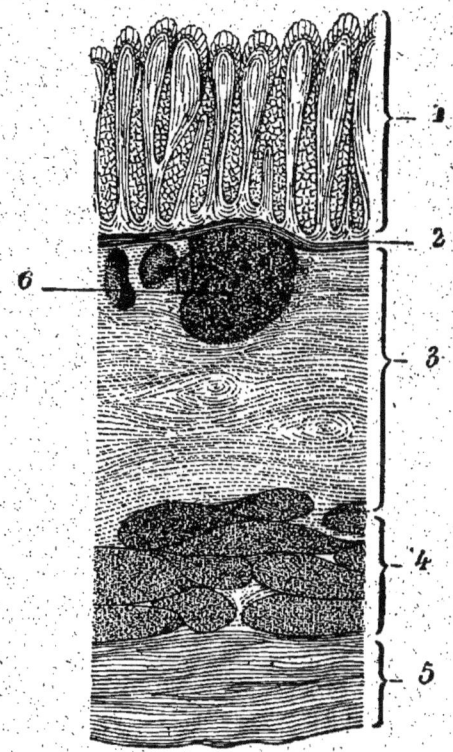

Fig. 76. — Coupe de l'estomac (SCHENK).

1. Muqueuse.
2. Musculeuse de la muqueuse.
3. Tissu conjonctif sous-muqueux.
4, 5. Tunique musculaire.
6. Follicule clos.

le foie (épiploon gastro-hépatique) ; vers l'hypochondre (grand épiploon) ; vers la rate (épiploon gastro-sphérique). On pourrait donc dire brusquement la trace d'union des deux muqueuses, qui se poursuivent jusque-là, chacune de son côté, avec leurs caractères propres. »

que la séreuse de l'estomac est formée par l'écartement, en deux lames, de la séreuse venant du foie et de la rate et allant vers le côlon.

2° — Une *tunique musculeuse* comprenant trois plans de fibres : un plan de fibres obliques, un plan de fibres circulaires et un plan de fibres longitudinales. Ces couches ne présentent aucun intérêt au point de vue histologique.

3° — Une *couche conjonctive sous-muqueuse* qui adhère intimement aux plans musculaires mais qui, très peu unie à la muqueuse, permet à cette membrane de glisser sur la musculeuse.

4° — Une *muqueuse* dont l'épaisseur augmente à mesure qu'on s'avance vers le pylore. Elle est lisse, sans papilles ni villosités (1) et présente une série de plis qui s'effacent lorsque l'organe est distendu. Sa coloration, qui a donné lieu à de nombreuses discussions, varie avec le moment où on l'examine. Rosée et turgescente pendant la digestion (activité de la circulation), elle s'affaisse et pâlit lorsque l'estomac est vide.

Épithélium. — Le revêtement épithélial de l'estomac est constitué par une seule assise de cellules cylindriques modifiées en vue de la

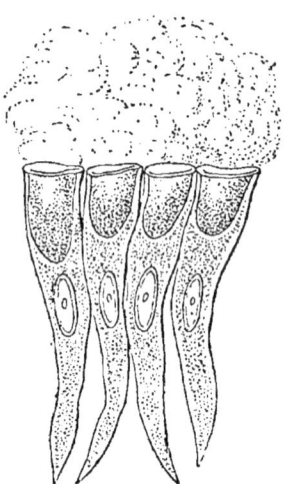

Fig. 77. — Cellules caliciformes de l'estomac.

sécrétion du mucus. L'extrémité profonde de ces cellules est effilée ; l'extrémité périphérique a la forme d'une cupule ou d'un calice, aussi

---

(1) On a signalé la présence de quelques villosités au voisinage du pylore.

leur a-t-on donné le nom de cellules *caliciformes*. A un examen plus minutieux la cellule caliciforme se montre formée de parties possédant une structure différente :

a. — L'extrémité profonde, effilée, renferme un protoplasma granuleux au sein duquel se trouve le noyau légèrement aplati.

b. — L'extrémité périphérique ou le calice est sillonnée par de fines travées de protoplasma qui forment un réseau dans les mailles duquel se trouve une substance ne prenant pas les matières colorantes (*mucigène*). Les rubans de protoplasma, qui entrent dans la constitution du

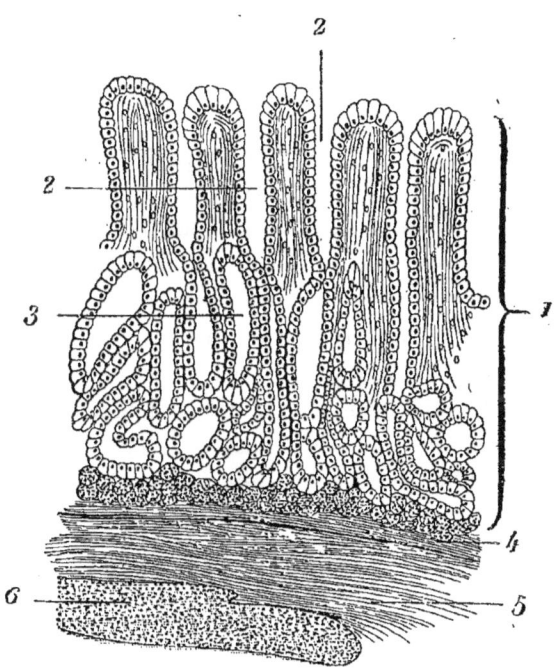

FIG. 78. — Glandes du pylore (SCHENK).

1. Muqueuse de l'estomac.
2, 2. Orifices des glandes.
3. Coupe des acini glandulaires.
4. Musculaire de la muqueuse.
5. Tissu conjonctif sous-muqueux.
6. Faisceau musculaire.

réseau, se jettent, soit dans la couche de protoplasma péri-nucléaire soit dans une fine couche de protoplasma qui forme l'unique membrane enveloppe de la cellule (1).

Le rôle des cellules caliciformes est de sécréter du mucus. « Leur

---

(1) L'aspect des cellules caliciformes change lorsqu'on les excite pour les faire sécréter; nous étudierons plus loin les phénomènes qui se produisent dans ces circonstances.

« produit de sécrétion forme une paroi muqueuse continue qui sous-
« trait complètement les cellules épithéliales elles-mêmes, ainsi que
« les tissus qu'elles revêtent à l'action du suc gastrique » (Ranvier).

Derme. — Le derme de la muqueuse gastrique, formé de tissu conjonctif délicat, est séparé de l'épithélium par une couche hyaline (*membrane basale*) au-dessous de laquelle existe un réseau capillaire très riche. Il est limité, du côté de la sous-muqueuse, par une couche musculaire lisse (*musculosa mucosæ*) qui comprend deux plans de fibres : Un plan externe de fibres longitudinales et un plan interne de fibres circulaires. Le derme est presque entièrement rempli par des glandes (1).

Glandes gastriques. — Si nous faisons exception de la région du cardia, qui n'est que la continuation de l'œsophage et possède des glandes en grappe dans sa sous-muqueuse, nous distinguerons, dans l'estomac, deux espèces de glandes.

a. — Des glandes muqueuses situées dans la région du pylore ;

b. — Des glandes à pepsine situées dans le grand cul-de-sac et dans la région moyenne de l'estomac.

Glandes de la région pylorique (glandes à mucus). — Les glandes de la région pylorique sont des glandes en tubes ramifiés. Les tubes, qui les constituent, présentent une lumière centrale, volumineuse, tapissée par une seule assise de cellules cylindriques basses dont les noyaux, situés vers la base de la cellule, présentent une forme arrondie (2).

Le tube excréteur de ces glandes est tapissé par les cellules du revêtement de la muqueuse gastrique (3).

---

(1) On trouve dans la muqueuse gastrique quelques follicules clos.

(2) La structure des glandes du pylore présente des variations considérables dans la série animale. Ainsi, chez *le lapin* les glandes, très longues et gloméruleés, possèdent des cellules épithéliales semblables aux cellules principales des glandes à pepsine. Chez le *chien*, l'épithélium glandulaire est formé de cellules cylindriques hautes, dont le noyau est refoulé à la base. Ces cellules produisant de la pepsine, contrairement à l'opinion de Kölliker qui les regarde comme des glandes à mucus diffèrent cependant, par leurs réactions histo-chimiques, des cellules à pepsine. On doit les considérer comme des cellules mixtes correspondant, en même temps, aux cellules *délomorphes* et aux cellules *adélomorphes* des glandes à pepsine (Ranvier). Chez les *Batraciens*, les glandes de la région pylorique sont tapissées par des cellules franchement muqueuses.

(3) Les glandes pyloriques sont toutes situées, chez l'homme, dans le derme de la muqueuse gastrique; chez certains animaux (chien), outre les glandes intra-muqueuses, on trouve des glandes dont le tube traverse la musculeuse de la muqueuse et va former un glomérule dans le tissu conjonctif sous-jacent. Ces « *glandes pyloriques accesoires*

Glandes du grand cul-de-sac (glandes à pepsine). — Les glandes à pepsine se montrent également sous la forme de glandes en tubes ramifiés. A sa partie moyenne, le tube glandulaire est régulièrement cylindrique ; vers sa partie profonde, il se divise en un certain nombre

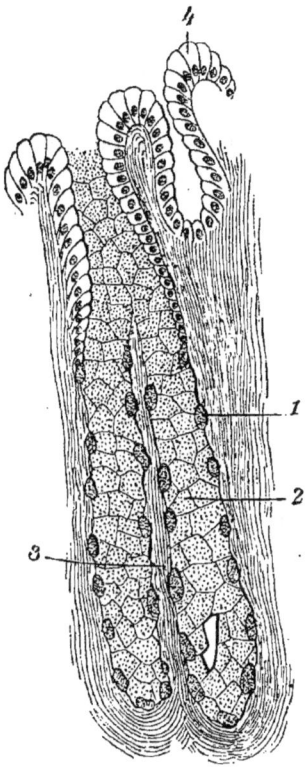

Fig. 79. — Glandes à pepsine de l'estomac (Schenk).

1. Cellules délomorphes.
2. Cellules adélomorphes.
3. Tissu conjonctif interglandulaire.
4. Épithélium de revêtement.

de culs-de-sac (3 ou 4 et même davantage) et présente une surface irrégulièrement bosselée (1). La lumière glandulaire est beaucoup plus

aires occupent, dans la région pylorique, la place que les glandes de Brünner occupent dans le duodénum. Elles diffèrent cependant, de ces dernières, par leur configuration générale et par leur structure : La lumière de leur conduit excréteur est beaucoup plus large ; leur glomérule ressemble à celui des glandes sudoripares, mais au lieu d'être formé d'un tube seul, il est constitué par un tube ramifié et enroulé ; leurs cellules présentent les mêmes caractères que les cellules des glandes pyloriques principales ou intra-muqueuses (Ranvier. Cours du Collège de France, 1884).

(1) Les glandes de l'estomac s'ouvrent, à la surface de la muqueuse gastrique, par un col rétréci que l'on peut voir au fond de dépressions coniques dans lesquelles s'enfonce l'épithélium de revêtement de l'estomac.

étroite que celle des glandes du pylore. L'épithélium de la partie sécrétante de la glande se compose de deux sortes de cellules (1).

a. — De petites cellules placées à la limite externe du tube où elles forment un revêtement presque continu (*cellules délomorphes, cellules de revêtement, cellules bordantes*). Ces cellules, de forme globuleuse, possèdent un petit noyau arrondi situé au centre de l'élément. Leur protoplasma, fortement réfringent et parsemé de granulations, est encore caractérisé par ses réactions histo-chimiques. L'acide osmique le colore en brun; l'hématoxyline en violet intense; le bleu de quinoléine lui donne une coloration bleu céleste très belle.

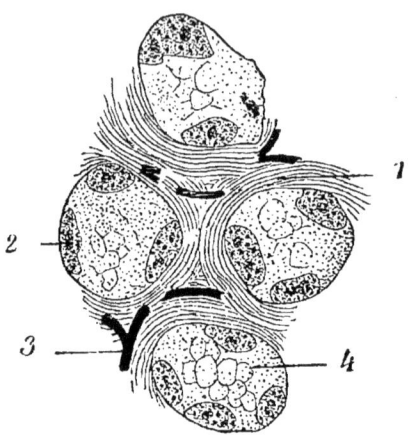

Fig. 80. — Coupe transversale des glandes à pepsine (partie sécrétante).
1. Tissu conjonctif interglandulaire.   3. Vaisseaux.
2. Cellules délomorphes.   4. Cellules adélomorphes.

b. — De cellules, formant toute la partie centrale du tube glandulaire (*cellules adélomorphes, cellules principales*), qui restent claires sous l'action des matières colorantes et possèdent un petit noyau situé à leur base d'implantation.

Les histologistes ne sont pas d'accord sur la signification physiologique des deux espèces de cellules sécrétantes :

D'après Kölliker, les cellules de revêtement (délomorphes) produiraient la pepsine et les cellules principales sécréteraient l'acide.

Cette opinion n'est pas admise par Heidenhain qui pense, contrai-

(1) Le tube excréteur est tapissé par des cellules caliciformes entièrement semblables à celles qui forment le revêtement de l'estomac.

rement à Kölliker, que les cellules principales sécrètent la pepsine et que les cellules de revêtement produisent l'acide.

D'après Ranvier (1) la distinction physiologique des cellules des glandes du grand cul-de-sac de l'estomac n'aurait pas une grande valeur. Parmi les vertébrés, les mammifères seuls possèdent les deux espèces de cellules : chez les oiseaux, les reptiles, les chéloniens et les batraciens on ne distingue qu'une seule espèce de cellules qui possède des caractères mixtes et répond aux deux variétés de cellules que l'on trouve dans les glandes à pepsine des mammifères. Malgré cette particularité la digestion s'effectue, chez ces animaux, avec une grande énergie, aussi, si l'on trouve des différences de structure dans les glandes gastriques, il n'y a pas lieu cependant, dans l'état actuel de la science, de conclure à des différences physiologiques (2).

§ 5. — INTESTIN GRÊLE

L'intestin grêle est formé de quatre tuniques superposées qui sont, de dehors en dedans : une tunique séreuse, une tunique musculeuse, une tunique celluleuse et une tunique muqueuse.

Tunique séreuse. — La tunique séreuse est formée par le péritoine ; les dispositions, qu'elle affecte vis-à-vis de l'intestin, sont étudiées en anatomie descriptive. Nous dirons, seulement, qu'elle est très adhérente au niveau du bord libre et des faces de l'intestin et qu'à mesure qu'on se rapproche du bord mésentérique, elle ne lui est plus unie que par du tissu cellulaire très lâche.

Tunique musculeuse. — Elle comprend deux plans de fibres lisses.

1° Un plan externe de fibres longitudinales formé de faisceaux aplatis, très minces, séparés par de petits intervalles.

2° Un plan interne de fibres circulaires dont les faisceaux, moins larges mais plus épais, forment une couche qui est le double, en épaisseur, du plan précédent.

---

(1) RANVIER. Cours du Collège de France, 1884.
(2) Vaisseaux : Les artérioles du tissu conjonctif sous-muqueux, se divisent en un très grand nombre de capillaires qui pénètrent la muqueuse et forment des réseaux, autour des *glandes*, des *follicules* et immédiatement au-dessous de la basale.
Les lymphatiques forment deux réseaux :
1° Un profond, situé immédiatement au-dessous des culs-de-sac glandulaires.
2° Un réseau plus superficiel situé dans la sous-muqueuse.

Tunique muqueuse. — La muqueuse de l'intestin grêle diffère de celle de l'estomac, par plusieurs caractères. Sa coloration, rosée dans son tiers supérieur, devient blanc cendré dans ses deux tiers inférieurs. Elle est plus épaisse, mais moins résistante, que la muqueuse gastrique; en outre, elle est couverte de prolongements (villosités) et de plis transversaux (valvules conniventes) qui n'existent pas dans l'estomac.

Épithélium. — Le revêtement épithélial de l'intestin grêle est formé par un épithélium simple qui présente deux variétés de cellules : des cellules cylindriques et des cellules caliciformes.

a. *Cellules cylindriques.* — Elles présentent un protoplasma granuleux au sein duquel se trouve un noyau allongé suivant l'axe de l'élément. On trouve, à leur extrémité libre, une sorte de cuticule en forme de plateau finement et verticalement strié. On n'a pas pu, encore,

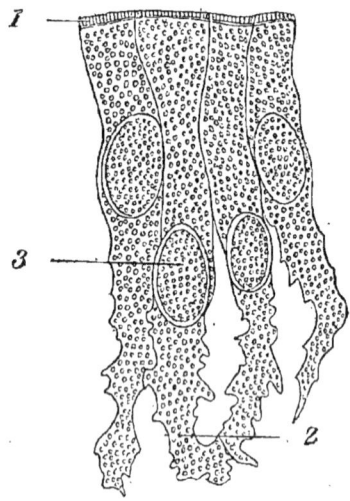

Fig. 81. — Cellules cylindriques de l'intestin.

1. Plateau.
2. Extrémité profonde de la cellule.
3. Noyau.

s'entendre sur la signification de ces stries. D'après certains histologistes, elles seraient déterminées par de petits canaux dont serait creusé le plateau; d'après d'autres Auteurs, elles seraient formées par des bâtonnets implantés comme des cils. La partie de la cellule, qui est au-dessous du noyau, est irrégulière et présente l'empreinte des cellules caliciformes.

b. *Cellules caliciformes.* — Les cellules caliciformes de l'intestin, diffèrent de celles de l'estomac par la longueur de leur pédicule (extrémité profonde) et par la présence, au-dessus du calice, d'une partie rétrécie (col) qui correspond, dans le revêtement intestinal, au plateau des cellules cylindriques.

Derme. — Le derme de la muqueuse intestinale est formé par un tissu, différant du tissu conjonctif ordinaire, en ce qu'il est infiltré de cellules ressemblant aux cellules lymphatiques. Ces cellules doivent cependant être distinguées des globules blancs : Elles ont un diamètre beaucoup plus considérable et se comportent différemment vis-à-vis des réactifs (cellules lymphoïdes de Ranvier). Le derme est limité, du côté de la sous-muqueuse, par la *musculeuse de la muqueuse*, qui est formé d'un plan externe de fibres longitudinales et d'un plan interne de fibres circulaires.

Glandes. — On trouve, dans l'intestin grêle, deux espèces de glandes. Des glandes en grappe qui n'existent, chez l'homme, que dans le duodénum (glandes de Brunner) et des glandes en tubes simples qui existent dans tout l'intestin (glandes de Lieberkühn).

a. *Glandes de Brunner.* — Les glandes de Brunner forment une couche continue et très serrée dans la portion du duodénum qui s'étend du pylore à l'embouchure du canal cholédoque ; dans le reste du duodénum elles sont plus rares.

Ce sont des glandes en grappe (1) dont les culs-de-sacs, situés dans le tissu conjonctif sous-muqueux, sont séparés par des fibres lamineuses entremêlées de fibres lisses venues de la musculeuse de la muqueuse. Ces fibres paraissent jouer un rôle dans l'excrétion du produit sécrété.

---

(1) La structure des glandes de Brunner varie considérablement avec les animaux que l'on considère. Chez le *chien*, les acini sont tapissés par un épithélium qui diffère des cellules des glandes salivaires muqueuses, par un réticulum protoplasmique plus serré et par la présence d'un épaississement cuticulaire qui limite le bord basal de la cellule.

Chez le *lapin*, il existe trois espèces d'acini : 1° les uns possèdent une lumière centrale très étroite, circonscrite par des cellules pyramidales possédant tous les caractères des cellules muqueuses (*acini muqueux*) ; 2° d'autres acini présentent des cellules pyramidales, plus petites, dont la moitié externe (basale) renferme du protoplasma homogène ainsi que le noyau, et la moitié interne contient de grosses et nombreuses granulations (*acini séreux*) ; 3° la troisième espèce d'acini est formée par la combinaison des deux variétés précédentes ; on trouve une portion du cul-de-sac tapissée par des cellules muqueuses et une autre portion tapissée par des cellules séreuses ou à ferments (*acini mixtes*).

Chez le *rat*, les glandes de Brunner sont entièrement formées de cellules granuleuses analogues à celles de la parotide.

Chez la *grenouille* les glandes de Brunner font entièrement défaut.

Ces quelques exemples suffisent pour montrer l'extrême variabilité de structure des glandes de Brunner. (RANVIER. Cours du Collège de France.)

Chez l'homme les acini des glandes de Brunner sont tapissés par des cellules muqueuses franches, analogues à celles que l'on trouve dans la sublinguale.

Si l'on examine des glandes de Brunner traitées par l'acide osmique on trouve, dans un grand nombre d'acini, des cellules dont le protoplasma est parsemé de granulations graisseuses (Ranvier).

Le tube excréteur est tapissé par des cellules semblables mais beaucoup plus petites.

b. *Glandes de Lieberkühn.* — Ce sont des glandes en doigt de gant, rarement divisées, et tapissées d'un épithélium qui diffère peu de celui du revêtement de l'intestin. Leur lumière, très étroite, est tapissée par les deux variétés de cellules que nous avons trouvées à la surface de la muqueuse intestinale.

1º Les cellules cylindriques existent dans toute la longueur de la glande. Le plateau dont est muni leur extrémité libre forme la limite de la lumière glandulaire.

2º Les cellules caliciformes abondent au niveau du col et font presque entièrement défaut au niveau du fond de la glande (chez le chien).

Ces deux variétés de cellules ne diffèrent pas, quant à la structure, des cellules du revêtement intestinal; elles ne sont pas cependant entièrement cylindriques, leur extrémité périphérique est légèrement incurvée, leur plateau est plus mince et leur volume moins considérable (Ranvier).

Villosités. — Au delà de la surface, le derme de la muqueuse se prolonge sous forme de villosités. Ces prolongements prennent, soit la forme arrondie, soit la forme lamelleuse (homme). D'après des recherches récentes on trouve, immédiatement au-dessous de l'épithélium, une membrane conjonctive fenêtrée présentant, dans son épaisseur un réseau capillaire (Ranvier).

Le tissu conjonctif, qui constitue la charpente de la villosité, diffère entièrement de celui du derme de la muqueuse; il est, uniquement, constitué par des cellules étoilées anastomosées entre elles (*tissu cytogène de Kölliker*).

Outre ces cellules on trouve, dans la villosité, *des fibres cellules*, qui sont des prolongements de la musculeuse de la muqueuse. La richesse de la villosité en fibres lisses varie avec les animaux.

Vaisseaux de l'intestin.

Vaisseaux sanguins. — Les artérioles de la couche conjonctive sous-muqueuse, traversent la musculeuse de la muqueuse et pénètrent dans la couche des glandes de Lieberkühn. Là elles fournissent un réseau capillaire, très riche, qui enveloppe les *glandes* et les *follicules clos*. Une autre partie pénètre dans les villosités et va former, au-dessous de l'endothélium, dans l'épaisseur même de la membrane fenêtrée, un réseau capillaire serré qui se déverse dans une ou deux veines placées au centre de la villosité et terminées en cul-de-sac.

Vaisseaux lymphatiques. — La muqueuse intestinale renferme des follicules clos et des vaisseaux lymphatiques.

1° Les *follicules* peuvent être *solitaires* ou réunis en *groupes* (plaques de Peyer) ; à leur niveau il n'existe pas de glandes et la musculeuse de la muqueuse est interrompue (1).

2° Chaque villosité est le centre d'origine d'un vaisseau lymphatique (2). Celui-ci naît par une extrémité, renflée en forme d'ampoule et présentant souvent des diverticules latéraux ; il se rend ensuite, en suivant l'axe de la villosité, dans un réseau formé de capillaires variqueux et situé dans la couche conjonctive sous-muqueuse. De ce réseau naissent de véritables troncs lymphatiques, pourvus de valvules, qui traversent les tuniques de l'intestin et se rendent dans le réseau lymphatique sous-péritonéal. Le lymphatique central de la villosité (*chylifère*) et les capillaires du réseau sous-muqueux sont uniquement formés d'une couche de cellules endothéliales, à bords dentelés, découpés en forme de jeu de patience. La structure des troncs lymphatiques, munis de valvule, a été déjà étudiée. Il faut seulement remarquer que l'endothélium n'y présente pas la forme caractéristique des épithéliums lymphatiques : les cellules sont allongées suivant l'axe du vaisseau et ne possèdent pas de dentelures sur leurs bords. Cette différence, du revêtement épithélial des capillaires des villosités et des troncs lymphatiques du mésentère, paraît tenir à ce que, dans la villosité, l'épithélium formant seul la paroi du lymphatique il est nécessaire qu'il existe une union plus intime des cellules endothéliales (Ranvier).

(1) Nous avons étudié plus haut la structure des follicules clos.
(2) Il peut y avoir deux chylifères occupant l'axe de la villosité.

§ 6. — GROS INTESTIN

Les parois du gros intestin sont constituées par quatre tuniques : une tunique séreuse ; une tunique musculeuse ; une couche sous-muqueuse et une muqueuse :

Les tuniques *séreuse* et *sous-muqueuse* ne diffèrent pas de celles de l'intestin grêle.

La tunique *musculeuse* est également formée de deux plans de fibres lisses : un externe longitudinal et un interne circulaire. Mais les fibres longitudinales ne forment plus une couche continue autour de l'intestin ; elles se sont réunies en trois faisceaux longitudinaux (*bandelettes de l'intestin*).

La tunique *muqueuse* diffère, à peine, de celle de l'intestin grêle. Le revêtement épithélial est le même (*cellules cylindriques et caliciformes*). Les glandes de Lieberkühn n'y sont pas moins nombreuses que dans l'intestin grêle. Elle est dépourvue de villosités, et présente des follicules clos très volumineux qui sont tous des follicules solitaires.

La muqueuse du rectum s'étend jusqu'à la ligne sinueuse qui sépare cet intestin de la peau. Les glandes et les follicules disparaissent à une distance de 5 millim. à 8 millim. au-dessus de cette ligne ; en même temps l'épithélium devient pavimenteux avec des cellules minces analogues à celles du vagin.

La musculeuse de la muqueuse, considérablement épaissie, se condense en faisceaux séparés et soulève la muqueuse (colonnes de Morgagni). Ce n'est qu'au niveau de la ligne sinueuse qui sépare le rectum de la peau, que l'épithélium acquiert les caractères de l'épiderme.

Nerfs de l'intestin.

Les fibres nerveuses du sympathique forment, dans les tuniques intestinales, deux plexus : le premier est situé entre la couche longitudinale et la couche circulaire de la tunique musculeuse, c'est le plexus d'*Auerbach* ; le second est placé dans la couche conjonctive sous-muqueuse, il porte le nom de plexus de *Meissner*.

Plexus d'Auerbach. — Ce plexus est formé par des faisceaux aplatis de fibres de Remak qui s'anastomosent, entre eux, en limitant des mailles de largeur variable. Aux points d'entre-croisement (nœuds du plexus), on trouve de nombreuses cellules multipolaires qui existent également, chez certains animaux (rat), entre les fibres des travées.

Si l'on examine plus attentivement le plexus d'Auerbach on voit que des fibres, issues des travées principales, vont former, dans les mailles, un second plexus qui les divisent en mailles secondaires infiniment plus petites.

Des fibres terminales se dégagent, de distance en distance, du plexus d'Auerbach et se jettent dans les tuniques musculaires où elles forment un plexus comprenant, dans ses mailles, les éléments contractiles (*plexus intra-musculaire*).

Plexus de Meissner. — Tandis que le plexus précédent est disposé sur un seul plan, le plexus de Meissner occupe toute l'épaisseur de la couche conjonctive sous-muqueuse où il forme plusieurs plans reliés, entre eux, par des anastomoses. Il est composé de travées fines et arrondies, et d'un nombre considérable de cellules nerveuses. Celles-ci sont volumineuses et globuleuses; les unes sont placées sur les côtés des travées, ce sont des cellules unipolaires; les autres se trouvent dans l'intérieur des nœuds ou à leur surface.

Le plexus de Meissner est uni au plexus d'Auerbach par de nombreuses branches perpendiculaires.

Les fibres terminales qui s'en dégagent se portent du côté de la muqueuse, et se rendent :

a. — Les unes, dans la musculaire de la muqueuse dans l'épaisseur de laquelle elles forment un plexus intra-musculaire très délicat.

b. — Les autres, traversent la musculaire de la muqueuse et vont former, dans l'enveloppe connective des glandes, un plexus glandulaire, à mailles serrées, entièrement dépourvu de cellules nerveuses.

c. — De ces plexus glandulaires partent des fibres qui pénètrent dans les villosités et forment, dans leur épaisseur et à leur surface, un réseau à mailles allongées, qui donne des fibres terminales aux éléments musculaires et aux vaisseaux (1).

(1) Il existe de petits troncs nerveux indépendants des plexus de Meissner et d'Auerbach, qui forment, autour des artères et dans leurs tuniques, des plexus élégants qui ne communiquent avec les grands plexus de l'intestin que par quelques anastomoses (RANVIER. Cours du Collège de France, 1884).

CHAPITRE QUATRIÈME

ANNEXES DU TUBE DIGESTIF

§ 1. — DENTS

Structure. — La dent, arrivée à son complet développement, présente à considérer quatre tissus différents.

Une couche superficielle recouvrant la couronne (*émail*).

Une couche superficielle recouvrant la racine (*cément*).

Une partie centrale (*ivoire*), creusée, à sa partie inférieure, d'une cavité.

Un tissu qui remplit cette cavité (*pulpe dentaire*).

a. *Émail.* — L'émail est le plus dur des tissus qui constituent la dent. Inattaquable par les acides, il est formé de prismes disposés, souvent, sur plusieurs couches. Ces prismes présentent des stries obscures et s'infléchissent un peu au niveau de la surface triturante. L'émail est recouvert, au moins sur les jeunes dents, d'une membrane délicate, transparente et un peu granuleuse (*cuticule de l'émail*).

b. *Cément.* — Le cément a la structure du tissu osseux. On y rencontre des ostéoplastes de grandes dimensions (*ostéoplastes géants*).

c. *Ivoire.* — L'ivoire est formé d'une substance très dure (*dentine*) plus riche, en sels calcaires, que les os, mais donnant, comme eux, de la gélatine à la coction.

Cette substance est creusée d'une foule de canalicules perpendiculaires à la surface de la dent (*canalicules de la dentine*) qui ont un orifice, s'ouvrant en forme de cône, dans la cavité que remplit la pulpe dentaire. Leur trajet est légèrement onduleux. Ils se ramifient, s'anastomosent et présentent, vers leur extrémité périphérique, de petites lacunes qui, souvent réunies, forment un réseau lacunaire. Ces canaux présentent une cuticule isolable après l'action de l'acide chlorhydrique (*gaines de Newmann*).

On trouve quelquefois, enclavés dans la dentine, des globes ayant la même structure qu'elle. Ces globes sont séparés par des lacunes à parois rentrantes, arrondies, que l'on appelle « espaces interglobulaires ». Ils forment, quelquefois, à la périphérie de la dentine, une couche continue (*zone des globes de dentine*). Il ne faut pas confondre les lacunes qu'ils circonscrivent avec les cavités anastomotiques de l'extrémité périphérique des canalicules de la dentine (Pouchet).

d. *Pulpe dentaire.* — La pulpe dentaire est uniquement formée de substance amorphe et de cellules du tissu conjonctif. Elle soutient les vaisseaux et les nerfs de la dent.

Développement. — Au moment où le maxillaire n'est représenté que par le cartilage de Meckel, on voit apparaître, sur la face interne de l'arc maxillaire, un bourrelet épithélial, qui envoie, dans la profondeur du tissu sous-jacent, une lame épithéliale. Le bourrelet et la lame n'ont pas la même structure : le bourrelet est formé de cellules semblables à celles qui forment les couches moyennes de l'épithélium buccal ; la lame présente des cellules semblables à celles qui constituent la couche profonde de ce même épithélium.

Bientôt la lame épithéliale donne naissance à un bourgeon formé de deux lamelles épithéliales. Ces deux lamelles ne tardent pas à être écartées par une multiplication des cellules qui se fait dans leur intervalle. Elles constituent alors, un renflement qui a la forme d'une bouteille à ventre très évasé. Ce renflement est constitué par des cellules superficielles cylindriques et par des cellules profondes étoilées. Ces dernières représentent des cellules épithéliales déformées par la production d'une substance amorphe intercellulaire. Ce renflement porte le nom d'*organe adamantin*.

En même temps, le feuillet moyen pousse une papille qui se coiffe de l'organe adamantin. Cette papille (*bulbe dentaire*) est composée :

a. — A la périphérie d'une zone hyaline qui représente le basement membrane.

b. — Plus en dessous, d'une zone continue de cellules. Ces cellules (*odontoblastes*), présentent un gros noyau retiré à l'extrémité de la cellule qui regarde la partie centrale du bulbe. La partie de la cellule qui est voisine de la membrane basale, n'est pas granuleuse comme le reste du corps.

c. — Le reste du bulbe est composé de cellules connectives, de matière amorphe et de capillaires terminés en anses.

Tout cet appareil est bientôt isolé des parties environnantes par du tissu conjonctif dense (paroi folliculaire).

Formation de la dentine. — Les prolongements des odontoblastes pénètrent dans la membrane hyaline de la surface du bulbe. La dentine se dépose autour de ces prolongements. Les couches qui se succèdent repoussent le corps cellulaire qui s'effile de plus en plus ; ainsi se forment les canalicules de l'ivoire.

Formation de l'émail. — Quand le chapeau de dentine mesure un millimètre environ de hauteur, la paroi inférieure de l'organe adamantin a été refoulée contre la paroi supérieure ; aussi les cellules moyennes et supérieures sont atrophiées. Les cellules inférieures, qui persistent, sécrètent, au niveau de l'extrémité qui est tournée vers l'ivoire, la matière qui constitue les prismes de l'émail.

Formation du cément. — Le cément n'apparaît que lorsque la dent a commencé à faire irruption ; il est produit par le périoste alvéolo-dentaire (1).

§ 2. — GLANDES SALIVAIRES

Les glandes salivaires proprement dites (parotide, sous-maxillaire, sublinguale) appartiennent à la classe des glandes en grappes composées ; mais, si elles possèdent une forme à peu près identique, la composition chimique du produit qu'elles élaborent, et leur structure fine nous obligera, lorsque nous en aurons pris une connaissance générale, d'en faire une étude plus détaillée et d'étudier l'épithélium des deux variétés glandulaires auxquelles les physiologistes ont donné les noms de glandes *séreuses* et de glandes *muqueuses*.

Comme toute glande acineuse, les glandes salivaires présentent à considérer une partie sécrétante (acini) et une partie excrétante (tube excréteur).

ACINI. — Les culs-de-sac glandulaires ont la forme de tubes allongés, renflés en massue à leur extrémité libre. Leurs dimensions varient, suivant que l'on considère les acini séreux ou les acini muqueux. Les premiers sont relativement volumineux et présentent une

---

(1) Pendant que se forme le sac adamantin, un second bourgeon naît du cordon qui l'unit à la lame épithéliale. C'est ce bourgeon qui servira à la formation de la dent permanente.

lumière centrale large; les seconds sont plus petits, et possèdent une lumière centrale très étroite.

Paroi propre. — La membrane propre se montre, sur la coupe d'un cul-de-sac glandulaire, sous la forme d'un liséré très mince, d'aspect homogène, dans l'épaisseur duquel on peut quelquefois distinguer un ou plusieurs noyaux. Si, au lieu de l'examiner sur une coupe, on traite un fragment de glande par les réactifs dissociateurs (alcool au tiers, sérum iodé, etc.) on constate qu'elle est formée de grandes cellules aplaties, d'une minceur extrême, qui sont unies par leurs bords et présentent, à leur face interne, une série de dépressions, séparées par des crêtes qui s'insinuent entre les éléments sécréteurs du cul-de-sac. Ces dépressions représentent l'empreinte des cellules épithéliales qui y sont logées comme dans un panier (*cellules en panier de F. Boll*).

Cellules épithéliales. — Immédiatement en dedans de la membrane propre se trouvent une ou plusieurs couches de cellules épithéliales qui forment l'élément essentiel de la glande et se montrent sous deux formes différentes : la cellule *muqueuse* et la cellule *séreuse*.

Cellule muqueuse. — La cellule muqueuse des glandes salivaires présente des dimensions assez considérables. Claire et transparente elle se colore à peine sous l'action des réactifs. Elle offre une extrémité *périphérique* effilée qui se trouve en rapport avec la membrane propre du cul-de-sac glandulaire et s'imbrique avec la partie correspondante des autres cellules; et une extrémité *profonde* arrondie qui confine à la lumière glandulaire. Nous avons déjà indiqué la constitution intime d'une cellule salivaire muqueuse, nous avons vu qu'elle était formée :

a. — A la périphérie, d'une mince couche de protoplasma condensé.

b. — Au centre, d'un réticulum, formé par des rubans de protoplasma, dans les mailles duquel se trouve une matière transparente ne prenant pas les matières colorantes (*mucigène*).

c. — Autour du noyau, d'une masse de protoplasma granuleux dans laquelle se jettent les travées de protoplasma.

Le mucigène et le réticulum protoplasmique occupent, dans une cellule muqueuse au repos, le corps cellulaire tout entier, sauf l'extrémité effilée qui est remplie par le noyau et par la couche granuleuse de protoplasma péri-nucléaire. La cellule salivaire muqueuse est donc entièrement constituée sur le type des cellules caliciformes (le calice seul fait défaut); aussi, c'est sur ces cellules, véritables glandes monocellulaires, que l'on a étudié, tout d'abord, le mécanisme de la sécrétion. Si l'on excite des cellules caliciformes par un procédé quelconque (électricité, corps étrangers, etc.) on voit, au bout d'un certain temps, le protoplasma s'accroître et s'avancer dans l'intérieur de la cellule; le noyau, qui était primitivement refoulé au fond de l'élément, se gonfle, suit la progression du protoplasma et occupe bientôt la partie moyenne

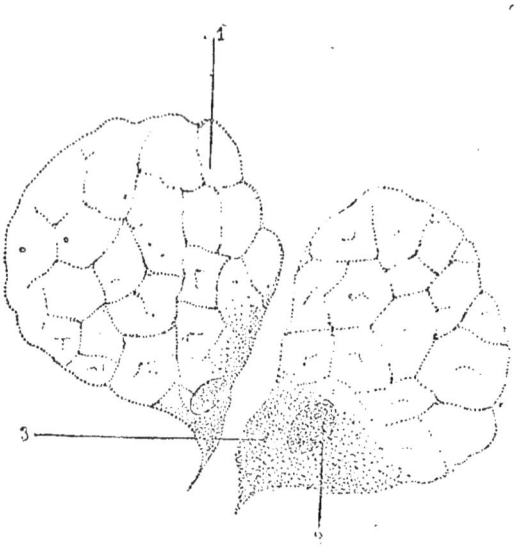

Fig. 82. — Cellules d'une glande salivaire muqueuse.

1. Réticulum protoplasmique circonscrivant des mailles dans lesquelles se trouve renfermée la matière sécrétée par la cellule. — 2. Noyau. — 3. Couche de protoplasma périnucléaire.

de la cellule. En même temps, le mucigène étant expulsé, la cavité du calice diminue. Tel est l'aspect général d'une cellule caliciforme excitée; mais si, au moyen de procédés techniques que nous n'avons pas à étudier ici, on pousse plus loin l'analyse on remarque que ce ne sont pas les seuls phénomènes qui se produisent pendant la sécrétion du mucus. Au sein, même, des travées protoplasmiques apparaissent des *vacuoles* remplies d'un liquide transparent tenant en dissolution des sels, mais ne renfermant pas traces de matières albuminoïdes. Ces vacuoles, sous l'influence de l'excitation, changent de volume et de forme; elles apparaissent et disparaissent de telle sorte que leur contenu semble se répandre dans le mucigène pour former le mucus. La sécrétion des cellules caliciformes se compose donc de deux séries de phénomènes contemporains :

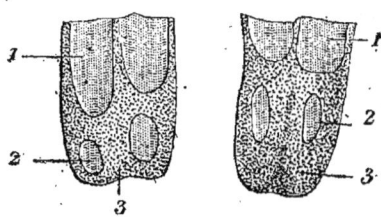

Fig. 83. — Schéma pour montrer la modification des cellules caliciformes pendant la sécrétion.

1. Cupule renfermant du mucigène. — 2. Noyau. — 3. Extrémité profonde de la cellule. Les cellules de droite ont été excitées.

a. — Expulsion du mucigène.
b. — Apparition des vacuoles au sein des travées du réticulum (1).

La cellule salivaire muqueuse présente des modifications analogues ; en outre on constate que son volume, ainsi que celui des acini, a considérablement diminué (1).

Cellule séreuse. — La cellule séreuse, appelée encore cellule albumineuse ou à ferment, est plus petite que la cellule muqueuse. Ses contours sont moins nets ; son protoplasma, fortement granuleux, prend vivement les matières colorantes et permet, à peine, de distinguer le noyau qui se trouve généralement placé au centre de l'élément. Si l'on soumet, à un courant d'induction, une glande possédant des cellules séreuses on constate que la hauteur de l'élément a diminué, que le noyau est devenu plus apparent, et enfin, que la lumière centrale de l'acinus s'est considérablement agrandie. Un examen, plus attentif, démontre la *formation de vacuoles* au sein du protoplasma.

TUBE EXCRÉTEUR. — Les conduits excréteurs sont formés par une membrane propre renforcée, à l'extérieur, par du tissu conjonctif et tapissée, à l'intérieur, par des cellules épithéliales.

La *membrane propre* se continue avec la paroi propre des culs-de-sac qui lui donnent naissance ; elle possède un aspect identique et une structure qui ne diffère, en rien, de celle que nous avons indiquée.

(1) RANVIER. Cours du Collège de France.

La couche externe de tissu conjonctif présente des faisceaux qui ont une direction sensiblement parallèle à celle du conduit qu'ils contribuent à former. Elle possède un grand nombre de cellules connectives; mais, ce qui frappe principalement c'est la richesse du réseau élastique. Dans le canal de Wharton les fibres élastiques forment même deux couches distinctes, l'une transversale, l'autre longitudinale.

L'épithélium offre des caractères qui varient avec le calibre des conduits excréteurs.

a. — Dans les très petits canaux, qui font suite aux culs-de-sac, il est formé de cellules aplaties, à contour polygonal, qui deviennent d'autant plus hautes qu'on pénètre, plus avant, dans des conduits plus volumineux.

b. — Dans les canaux, plus gros, formés par la réunion de plusieurs acini on trouve une rangée de cellules cylindriques qui méritent d'être étudiées avec soin. Le noyau, de forme ovalaire, est situé au voisinage de la base de la cellule; le protoplasma présente des stries, très régulières, parallèles au grand axe de l'élément.

La place, que ces stries occupent dans la cellule, varie avec l'animal que l'on considère. Tantôt elles sont limitées à la partie basale et s'étendent entre la membrane propre et le noyau; tantôt la striation se poursuit jusqu'à la lumière de l'acinus et semble se perdre, à ce niveau, sur une couche homogène, formant, au bord libre de la cellule, une sorte de cuticule.

Ces stries de l'épithélium des canaux excréteurs ont donné naissance à bien des hypothèses. Pflüger les a considérées comme des fibrilles, très fines, variqueuses représentant des divisions nerveuses terminales. D'après Ranvier, « cette disposition indique la présence de parties contractiles, qui agiraient activement pour favoriser l'excrétion. Ce rôle paraît d'autant plus utile que, sur les conduits des glandes salivaires, depuis les plus fins jusqu'aux canaux de Wharton (1) et de Sténon, il n'existe pas une seule fibre musculaire » (Ranvier).

Classification des glandes salivaires.

Les histologistes, se fondant sur la présence des cellules séreuses

---

(1) Certains auteurs admettent la présence de quelques fibres lisses autour du canal de Wharton.

ou des cellules muqueuses, ont divisé les glandes salivaires en trois groupes :

a. *Glandes séreuses.* — Tous les culs-de-sac de cette variété de glandes, à laquelle appartient la parotide de l'homme et des mammifères, renferment des cellules séreuses. La structure des glandes salivaires séreuses répond à la description générale que nous avons donnée plus haut. Il faut seulement signaler la longueur considérable des culs-de-sac glandulaires qui fait, de la parotide, un terme de passage entre les glandes en grappe et les glandes en tube. En outre, on trouve, dans le tissu conjonctif interlobulaire, un grand nombre de cellules adipeuses qui ne se montrent pas dans les autres glandes salivaires.

b. *Glandes muqueuses pures.* — Entièrement formée de cellules muqueuses cette variété glandulaire ne se montre pas chez l'homme. Il faut cependant signaler, dans ce groupe, la sublinguale du cochon d'Inde.

c. *Glandes mixtes.* — Les acini des glandes mixtes possèdent deux espèces de cellules. Les unes occupent le centre de l'acinus et possèdent les caractères des cellules muqueuses; les autres, petites, granuleuses, tapissent l'extrémité et la périphérie des culs-de-sac et se montrent, sur une coupe, sous forme de croissants (*croissants de Gianuzzi*); ce sont des cellules séreuses (1). La sous-maxillaire et la sublinguale de l'homme représentent des glandes mixtes.

§ 3. — PANCRÉAS

Le pancréas est une glande en grappe (2) dont la structure offre de grandes analogies avec celle des glandes salivaires; cependant il doit être écarté du groupe de ces dernières, pour plusieurs motifs (3) :

a. — La fixité de structure du pancréas dans la série animale; la struc-

---

(1) D'après Heydenhain la sécrétion des glandes salivaires s'effectuerait d'après un mécanisme tout autre que celui indiqué par Ranvier. Les croissants de Gianuzzi représenteraient des centres de prolifération cellulaire destinés à remplacer les cellules gonflées de mucus et expulsées pendant la sécrétion. Il faut remarquer que les *cellules* ne se retrouvent pas dans la salive et par conséquent ne sont pas expulsées; en outre l'existence de glandes salivaires pures (sans croissants de Gianuzzi) ruine entièrement la théorie de cet histologiste.

(2) Les culs-de-sac du pancréas, comme ceux de la parotide, sont très allongés; aussi les auteurs allemands décrivent-ils ces glandes parmi les glandes en tubes.

(3) RANVIER. Cours du Collège de France, 1885.

ture des glandes salivaires, au contraire, varie avec chaque animal.

b. — La structure des conduits excréteurs : dans les conduits des glandes salivaires, on trouve un épithélium cylindrique strié ; dans le pancréas, on ne trouve pas d'épithélium strié. Il est cubique chez le chien, et caliciforme, jusqu'à l'orifice duodénal, chez le lapin.

c. — La composition chimique du suc pancréatique qui ne ressemble en rien à la salive.

d. — Les acini ont aussi des caractères qui les éloignent des glandes salivaires ; ils possèdent deux espèces de cellules :

1º Des cellules, aplaties, possédant un noyau ovalaire et une forme irrégulièrement losangique. L'un des bords de ces cellules est rectiligne ; les autres présentent des crêtes d'empreintes et des dépressions dans lesquelles pénètrent les cellules de la deuxième variété. Ces éléments, auxquels Langerhans a donné le nom de *cellules centro-acineuses*, abondent au point où un canalicule excréteur se forme par suite de la réunion de plusieurs acini. Leur face rectiligne limite la lumière centrale de l'acinus.

2º Des cellules périphériques présentant deux parties distinctes : une partie *externe* (par rapport au centre de l'acinus), obscure et se colorant vivement, qui renferme le noyau ; et, une partie *interne* présentant de grosses granulations. Pendant la période de production du suc pancréatique les granulations diminuent, tandis que le noyau et le protoplasma s'accroissent.

Enfin, nous devons signaler l'existence de canalicules qui, partis de la lumière centrale, pénètrent entre les cellules et vont former, autour d'elles, un réseau abondant (*canalicules intercellulaires*). Il y a, là, un système de canalicules comparable à celui des canalicules intra-lobulaires du foie (Ranvier, Langerhans).

§ 4. — FOIE

Le foie appartient à la catégorie des glandes conglobées. Il est décomposable en petites masses polyédriques appelées lobules qui ont, d'après M. Sappey, 1ᵐᵐ de diamètre environ. Ces lobules sont séparés, chez le porc, par du tissu conjonctif ; chez l'homme on distingue difficilement leurs limites ; cependant, au point de convergence de trois lobules, on trouve toujours un espace, limité par leurs angles mousses, qui présente, sur une coupe, la lumière d'une veine (porte), d'une artère (hépatique), et d'un ou deux canaux excréteurs (*espaces portes*).

Le lobule est formé d'une masse cellulaire, de vaisseaux et de canalicules excréteurs.

Cellule hépatique. — Les cellules hépatiques se montrent sous la forme de polyèdres ayant un nombre de faces variable.

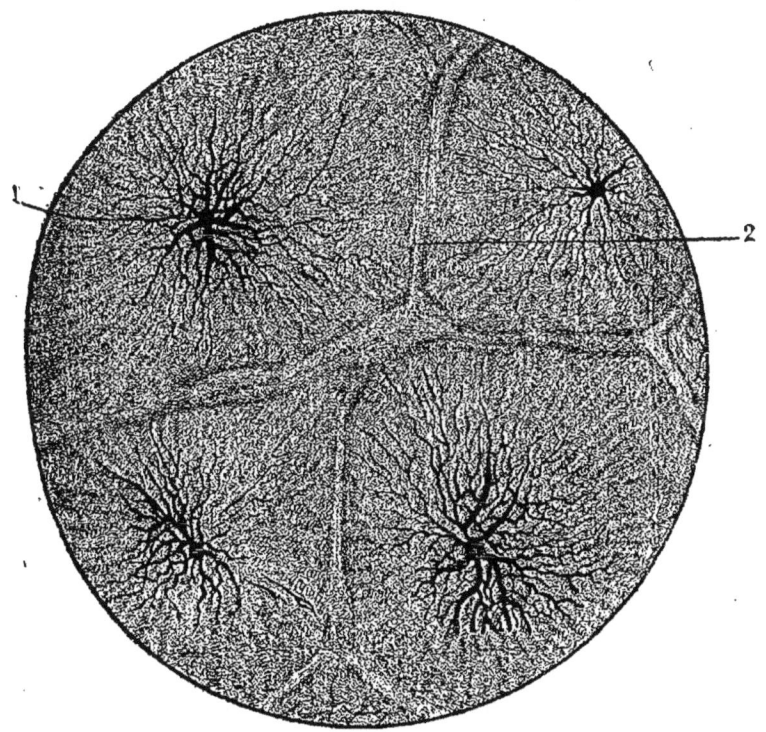

Fig. 84. — Lobules hépatiques.

1. Veine centrale. — 2. Espaces conjonctifs qui séparent les lobules.

Leurs angles sont mousses et présentent l'empreinte des vaisseaux sanguins. Ainsi que l'a indiqué Ranvier, la cellule hépatique ne possède pas de membrane-enveloppe. Elle est formée d'une lame de protoplasma périphérique envoyant, dans tous les sens, des travées, qui s'anastomosent et circonscrivent des mailles, dans lesquelles est contenue la matière glycogène (1). C'est, dans l'épaisseur des travées et non dans les mailles du réticulum, que se trouvent placées les gouttelettes de graisse que l'on rencontre constamment dans la cel-

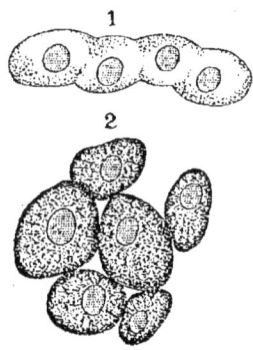

Fig. 85. — 1, 2. Cellules du foie (Schenk).

lule hépatique. Au centre du protoplasma on trouve un noyau, parfois deux noyaux volumineux et arrondis.

Vaisseaux sanguins. — Le foie reçoit le sang de deux sources différentes :

1° De l'*artère hépatique*, qui fournit aux parois des vaisseaux et très peu au lobule.

2° De la *veine porte*, qui, contrairement à ce que nous savons des vaisseaux, forme les capillaires hépatiques (2). Les branches de cette veine, arrivées au niveau des espaces portes, se divisent, se subdivisent et se jettent dans les lobules voisins. Une branche pourra ainsi former le réseau de trois lobules. Ce n'est donc pas la veine porte qui donne, au lobule, son individualité, mais bien, comme nous le verrons plus loin, la veine sus-hépatique.

(1) La matière glycogène, découverte dans le foie par Claude Bernard, est caractérisée par la coloration *brun acajou*, qu'elle prend lorsqu'on la traite par le sérum iodé. Elle existe dans la cellule hépatique non pas à l'état de granulations, comme le pensait cet illustre physiologiste, mais bien à l'état liquide (Ranvier. Cours du Collège de France).

(2) Nous savons que les capillaires dérivent des artérioles par simplification de leurs parois ; jamais on ne trouve une veine produisant un réseau capillaire. Les veines se terminent en cul-de-sac, et reçoivent les capillaires qui viennent s'y jeter sous des incidences variables (Ranvier). Cette disposition, très évidente dans les taches laiteuses du grand épiploon du lapin et dans les papilles du derme, paraît être générale.

Les capillaires portes pénètrent dans le lobule et se jettent dans une veine qui occupe la partie centrale de ce dernier.

Cette veine centrale est une branche de la veine sus-hépatique ;

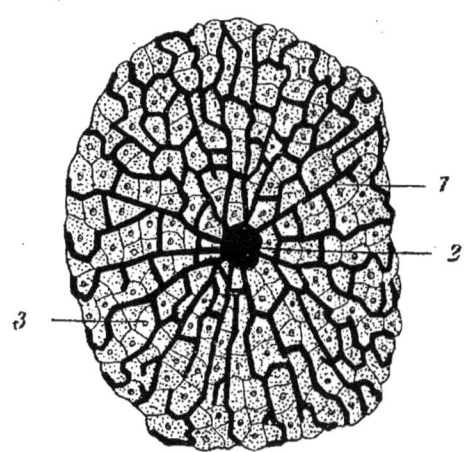

Fig. 86. — Circulation du lobule hépatique.
1. Veine sus-hépatique. — 2. Capillaires intra-lobulaires. — 3. Cellules.

elle se termine en cul-de-sac et reçoit les capillaires à différentes hauteurs.

Les capillaires s'étendent de la veine centrale à la périphérie du lobule, à la manière des rayons d'une roue ; ils s'anastomosent dans tous les sens (1).

C'est dans les mailles du réseau capillaire que sont jetées les cellules hépatiques. On ne sait pas si ces cellules sont simplement juxtaposées ou si elles sont unies par un ciment. Si ce ciment existe il ne doit pas être très solide, si l'on en juge par la facilité avec laquelle le foie se laisse dissocier (Ranvier).

Canaux excréteurs. — Les canaux biliaires, que nous avons trouvés accolés aux rameaux de la veine porte dans les espaces de ce nom, s'anastomosent entre eux et forment un réseau périlobulaire. Les branches de ce réseau, sont constituées par une membrane propre

---

(1) Les capillaires sanguins du lobule sont constitués par une lame de protoplasma parsemée de noyaux (RANVIER, Cours du Collège de France).

hyaline tapissée, à l'intérieur par un épithélium cubique et renforcée, à l'extérieur, par des cellules connectives.

De ce réseau partent des canaux qui se dirigent vers la périphérie du lobule. A mesure qu'ils s'en rapprochent, leurs cellules épithéliales deviennent de plus en plus basses ; enfin, à la limite du lobule, elles se sont tellement aplaties qu'elles paraissent s'être allongées dans le sens du canalicule. Jamais ces cellules ne dépassent la première rangée des cellules du lobule. Au delà, la paroi des capillaires biliaires n'est plus représentée que par les cellules hépatiques, qui présentent une légère condensation de leur substance à leur niveau (1).

Les capillaires biliaires forment des mailles serrées autour des faces des cellules hépatiques. Ils ne rencontrent jamais les vaisseaux sanguins qui sont en contact avec les bords des cellules (canalicules intralobulaires).

§ 5. — VOIES BILIAIRES

Canal hépatique. — Le canal hépatique se compose d'un *épithélium* et d'une *tunique conjonctive*, épaisse, renfermant, dans son épaisseur, des *glandes en grappe*.

L'*épithélium* est formé par une seule couche de cellules cylindriques, très allongées. Du côté de la lumière du canal, ces cellules présentent un plateau, mince et strié, différant peu de celui des éléments épithéliaux de l'intestin ; du côté de la couche conjonctive, elles se terminent par une extrémité effilée.

La *charpente* du canal hépatique est formée uniquement de tissu conjonctif. Les faisceaux sont dirigés parallèlement à son axe et comprennent, entre eux, des cellules conjonctives et des fibres élastiques qui forment un réseau à mailles allongées. Au-dessous de l'épithélium, il se fait une condensation du tissu conjonctif et on voit, à ce niveau, une couche serrée au milieu de laquelle on distingue, très bien, les noyaux des cellules plates. C'est là, une couche limitante intermédiaire entre les membranes basales et les membranes conjonctives.

---

(1) L'épithélium des canalicules intralobulaires, imaginé par Legros et admis par Ch. Robin, n'a jamais été vu par les histologistes. Les élèves de Ch. Robin, eux-mêmes, doutent de son existence. Aussi nous ne nous étendrons pas, plus longuement, sur la description de cet épithélium fantastique.

Les *glandes* représentent des dépressions en doigt de gant. Elles sont tapissées par un épithélium granuleux semblable à celui de la surface du canal et ne paraissent avoir aucune signification physiologique.

Vésicule biliaire. — La vésicule biliaire est formée de trois tuniques qui sont de dedans en dehors : une tunique *muqueuse*, une tunique *musculeuse* et une tunique *fibreuse*. Cette dernière est tapissée par le péritoine.

a. *Muqueuse.* — L'*épithélium* de la muqueuse présente une seule couche de cellules cylindriques entièrement semblables à celles qui tapissent le canal hépatique. Le *derme* est formé de tissu conjonctif délicat. On trouve, dans ses mailles, des cellules migratrices et des cellules plates. Les *glandes*, en grappes, du canal hépatique se poursuivent dans la vésicule biliaire, mais elles sont moins nombreuses et peu développées (1).

b. *Musculeuse.* — La musculeuse est formée de fibres lisses entre-croisées dans toutes directions. Ces fibres se disposent, près du col, en une sorte de sphincter.

c. *Tunique fibreuse.* — Elle est constituée par un tissu conjonctif qui ne diffère pas du tissu conjonctif ordinaire (2).

Canal cystique et canal cholédoque. — Le canal cystique est formé :

a. — D'une tunique interne *muqueuse*, possédant de très belles glandes acineuses muqueuses. Son épithélium et son derme ressemblent à celui de la vésicule biliaire.

---

(1) La muqueuse de la vésicule biliaire est remarquable par le grand nombre de villosités qui hérissent sa surface libre. Toutes appartiennent à la classe des villosités lamelliformes ; mais, leur direction est si variée et leur nombre si considérable, qu'elles s'anastomosent fréquemment et circonscrivent des aréoles de formes variables.

(2) Les nerfs de la vésicule biliaire sont uniquement formés de fibres de Remak. Ils forment, dans la couche conjonctive sous-séreuse, un *plexus principal*, à mailles irrégulières, auquel sont annexées des cellules ganglionnaires situées à la surface des travées. De ce plexus partent trois ordres de branches :

1° Les unes vont aux vaisseaux dans l'adventice desquels elles pénètrent.

2° Les autres pénètrent dans la musculeuse et se terminent probablement à la surface des cellules.

3° La troisième variété de fibres arrive jusque dans la muqueuse où elle forme un plexus, à mailles larges, auquel sont annexées des cellules ganglionnaires. De ce plexus partent des fibres qui arrivent jusqu'à l'épithélium. Les rapports de ces fibres avec les cellules épithéliales n'ont pas été entièrement élucidés (RANVIER).

b. — D'une tunique *moyenne musculaire*, dans laquelle les fibres lisses revêtent une disposition plexiforme.

c. — D'une tunique externe formée par du tissu fibreux.

Le canal *cholédoque* possède une structure identique ; ses parois présentent cependant une épaisseur beaucoup plus considérable.

CHAPITRE CINQUIÈME

APPAREIL RESPIRATOIRE

§ 1. — LARYNX

Le larynx présente à considérer une charpente et une membrane muqueuse.

Charpente. — Elle comprend les cartilages thyroïde, cricoïde et arythénoïde, formés de cartilage hyalin; et les cartilages épiglottique et de Santorini, constitués par du cartilage élastique. Chez l'enfant, tous ces cartilages sont formés par du tissu cartilagineux hyalin.

Muqueuse. — L'épaisseur de la muqueuse laryngée varie avec la région que l'on considère. Coyne donne comme dimensions : 300 µ. au niveau de la corde vocale supérieure; 150 µ au niveau de la corde vocale inférieure et 700 µ dans la portion sous-glottique.

Épithélium. — Son épithélium est vibratile stratifié en certains points, pavimenteux dans d'autres. Il est pavimenteux stratifié sur les deux faces de l'épiglotte et sur les cordes vocales inférieures; dans les autres parties du larynx, y compris le ventricule, il est vibratile stratifié (1).

Derme. — Le derme, séparé de l'épithélium par une membrane basale hyaline, présente, au niveau de la corde vocale inférieure, de nombreuses papilles. Il est très riche en cellules connectives, immédiatement au-dessous de la basale ; plus profondément il est, presque exclusivement, formé de faisceaux connectifs et de fibres élastiques. On trouve, dans son épaisseur, des follicules clos localisés, chez l'homme, dans le ventricule (Cornil et Ranvier).

La couche *conjonctive sous-muqueuse* contient des glandes en grappe dont les culs-de-sac sont tapissés par des cellules muqueuses.

---

(1) Chez l'enfant nouveau-né la face postérieure de l'épiglotte est tapissée par un épithélium cilié qui disparaît plus tard.

Leur conduit excréteur, limité par des cellules cylindriques, s'ouvre à la surface de la muqueuse, par des orifices assez volumineux pour être visibles à l'œil nu.

§ 2. — TRACHÉE

La trachée est la partie du conduit aérifère qui s'étend du larynx aux bronches.

Charpente. — La charpente de la trachée, est constituée par quinze ou vingt arceaux cartilagineux (cartilage hyalin), placés les uns au-dessus des autres, et unis par du tissu fibreux. Ces arceaux sont complétés, en arrière, par des *fibres musculaires lisses* qui s'insèrent aux deux extrémités des arceaux.

Muqueuse. — Elle est plissée longitudinalement et est entièrement dépourvue de papilles.

Épithélium. — Son épithélium, vibratile stratifié, mesure $0^{mm},1$ d'épaisseur.

Derme. — Le derme est formé de tissu conjonctif réticulé (Coyne). Il est limité, du côté de l'épithélium, par une membrane basale hyaline, sur laquelle sont implantées les cellules épithéliales. Du côté de la couche conjonctive sous-muqueuse, le derme de la trachée est doublé d'une couche longitudinale de fibres élastiques.

La *couche conjonctive* sous-muqueuse renferme des glandes acineuses semblables à celles du larynx. Au niveau de la partie antérieure et des parties latérales de la trachée, elles forment une couche continue. Au niveau de la partie postérieure, elles sont disposées sur plusieurs couches, soit en avant, soit en arrière, soit dans l'épaisseur même de la couche musculaire (1).

§ 3. — POUMONS

Si on examine la face externe du poumon, on constate que les lobes pulmonaires sont parcourus par une série de lignes circonscrivant des polygones ayant 1 centimètre de diamètre environ. Ces lignes corres-

---

(1) La structure des grosses bronches ne diffère pas de celle de la trachée. Leur paroi présente une muqueuse doublée d'une couche fibreuse, riche en fibres élastiques, dans l'épaisseur de laquelle se logent des lames cartilagineuses irrégulières.

pondent à des interstices celluleux qui séparent une série de petites masses, du volume d'un 1/2 centimètre cube environ, ayant, à la périphérie du poumon, la forme d'une pyramide dont la base correspond aux polygones de la surface. Chacune de ces petites pyramides répond à un lobule pulmonaire. Dans les parties centrales, leur forme devient irrégulière en raison des pressions qu'ils exercent les uns sur les autres. Les lobules pulmonaires suspendus, par leur sommet, à un pédicule sont séparés, les uns des autres, par du tissu conjonctif et présentent une structure que nous étudierons plus loin.

Pédicule. — Le pédicule du lobule pulmonaire est formé par une division bronchique, par un rameau de l'artère pulmonaire, par des rameaux de l'artère et des veines bronchiques et, enfin, par des filets nerveux.

a. *Bronche.* — Après s'être divisées et subdivisées les bronches donnent naissance à des bronchioles qui aboutissent au sommet des lobules. Cette division bronchique porte le nom de bronche sus-lobulaire. Elle a en moyenne de $0^{mm},5$ à 1^{mm}.

b. *Rameau de l'artère pulmonaire.* — L'artère pulmonaire se subdivise parallèlement aux divisions bronchiques. Chaque bronche est accompagnée par un rameau de l'artère pulmonaire qui ne lui donne aucun ramuscule, cette artère étant entièrement destinée aux alvéoles.

c. *Artères et veines bronchiques.* — Les artères bronchiques se distribuent aux bronches, de tous calibres, jusqu'au niveau des bronches lobulaires dans lesquelles elles s'épuisent.

Les veines bronchiques ont un territoire beaucoup plus restreint. Elles n'étendent pas leurs ramifications au delà des grosses bronches et de leurs premières divisions, aussi les artérioles bronchiques, qui accompagnent les petites bronches, n'ont pas de veinules correspondantes (1).

d. *Nerfs.* — Les nerfs, venus des plexus pulmonaires, suivent jusqu'à leur extrémité, les divisions bronchiques. Ils sont formés par des fibres de Remak, anastomosées entre elles, et formant des plexus, à

---

(1) Cette disposition anatomique est commandée par la minceur des parois bronchiques. Le sang des capillaires bronchiques se chargeant d'oxygène, à travers ces parois, il est naturel qu'il soit repris non pas par les veines bronchiques (vaisseaux à sang noir), mais par les veines pulmonaires (vaisseaux à sang rouge).

mailles allongées, aux points nodaux desquels se trouvent des cellules ganglionnaires (1).

Outre les bronches sus-lobulaires, les rameaux nerveux, l'artère pulmonaire, les artères et veines bronchiques, le pédicule du lobule possède, au niveau de la partie terminale de la bronche sus-lobulaire, quelques ramifications d'origine des veines pulmonaires. Ces veinules remplacent les veines satellites de l'artère bronchique que nous avons vu manquer dans les petites bronches.

Espaces interlobulaires. — Les espaces interlobulaires sont remplis par du tissu conjonctif lâche qui forme, autour des lobules, une enveloppe complète, véritable capsule qui les sépare des lobules voisins (2). Dans ces espaces cheminent les *veines pulmonaires* et des *lymphatiques*.

Les *veines pulmonaires* ont deux origines distinctes : certaines de leurs racines naissent, comme nous l'avons déjà indiqué, des parois des bronchioles et reçoivent les capillaires des artères bronchiques; c'est à ces ramuscules que Le Fort donne le nom de *veines bronchopulmonaires*. Mais la plupart, d'entre elles, naissent des capillaires que l'artère pulmonaire donne aux alvéoles, se portent vers les espaces interlobulaires, cheminent dans ces espaces et gagnent le hile du poumon après s'être réunies en deux troncs principaux.

Les *lymphatiques*, situés dans les espaces péri-lobulaires, se divisent en deux groupes. Les uns, après s'être accolés à la division bronchique, s'anastomosent avec ceux des lobules voisins et se portent, après avoir formé des troncs plus volumineux, vers la racine des poumons. Les autres suivent le tissu conjonctif des espaces péri-lobulaires et gagnent un réseau qui se trouve immédiatement situé, à la surface du poumon, sous la membrane séreuse qui le tapisse.

Lobule pulmonaire. — La bronche sus-lobulaire qui, comme nous venons de le voir, contribue à former le pédicule du lobule pulmonaire pénètre dans le lobule et le parcourt suivant son grand axe

---

(1) Les nerfs viennent du pneumogastrique et du grand sympathique. Les rameaux du pneumogastrique sont destinés aux bronches; les rameaux du grand sympathique se perdent dans les parois des artères. Chez la grenouille on observe, lorsqu'on examine le poumon à plat, des fibres nerveuses à myéline excessivement belles.

(2) Chez le cerf et le bœuf, on trouve, à la place du tissu conjonctif péri-lobulaire, des cavités cloisonnées par des faisceaux connectifs et tapissées par un endothélium sinueux semblable à celui des vaisseaux lymphatiques.

(*bronche intra-lobulaire*). Dans ce trajet elle donne naissance, d'une façon très irrégulière, à des rameaux très courts qui portent le nom de *bronches acineuses*. Celles-ci se rétrécissent puis forment une sorte d'entonnoir (*vestibule*) dans lequel s'ouvrent quatre ou cinq conduits (*conduits alvéolaires*) qui s'écartent, les uns des autres, à angles très aigus et présentent des parois bosselées, couvertes de dépressions, qui

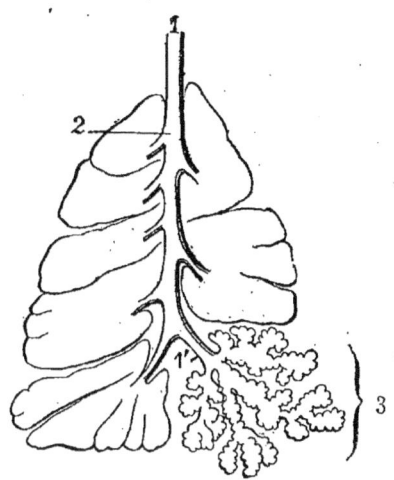

Fig. 87. — Schéma pour montrer la structure du lobule pulmonaire.

1. Bronche sus-lobulaire.
2. Bronche intralobulaire.
1'. Bronche acineuse.
3. Acinus pulmonaire.

constituent autant de logettes ou alvéoles pulmonaires. Ces cellules aériennes, comme certains auteurs les appellent encore, s'ouvrent dans les conduits alvéolaires à la façon des cellules dans le couloir d'une prison. Les communications des alvéoles, dépendant d'un même conduit alvéolaire, sont très faciles, car ils ne sont séparés que par des cloisons rudimentaires; au contraire, les alvéoles d'un conduit ne communiquent pas avec les alvéoles du conduit voisin. Il résulte de cette disposition que :

a. — Chaque conduit alvéolaire, tient sous sa dépendance, un certain nombre d'alvéoles simples ou composés (*infundibules*) et forme le *lobule primitif* du poumon (Sappey).

b. — Les lobules primitifs, au nombre de 4 ou 5, forment un bouquet suspendu à la bronche acineuse et constituent un *acinus pulmonaire*.

c. — Enfin les acini se réunissent au nombre de 15 ou 16 pour former le lobule pulmonaire. Nous avons déjà indiqué comment les lobules, par leur réunion, arrivaient à former les lobes du poumon (1).

Structure du poumon. — La bronche SUS-LOBULAIRE présente une structure assez simple. On y distingue trois couches :

a. — Une muqueuse tapissée de cellules cylindriques vibratiles. Son derme, très riche en fibres élastiques, est séparé de l'épithélium par une membrane hyaline. Cette couche est unie à la suivante par du tissu conjonctif lâche (tissu conjonctif sous-muqueux), qui dans les bronches sus-lobulaires (c'est-à-dire dans celles que nous considérons actuellement), *ne renferme pas de glandes.*

b. — Une couche de *fibres musculaires* lisses, ne formant pas une tunique *continue*, mais disposées en petits faisceaux, transversaux, semblables à des sphincters.

c. — Une couche externe *fibreuse* très mince, pourvue de nombreuses fibres élastiques. Cette couche ne *possède pas de noyaux cartilagineux*, c'est là, avec *l'absence de glandes* dans la sous-muqueuse, un caractère essentiel de la bronche sus-lobulaire.

La bronche intra-lobulaire présente les mêmes caractères ; les bronches ACINEUSES se simplifient dans leur structure. Le derme de la muqueuse est réduit à quelques fibres élastiques ; les faisceaux musculaires existent en petit nombre, et enfin, particularité importante, l'épithélium cylindrique vibratile est remplacé graduellement par un épithélium *cylindrique sans cils*, puis par des cellules moins hautes (*cubiques*) et enfin par des *cellules presque plates.*

Les conduits alvéolaires possèdent une structure identique à celle des alvéoles.

---

(1) Le poumon peut être considéré comme un réservoir, à parois molles, circonscrivant une cavité simple communiquant au dehors. Tel est le poumon, à son état rudimentaire, chez les ophidiens par exemple.

Mais si nous le considérons chez des animaux plus élevés en organisation, nous le voyons prendre des dispositions de plus en plus compliquées : la cavité, simple d'abord, présente bientôt des cloisons incomplètes qui, en se multipliant, arrivent à former le poumon des batraciens.

Si nous nous élevons encore dans la série animale, nous trouvons, au faîte de cette série, le poumon des mammifères qui est constitué par la réunion d'une foule de ces poumons primitifs des batraciens.

Les poumons simples des batraciens représentent les lobules du poumon compliqué des mammifères.

POUMONS 175

ALVÉOLES. — Les parois alvéolaires comprennent, dans leur structure, une charpente, un épithélium et des capillaires.

1° *Charpente.* — La charpente des alvéoles (membrane alvéolaire de quelques auteurs), est formée par des faisceaux conjonctifs très fins comprenant, entre eux, quelques cellules plates (1). A côté de ces faisceaux on trouve un très grand nombre de fibres élastiques qui forment, presque entièrement, la coque alvéolaire (2).

2. *Épithélium.* — L'épithélium pulmonaire a été très bien étudié chez la grenouille. Si, après avoir injecté dans le poumon une solution de nitrate d'argent au 500ᵉ, on l'examine à plat on voit une série de polygones irréguliers dessinés par le nitrate d'argent. Ces polygones correspondent à des cellules épithéliales qui tapissent les

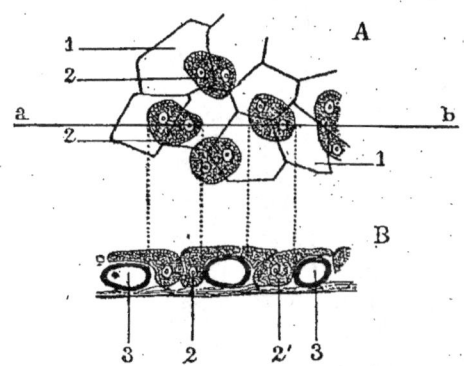

Fig. 88. — Schéma pour montrer la disposition de l'endothélium pulmonaire
(d'après M. DUVAL.)

A. Cellules vues à plat. — 1. Portion lamellaire claire qui s'étend au-dessus des capillaires. — 2. Portion granuleuse renfermant le noyau qui se trouve placée entre les mailles du réseau capillaire. — B. Cellules vues de profil. — 2. Portion granuleuse. — 3. Capillaires.

fossettes que limitent le réseau vasculaire, et les *capillaires* eux-mêmes ; mais la disposition, qu'elles affectent en ces deux points, n'est pas absolument identique. Ces cellules sont formées de deux parties :

a. — Une partie granuleuse renflée contenant un noyau et s'ados-

---

(1) C'est cette couche connective qui constitue la membrane hyaline parsemée de noyaux des anciens auteurs.
(2) La présence de fibres lisses à la partie supérieure des canaux alvéolaires a été signalée par Schultze.

176 VOIES RESPIRATOIRES

sant généralement à la partie correspondante de la cellule voisine; c'est cette partie qui comble les fossettes que circonscrivent les capillaires.

b. — Une partie, transparente, s'étendant sous forme de lame mince par dessus les vaisseaux.

3° *Capillaires.* — Le rameau de l'artère pulmonaire, qui accompagne la bronche sus-lobulaire, se divise avec cette bronche et donne des rameaux qui vont former autour des lobules primitifs un pre-

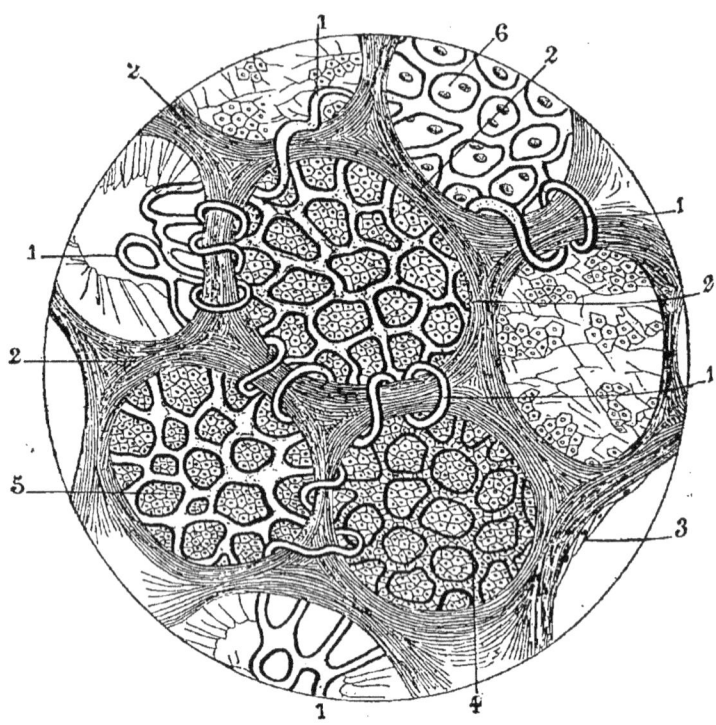

FIG. 89. — Schéma pour montrer la disposition des capillaires du poumon.

1, 1, 1. Capillaires qui contournent les cloisons pour passer d'un alvéole à l'autre.
2, 2. Cloisons alvéolaires.
3. Épithélium.
4. Réseau alvéolaire.
5. Épithélium alvéolaire.

mier réseau (Sappey). De ce réseau émanent d'autres artérioles, plus ténues, qui vont se résoudre en un réseau capillaire, extrêmement serré, à la surface des alvéoles dans l'intérieur desquels ils font saillie.

Nous avons déjà indiqué les rapports de ces capillaires avec l'épithélium pulmonaire, nous devons étudier maintenant comment ces réseaux se comportent vis-à-vis du lobule pulmonaire et des veines dans lesquelles ils se jettent. Les capillaires des alvéoles communiquent, entre eux, grâce à des anses situées dans les cloisons alvéolaires, de telle sorte que tous les capillaires alvéolaires *d'un même lobule* communiquent, entre eux, mais n'affectent aucune connexion avec les capillaires des lobules voisins.

Contrairement à cette disposition, les veines pulmonaires sont essentiellement interlobulaires. Toutes leurs racines (il faut en excepter les rameaux broncho-pulmonaires signalés plus haut) naissent dans les espaces péri-lobulaires et se comportent ainsi que nous l'avons indiqué précédemment (1).

Développement des poumons.

C'est, vers le troisième jour, que l'on peut observer, chez le poulet, les premiers rudiments des poumons. En un point, situé immédiatement en arrière du cœur, le canal alimentaire s'aplatit latéralement de telle sorte que, sur une coupe, on voit la section de l'intestin antérieur présenter la forme d'un sablier offrant par conséquent deux loges.

---

(1) Si nous synthétisons les notions acquises sur la circulation pulmonaire nous voyons que :

a. — Les *artères et veines bronchiques* suivent les divisions bronchiques et s'épuisent dans leurs parois. Les rameaux de l'artère bronchique arrivent jusqu'à la bronche intra-lobulaire ; les veines bronchiques n'étendent leurs ramifications qu'aux bronches de 4° et de 5° ordre et n'atteignent pas les fines ramifications bronchiques. A ce niveau elles sont remplacées par des rameaux des *veines pulmonaires*. Les artères bronchiques ne s'anastomosent pas avec les réseaux de l'artère pulmonaire.

b. — Les rameaux de *l'artère pulmonaire* accompagnent également les divisions bronchiques, forment un premier réseau autour des lobules primitifs (Sappey) et un second plus serré autour des alvéoles, ce dernier servant à l'hématose. Les réseaux alvéolaires ne communiquent pas avec les artères bronchiques et les capillaires d'un lobule restent indépendants de ceux des lobules voisins.

c. — Les *racines des veines pulmonaires* sont situées dans les espaces péri-lobulaires ; contrairement à ce qui se passe pour les artères, les veines des différents lobules communiquent entre elles.

d. — Les *lymphatiques* tirent leur origine des parois alvéolaires et des parois bronchiques (Sappey), gagnent les espaces péri-lobulaires et se divisent en deux groupes. Les uns suivent les divisions bronchiques qu'ils accompagnent jusqu'au hile du poumon ; les autres se portent immédiatement vers la surface de l'organe et vont se jeter dans le réseau sous-pleural.

a. — Une supérieure ou dorsale qui sera le pharynx.
b. — Une inférieure qui sera l'appareil pulmonaire.

Bientôt la loge inférieure s'élargit; sa paroi inférieure se soulève et forme un repli médian qui la divise en deux tubes latéraux communiquant entre eux et avec la loge supérieure. Ce repli continue à s'élever et arrive à séparer complètement les trois cavités. La séparation s'effectue d'arrière en avant, mais elle n'atteint jamais la partie antérieure. A ce niveau les diverticules inférieurs communiquent avec l'œsophage. Par suite du développement, les deux diverticules sont reportés en arrière : leur partie antérieure, qui s'ouvre dans l'œsophage, constituera le larynx et la trachée ; leur partie postérieure forme les deux bourgeons bronchiques. Tandis que la trachée s'allonge, ceux-ci donnent naissance à de nouveaux bourgeons qui croissent et forment, dans le mésoderme épaissi, une véritable végétation arborescente. A une époque plus éloignée, on ne voit plus se détacher des rameaux, qui s'allongent et s'écartent les uns des autres, mais il se forme une série de cavités, irrégulières, accolées les unes aux autres et s'ouvrant dans une cavité commune (*lobules primitifs et alvéoles*).

CHAPITRE SIXIÈME

APPAREIL URINAIRE

§ 1. — REIN

Le rein est une glande composée de masses élémentaires appelées lobes qui, très distinctes, chez les jeunes enfants, se fusionnent chez l'adulte.

Chaque lobe a la forme d'une pyramide dont le sommet, tourné vers le bassinet, correspond aux papilles (*pyramides de Malpighi*). Sur une coupe intéressant un lobe, on voit que la substance, qui le constitue, se présente avec des colorations différentes :

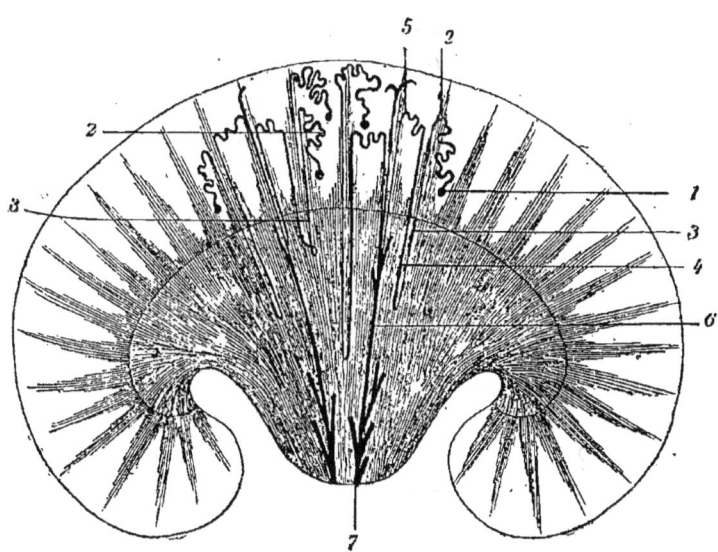

FIG. 90. — Schéma d'une coupe du rein (TOLDT).

1. Glomérule.
2. Tube contourné.
3, 4. Anse de Henle.
5. Tube d'union.
6. Tube collecteur.
7. Papille.

La zone périphérique est d'un gris rosé et présente un aspect granuleux (*substance corticale*).

La zone centrale est rouge foncé (*substance médullaire*). Elle présente des stries qui, parties de la papille, se dirigent vers la base de la pyramide, et jettent des prolongements dans la substance corticale (*pyramides de Ferrein. Irradiations médullaires*).

Dans les intervalles qui séparent les irradiations médullaires, sont régulièrement disposés de petits corps sphériques (*glomérules de Malpighi*).

Les divers aspects de la substance du rein sont dus à la présence de tubes, qui varient, dans leur direction, leur volume et leur structure.

Origine et direction des tubes urinifères. — Le tube urinifère prend naissance par un renflement ampullaire (*capsule de Bowmann*). Après s'être étranglé, au point même où il abandonne la capsule, il se dilate et décrit quelques circonvolutions (*tube contourné*) : il se rétrécit ensuite, tout à coup, devient rectiligne et descend dans la substance médullaire. (*Branche descendante de Henle*) ; après un trajet de même longueur pour tous les tubes, il se dilate de nouveau, se réfléchit et remonte, en suivant un trajet parallèle à la branche descendante, vers la substance corticale (*branche ascendante de l'anse de Henle*). Lorsqu'il est parvenu au niveau des tubes contournés, il décrit une ou deux circonvolutions et se jette par un tube court et droit, dans un tube collecteur (*tube de Bellini*). Le tube urinifère revêt, ainsi, la forme d'une arborescence qui commence à la papille. Pour ce qui concerne les rapports des tubes avec les deux substances du rein, on voit que les tubes contournés sont situés dans la substance médullaire et dans ses irradiations.

Structure des tubes urinifères. — Les tubes urinifères sont formés d'une paroi propre tapissée, intérieurement, par un épithélium.

La paroi propre est homogène, hyaline, l'épithélium varie avec les portions que l'on considère.

a. *Capsule.* — L'épithélium de la capsule est constitué par une seule couche de cellules, aplaties, polygonales, possédant un gros noyau. Ce noyau est souvent placé excentriquement sur l'un des bords de la cellule ; dans ce cas le noyau de la cellule voisine est placé près du bord correspondant. Cet endothélium se continue sur la partie rétrécie qui unit le tube contourné à la capsule.

b. *Tube contourné.* — La lumière des tubes contournés est très étroite. Ces tubes sont tapissés par des cellules cylindriques, ayant la forme de pyramides tronquées, dont la base correspondrait à la membrane propre du tube. Leur noyau est très rapproché de leur

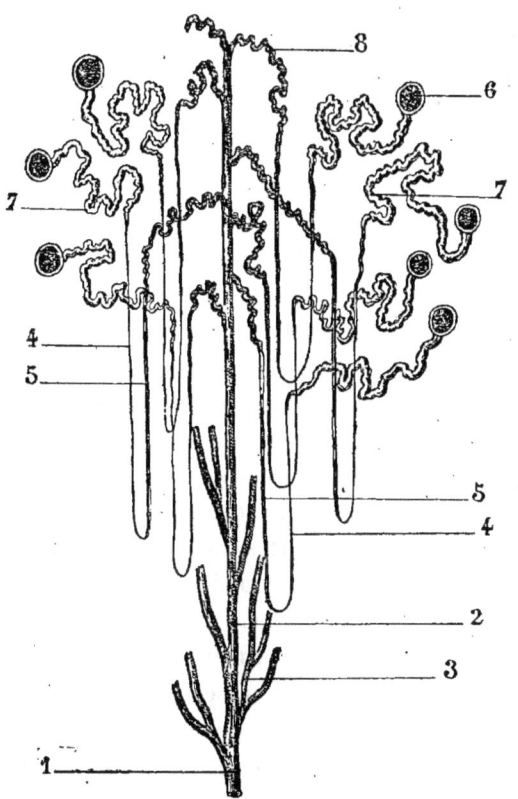

Fig. 91. — Schéma pour montrer le trajet des tubes urinifères.

1, 2. Tube collecteur.
3. Tubes collecteurs qui s'ouvrent dans la cavité du précédent.
4. Branche descendante de l'anse de Henle.
5. Branche ascendante de l'anse de Henle.
6. Glomérules de Malpighi.
7. Tube contourné.
8. Tube d'union.

base; leur protoplasma, ainsi que l'a montré Heidenhain présente des stries parallèles à l'axe de l'élément.

c. *Anse de Henle* : 1° Branche descendante. — La branche descendante de Henle présente une lumière considérable relativement à son diamètre qui est très petit. Son épithélium est aplati, avec de gros noyaux faisant saillie dans la lumière du tube ; il ressemble à l'endothélium des vaisseaux.

2° **Branche ascendante.** — La branche ascendante de Henle présente un épithélium cylindrique.

d. *Tube d'union*. — La partie du tube urinifère qui unit la branche ascendante au tube collecteur (*tube droit et circonvolutions terminales*), présente un épithélium strié semblable à celui du tube contourné.

e. *Tube collecteur*. — Le tube collecteur présente un épithélium cubique.

Le tissu conjonctif, assez apparent au niveau de la papille, se montre à peine, dans les autres parties du rein où il est réduit à quelques cellules plates appliquées contre les vaisseaux.

Vaisseaux sanguins. — L'artère rénale, après s'être divisée en plusieurs branches, pénètre dans les interstices des lobes (*colonnes de Bertin*) (1) et converge vers la zone intermédiaire, située entre la substance médullaire et la substance corticale. Là ses branches se divisent dichotomiquement et s'anastomosent en formant une arcade dont la concavité est dirigée vers le sommet de la pyramide.

De la convexité de la voûte artérielle du rein, naissent des artérioles, qui cheminent entre les pyramides de Ferrein et fournissent les rameaux afférents des glomérules.

Le *vaisseau afférent* se divise, dans l'intérieur de la capsule de Bowmann, en un certain nombre de branches, dont chacune représente des anses recourbées et libres à la surface du glomérule. Ces branches présentent une structure intéressante : le glomérule est enveloppé par une mince pellicule protoplasmique semée de noyaux (2). Chacun de ses capillaires se trouve dans les conditions d'un capillaire en voie de développement ; son endothélium n'est pas divisé en cellules, et offre les caractères d'une cellule, à noyaux multiples, formée par une lame excessivement mince de protoplasma semée de noyaux (3). En défi-

---

(1) On donne le nom de colonnes de Bertin à des prolongements de substance corticale qui s'insinuent entre les pyramides de Malpighi.

(2) Voici comment M. Renaut explique la présence de cette lame protoplasmique. On sait que certains vaisseaux capillaires sont entourés d'une couche de cellules connectives, qui leur forment un revêtement discontinu (périthélium d'Eberth, couche rameuse périvasculaire de Renaut). M. Renaut assimile la lame protoplasmique périglomérulaire à la couche rameuse périvasculaire dont les cellules se seraient étalées jusqu'à se confondre

(3) HORTOLÈS. *Processus histologique des néphrites.*

nitive, la disposition des capillaires glomérulaires est celle de vaisseaux qui restent constamment à l'état embryonnaire, c'est-à-dire dans les meilleures conditions pour que la dialyse s'effectue à travers la triple

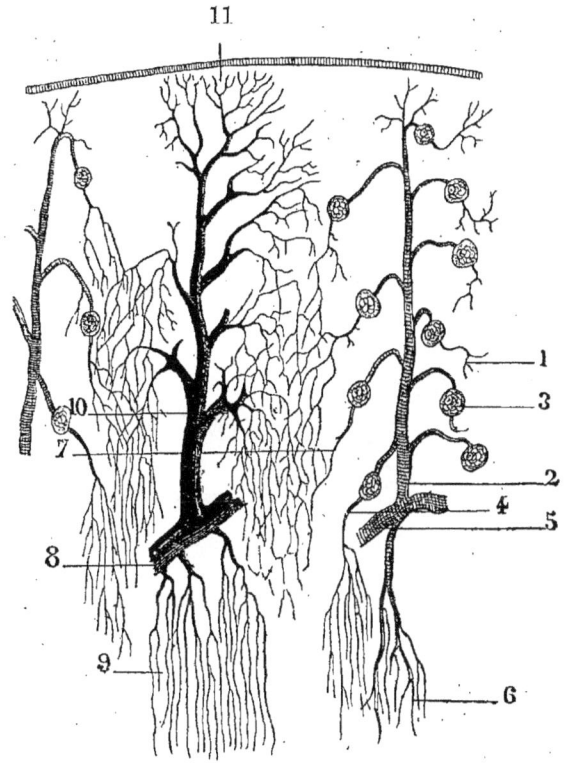

Fig. 92. — Schéma de la circulation du rein.

1. Vaisseau efférent.
2. Branche artérielle interlobulaire.
3. Réseau glomérulaire.
4. Vaisseau efférent se résolvant en capillaires.
5. Branche de la voûte artérielle.
6. Réseau capillaire de la substance médullaire.
7. Réseau capillaire de la substance corticale.
8. Branche de la voûte veineuse.
9. Veines de la substance médullaire.
10. Branche veineuse interlobulaire.
11. Origine des étoiles de Verheyen.

couche constituée par l'endothélium, la membrane propre du capillaire et la couche protoplasmique périvasculaire.

Le rameau afférent présente, jusqu'à son entrée dans la capsule de Bowman, une couche de fibres lisses annulaires absolument continue.

Il n'en est pas de même pour le rameau unique, résultant de l'union des capillaires glomérulaires, qui sort de la capsule généralement accolé au rameau afférent.

« Ce *rameau efférent*, plus grêle que l'afférent, ne présente de fibres annulaires qu'au voisinage immédiat de la capsule de Bowman. A une très courte distance de cette dernière, il prend les caractères d'un capillaire vrai non musclé, circonstance intéressante qui a été d'ailleurs mentionnée et figurée par Kölliker, mais sur laquelle il convient de nouveau d'appeler l'attention. En effet, cette disposition montre que non seulement la pression vasculaire, comme l'a indiqué Ludwig, atteint son maximum dans le glomérule à cause de l'étroitesse du

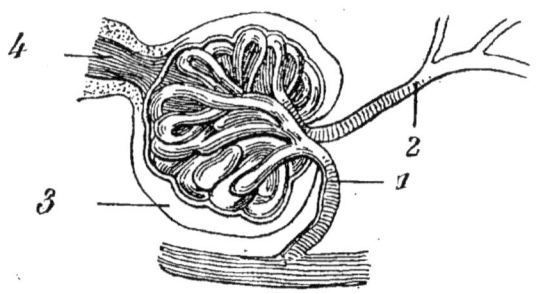

FIG. 93. — Schéma du réseau sanguin du glomérule.

1. Vaisseau afférent.   3. Capsule de Bowman.
2. Vaisseau efférent.   4. Origine du tube contourné.

rameau vasculaire efférent, mais encore que cette pression peut être réglée par les alternatives de contraction et de relâchement des fibres musculaires de ce que l'on pourrait appeler le sphincter du rameau efférent du glomérule » (1).

Ce rameau efférent est encore intéressant à un autre point de vue. Au lieu d'aller se jeter dans une veine, comme tous les capillaires, il se résout lui-même en capillaires qui forment un réseau autour des glomérules et des tubes contournés (2).

De la concavité de la voûte artérielle naissent des artérioles qui

---

(1) HORTOLÈS. *Processus histologique des néphrites.*
(2) Certains auteurs subdivisent les lobes du rein en lobules : ces lobules auraient pour centre une pyramide de Ferrein et seraient formés d'une couronne de glomérules.

descendent vers la papille et forment des réseaux, à mailles rectangulaires, autour des tubes de la substance médullaire.

Les veines suivent un trajet parallèle à celui des artères. Celles qui naissent de la capsule forment, à la périphérie du rein, des figures étoilées (*étoiles de Verheyen*).

§ 2. — BASSINETS ET URETÈRES

Les bassinets et les uretères comprennent, dans leur structure, trois tuniques :

a. — *Une tunique externe* fibro-élastique, formée de fibres élastiques, de faisceaux et de cellules connectives.

b. — *Une tunique moyenne* qui forme la moitié et souvent les deux tiers de l'épaisseur de ce conduit (Sappey). Cette tunique est de nature musculaire. D'après certains auteurs, elle serait formée de deux plans de fibres lisses ; un externe circulaire et un interne longitudinal. M. Sappey affirme que les fibres lisses de cette couche s'entre-croisent dans toutes les directions et forment une tunique plexiforme.

c. — *Une muqueuse* : Elle est plissée longitudinalement et adhère intimement à la tunique musculaire, sans interposition de couche conjonctive sous-muqueuse. Son épaisseur est de $0^{mm},2$.

Épithélium. — L'épithélium, qui la recouvre, est formé de plusieurs couches : les cellules profondes sont petites et polyédriques ; les cellules moyennes sont polyédriques mais plus grandes, enfin, les cellules superficielles présentent, sur leur face profonde, l'empreinte des cellules sous-jacentes.

Derme. — Le derme est très riche en fibres élastiques ; il ne présente ni glandes ni papilles, et possède peu de vaisseaux.

§ 3. — VESSIE

La vessie est un réservoir musculo-membraneux qui présente à considérer quatre tuniques.

a. — *Une tunique séreuse* formée par le péritoine.

b. — *Une tunique musculeuse* qui comprend, d'après M. Sappey, trois plans de fibres lisses.

1° Un plan superficiel de fibres longitudinales.

2º Un plan moyen de fibres circulaires perpendiculaires aux précédentes.

3º Un plan profond ayant une disposition plexiforme.

c. — *Une couche conjonctive sous-muqueuse* formée de tissu conjonctif lâche.

d. — *Une tunique muqueuse*, épaisse de 20 μ environ, présentant une coloration gris cendré et une mobilité assez grande pour se plisser lorsque l'organe se rétracte.

Épithélium. — L'épithélium est formé de plusieurs assises de cellules dont la forme caractéristique se retrouve cependant dans l'uretère. Les cellules des couches profondes sont disposées sur plusieurs rangs : les unes sont polyédriques, par pression réciproque; les autres présentent la forme dite en *raquette;* elles ont une extrémité profonde effilée qui s'engage entre les cellules polyédriques et une extrémité périphérique, arrondie, qui atteint les cellules superficielles. Celles-ci sont creusées, sur leur face profonde, de dépressions arrondies séparées par des crêtes saillantes qui reçoivent l'extrémité arrondie des cellules des couches profondes. Enfin, tout à fait à la surface, on trouve des cellules lamellaires, très minces, semblables aux cellules superficielles de l'épithélium buccal; ces cellules se détachent avec une grande facilité dans les premières heures qui suivent la mort.

Derme. — Le derme de la muqueuse vésicale ne possède pas de glandes; on ne trouve de papilles qu'au niveau de la région du trigone. Les nerfs forment, dans la sous-muqueuse, un plexus sur les travées duquel se trouvent de nombreux ganglions. De ce plexus partent des rameaux qui vont former, dans l'épaisseur des tuniques musculaires, un plexus *intra-musculaire* très délicat. C'est de ce dernier que partent les divisions terminales destinées aux taches motrices des cellules contractiles.

§ 4. — URÈTHRE

L'urèthre présente à considérer :

1º Une tunique *musculeuse* formée de deux couches de fibres lisses, une longitudinale interne, et une circulaire externe. La tunique circulaire disparaît vers le milieu de la portion bulbeuse; la tunique longitudinale n'existe plus au niveau de la fosse naviculaire. Chez la femme, la couche externe est formée de fibres striées (Sappey).

2° *Une muqueuse*, présentant une coloration jaunâtre qu'elle doit à la présence d'un riche réseau élastique. Plissée longitudinalement elle adhère intimement à la tunique musculeuse. Sa face interne est accidentée par un grand nombre d'excavations et d'orifices que l'on peut parfaitement distinguer à la loupe : parmi ces dépressions les unes représentent de simples dépressions qui s'enfoncent obliquement dans la muqueuse (*lacunes de Morgagni*); les autres, infiniment plus petites, sont constituées par les orifices des glandes uréthrales.

Épithélium. — Son épithélium est *pavimenteux stratifié* sur une longueur de 5 à 10^{mm} à partir du méat; au delà il devient *cylindrique* à plusieurs couches.

Derme. — Le derme est formé de faisceaux connectifs et de cellules plates ; mais ce qui lui donne une physionomie spéciale c'est la présence d'un riche réseau élastique dont les mailles, allongées, ont une direction sensiblement parallèle au canal de l'urèthre. Il présente des papilles qui, très rares dans les trois premières portions, abondent dans la région qui s'étend de la fosse naviculaire au méat. A ce niveau, elles sont disposées en séries linéaires et font quelquefois saillie à la surface de la muqueuse, mais restent, le plus souvent, enfouies dans la masse épithéliale. Le derme de la muqueuse uréthrale renferme plusieurs espèces de glandes.

a. — *Des glandes acineuses simples*, formées par des utricules, quelquefois bilobés ou trilobés, qui sont tapissés de cellules muqueuses. Elles existent sur toute la surface de la muqueuse et sont plus rares chez la femme que chez l'homme.

b. — *Des glandes de Littre.* — Ce sont des glandes acineuses composées. Leurs culs-de-sac sont tapissés par un épithélium muqueux ; leur canal excréteur présente des cellules semblables à celles du revêtement de la muqueuse.

c. — *Glandes de Cowper.* — Chaque glande de Cowper représente une glande acineuse composée (en grappe).

Leur structure diffère peu de celle des glandes vulvo-vaginales qui sera étudiée plus loin (1).

---

(1) On étudie généralement, avec le rein, les capsules surrénales quoique ces organes n'aient aucun rapport avec la fonction urinaire. Nous nous conformerons à cet usage.

Les capsules surrénales sont recouvertes par une membrane fibreuse qui envoie des prolongements dans l'intérieur de l'organe et forme sa charpente.

On distingue dans les capsules, deux substances : une substance corticale et une substance médullaire :

a. *Substance corticale.* — La substance corticale est jaune : elle est formée par des tubes de cellules épithéliales qui rayonnent du centre à la périphérie. Ces tubes sont dépourvus de membrane propre et sont séparés par de très fins prolongements de la capsule fibreuse.

b. *Substance médullaire.* — La substance médullaire est rougeâtre. Elle présente des groupes de cellules étoilées, séparés par du tissu conjonctif. Ces cellules sont des cellules connectives. Au milieu du tissu fibreux de la substance médullaire, on trouve un grand nombre de vaisseaux et de nerfs.

CHAPITRE SEPTIÈME

APPAREIL GÉNITAL MALE

§ 1. — TESTICULE

Disposition générale. — Le testicule présente à considérer une enveloppe (albuginée) et un tissu propre.

a. *Albuginée.* — L'albuginée est une membrane fibreuse d'un blanc bleuâtre, épaisse de 1^{mm}, environ qui, au niveau du bord su-

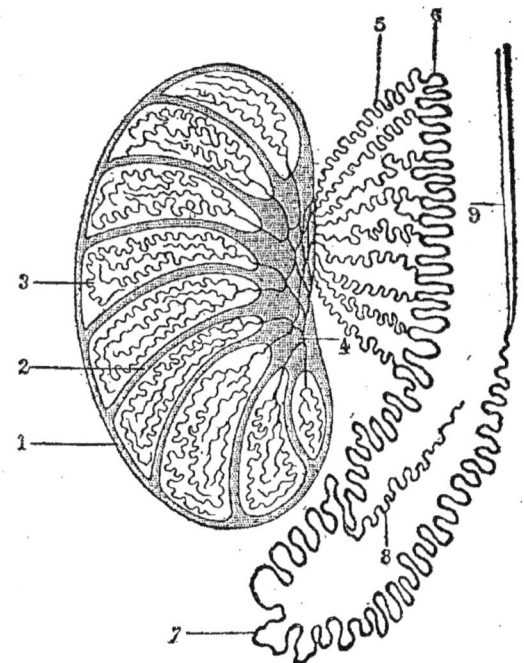

Fig. 94. — Schéma pour représenter la canalisation du testicule (POUCHET et TOURNEUX).

1. Albuginée.
2. Cloisons.
3. Tubes séminifères.
4. Corps d'Highmore et rete testis.
5. Cônes efférents.
6, 7. Épididyme.
8. Vas aberrans.
9. Canal déférent.

périeur du testicule, s'épaissit pour former une masse ayant la forme d'un coin enfoncé, par son sommet, dans le tissu propre de la glande (*corps d'Highmore*). C'est des faces latérales de ce coin que partent des lames fibreuses qui divisent le testicule en lobules. Le corps d'Highmore a une direction parallèle au bord supérieur du testicule; il est traversé par les vaisseaux qui se rendent à la glande.

b. *Tissu propre*. — Le tissu propre du testicule ressemble à une pulpe jaunâtre. Les cloisons fibreuses, qui viennent du corps d'Highmore, le divisent en lobes pyramidaux dont la base correspond à la surface de la glande.

Ces lobes sont formés de tubes, longs de 80 centim. environ et ayant un diamètre de 0^{mm},12, 0^{mm},18, qui naissent par des extrémités terminées en cul-de-sac, s'anastomosent entre eux et présentent, dans leur trajet, des diverticules en forme de cœcum.

D'après Haller, les tubes séminifères, après s'être anastomosés, seraient réduits, au niveau du corps d'Highmore à une vingtaine environ (1). A ce niveau ils se redressent, diminuent de calibre (*tubes droits*) et pénètrent dans un réseau situé dans l'épaisseur du corps d'Highmore (*rete testis*).

Le rete testis est formé de 10 ou 12 canaux placés dans la partie inférieure du corps d'Highmore. Ces canaux ont leur grand axe dirigé dans le sens du corps d'Highmore. Comme ils s'anastomosent par des branches très courtes, ils forment des mailles allongées suivant le grand diamètre du testicule.

Les vaisseaux efférents émergent du rete testis, au niveau de la partie antérieure du testicule.

D'abord rectiligne, chaque canal efférent se pelotonne, après un trajet de 8 à 10^{mm}, et forme un cône dont le sommet répond au testicule (*cônes efférents*); ceux-ci se terminent, dans l'épididyme, à des hauteurs différentes.

Structure. — Nous étudierons la structure de l'albuginée et celle des tubes séminifères.

1° *Albuginée et tissu conjonctif du testicule*. — La membrane albuginée est formée de tissu fibreux; elle est tapissée, sur la face externe, par l'épithélium du feuillet viscéral de la tunique vaginale.

---

(1) D'après M. Sappey, le nombre des tubes terminaux serait plus considérable (deux à trois cents). Ces tubes, contrairement à l'opinion d'Haller, seraient contournés et auraient un diamètre égal à celui des tubes séminifères.

Ses prolongements interlobaires sont également formés de tissu fibreux. Kölliker y mentionne la présence de quelques cellules musculaires lisses.

Le tissu conjonctif, qui sépare les tubes séminifères, est constitué par des faisceaux connectifs tapissés de cellules plates ayant un aspect particulier : Ces cellules possèdent un très petit noyau placé au milieu d'un corps cellulaire parsemé de granulations pigmentaires. Elles sont polygonales et ressemblent à des cellules épithéliales (*cellules épithélioïdes*).

2° *Tubes séminifères.* — Les tubes séminifères présentent à considérer, une paroi propre et un épithélium.

a. *Paroi propre.* — La paroi propre est formée de deux couches distinctes : l'externe paraît formée de lamelles concentriques présentant, çà et là, des noyaux ; l'interne est hyaline et se gonfle par la potasse.

b. *Épithélium.* — L'épithélium des tubes séminifères, est dans un état continuel de rénovation ; il sera décrit lorsque nous étudierons la spermatogenèse.

3° *Tubes droits et rete testis.* — L'épithélium des tubes droits (terminaison rétrécie des tubes séminifères) est formé d'une seule couche de cellules cubiques ; le rete testis possède des cellules semblables.

4° *Épididyme.* — Le canal de l'épididyme présente une membrane propre, analogue à celle des tubes séminifères, doublée, extérieurement, par une tunique circulaire de fibres lisses et tapissée, intérieurement, par une couche de cellules vibratiles. Les cils de ces cellules sont extraordinairement longs.

Au niveau de la queue de l'épididyme, cet épithélium devient vibratile stratifié.

§ 2. — SPERMATOGENÈSE

La spermatogenèse est essentiellement constituée par une prolifération des cellules qui tapissent les tubes séminifères.

Ces cellules, qui forment contre la paroi propre de ces tubes deux ou plusieurs assises, présentent deux formes différentes :

a. — Les unes sont de grandes cellules reposant directement sur la membrane propre du tube, par une extrémité en forme de pied. Cette partie renflée, de la cellule, présente un noyau ovalaire, dont le grand axe est parallèle à celui de l'élément. Au-dessus de la base, le corps cellulaire se rétrécit, et présente des dépressions séparées par des crêtes. Il se termine du côté de la lumière du tube par une extrémité rameuse dont nous verrons plus loin la signification.

b. — La seconde variété de cellules, que l'on trouve dans les tubes testiculaires, est constituée par des éléments, arrondis, possédant un gros noyau fortement granuleux. Ces cellules sont logées dans les dépressions que présente le corps des cellules précédentes. Elles augmentent de volume, à mesure que l'on s'avance vers la paroi propre du tube testiculaire.

D'après Ebner, Neumann, Balbiani et la plupart des histologistes, ce sont les grandes cellules qui donnent naissance aux spermatozoïdes.

Il se fait, tout d'abord, une multiplication du noyau par le procédé de la segmentation indirecte. Les noyaux filles sont bientôt rejetés à l'ex-

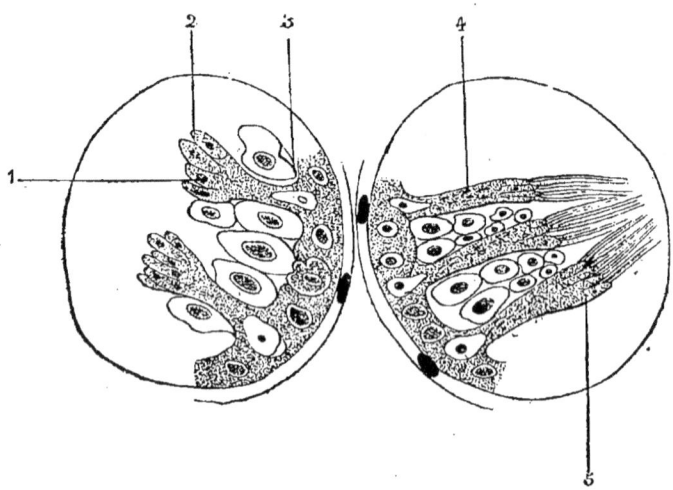

Fig. 95. — Schéma pour montrer la formation des spermatozoïdes.

1, 2. Spermatoblastes à une période peu avancée de leur développement.
3. Cellules libres.
4, 5. — Cellules à pied supportant une gerbe de spermatozoïdes.

trémité de la cellule qui regarde la lumière du tube. En même temps cette extrémité bourgeonne. Les cellules filles, produites par ce bourgeonnement, sont disposées, à la surface de la cellule, à la manière des grains dans une grappe. Les spermatozoïdes se forment dans chacune de ces cellules qui méritent le nom de spermatoblastes (1). D'après M. Duval qui a porté ses recherches sur l'escargot, le noyau de chacun de ces spermatoblastes se diviserait en deux parties : l'une de ces parties formerait la tête, l'autre la queue du spermatozoïde.

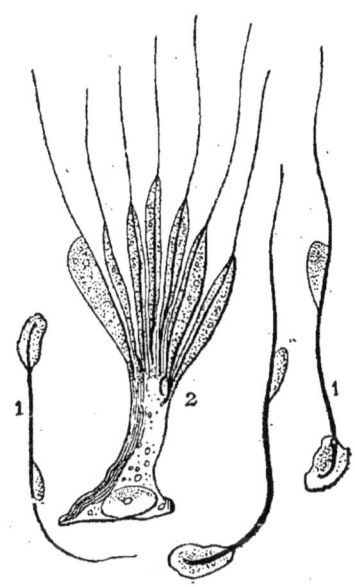

Fig. 96. — Développement des spermatozoïdes.
1,1. Spermatozoïdes libres. — 2. Cellule à pied isolée avec sa gerbe de spermatozoïdes.

Il en résulte, pour chaque cellule à pied, un faisceau de spermatozoïdes dont les queues flottent librement dans la lumière du tube testiculaire.

Bientôt les spermatozoïdes se détachent entraînant avec eux une petite portion de la cellule qui leur a donné naissance.

On n'est pas fixé sur les rapports des cellules arrondies avec les grandes cellules à pied (2).

(1) Certains auteurs donnent le nom de spermatoblastes aux grandes cellules à pied.

(2) D'après Neumann, les cellules arrondies des tubes séminifères représenteraient des spermatoblastes détachés des cellules à pied, et ayant subi une évolution inaccoutumée. D'après Balbiani, ces cellules représenteraient des cellules à pied encore jeunes.

Spermatozoïdes. — Les spermatozoïdes sont des éléments anatomiques doués de mouvements ondulatoires spéciaux.

Ces éléments sont composés d'une partie mince et effilée (*queue*) et d'une partie renflée (*tête*).

a. *Tête*. — La tête est aplatie de haut en bas : elle est convexe sur la face supérieure et légèrement excavée, surtout en avant, sur la face inférieure.

b. *Queue*. — La queue représente un appendice filiforme. Son point d'implantation se fait sur un point, légèrement reporté vers la

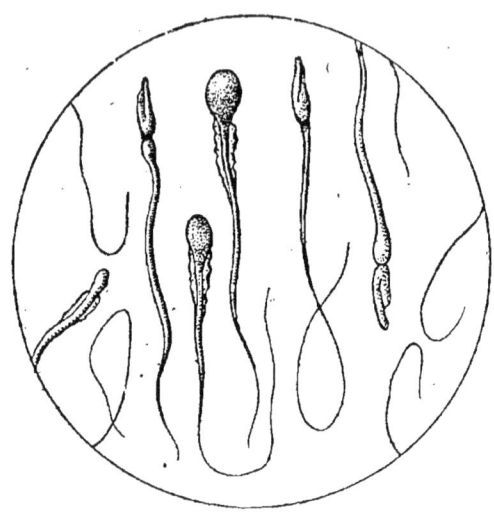

FIG. 97. — Spermatozoïdes vus de face et de profil.

face excavée de la tête, un peu à la manière du manche d'une cuiller. Au niveau de son point d'implantation la queue présente une petite zone de protoplasma (1).

Les spermatozoïdes, que nous venons de décrire, sont les spermatozoïdes de l'homme ; la forme de ces éléments anatomiques varie considérablement avec les animaux.

Le mouvement ondulatoire des spermatozoïdes est soumis aux lois qui régissent celui des cils des cellules vibratiles.

---

(1) Ce protoplasma représente une portion du spermatoblaste que le spermatozoïde a entraînée avec lui.

§ 3. — PROSTATE

La prostate est formée par une série de glandules plongées dans une trame fibro-musculaire qui est, au moins, aussi considérable que la masse glandulaire elle-même :

1° Les *culs-de-sac sécréteurs*, offrant une forme allongée et irrégulière, sont tapissés par un épithélium que Langerhans a décrit pour la première fois. D'après cet histologiste on trouve deux variétés de cellules :

a. — Les unes allongées, nettement cylindriques, possèdent un noyau sphérique situé à leur base. Leur protoplasma présente de nombreuses granulations jaunâtres. Le corps de la cellule s'étend de la lumière glandulaire à la membrane propre et prend, au niveau de cette dernière, une forme effilée.

b. — Les autres sont de petits éléments globuleux, à noyaux volumineux, qui forment la majeure partie de la cellule. Elles ne constituent pas, avec les précédentes, un épithélium stratifié, mais se rangent entre les extrémités effilées des cellules cylindriques (1).

2° Les *canaux excréteurs*, au nombre de dix à douze, viennent s'ouvrir de chaque côté du verumontanum. Leur lumière est tapissée par les deux variétés de cellules précédentes, de telle sorte qu'ils paraissent concourir à la sécrétion (Langerhans) (2). Leur charpente est formée par une couche conjonctive dans l'épaisseur de laquelle se trouvent des fibres lisses affectant une direction sensiblement parallèle à l'axe du canal (Frey).

3° La *trame fibro-musculaire*, qui sépare et soutient les glandules, tient une place importante dans la constitution de la prostate, car elle en forme la majeure partie. Les éléments connectifs (cellules et fibres) et les fibres élastiques y abondent ; mais l'élément essentiel est représenté par des fibres lisses tellement abondantes qu'elles constituent, d'après Robin, un tiers du volume de l'organe. Cette richesse, en éléments contractiles, paraît être liée à la rapidité de l'éjaculation,

---

(1) On trouve dans la lumière des culs-de-sac prostatiques, des concrétions formées de couches concentriques qui varient en nombre et en épaisseur. Leur volume est variable, il peut atteindre celui d'une tête d'épingle ; leur coloration, brun jaunâtre, est bien évidente dans les grosses concrétions.

(2) Au niveau de l'orifice des conduits excréteurs l'épithélium devient pavimenteux stratifié.

les animaux, ayant une éjaculation lente (chien), possèdent une prostate dans laquelle les cellules musculaires se montrent en bien moins grand nombre (Cadiat). Les éléments nerveux se montrent, dans la trame fibro-musculaire, sous forme de faisceaux constitués par quelques tubes nerveux et par un grand nombre de fibres de Remak auxquelles sont annexés de petits ganglions. On y trouve, parfois, des corpuscules de Pacini (1).

§ 4. — VOIES D'EXCRÉTION DU SPERME

A. **Canaux déférents.** — Les canaux déférents et les vésicules séminales, présentent à considérer trois tuniques qui sont de dehors en dedans :

a. — Une *tunique fibreuse*, formée de fibres élastiques, de faisceaux et de cellules connectives, qui adhère intimement, par sa couche profonde, à la tunique moyenne.

b. — Une *tunique moyenne musculaire* qui comprend trois plans de fibres lisses : un plan externe longitudinal, un plan interne également longitudinal et un plan moyen circulaire. Ce dernier est, de beaucoup, le plus épais.

c. — Une *tunique muqueuse* plissée longitudinalement et tapissée par un épithélium vibratile stratifié.

Son derme ne renferme pas de glandes ; il est doublé, à la face qui regarde la tunique moyenne, d'une couche de fibres élastiques enchevêtrées dans toutes les directions.

B. **Canaux éjaculateurs.** — Les parois des canaux éjaculateurs sont très minces et présentent, comme les canaux déférents, une tunique externe fibreuse, une tunique moyenne musculeuse et une tunique interne muqueuse.

La tunique *fibreuse* est excessivement ténue.

La tunique *musculeuse* s'amincit considérablement au niveau de la prostate.

La tunique *muqueuse* offre la même structure que celle des canaux déférents. Cependant les plis, qu'elle présente, sont moins nombreux.

(1) Le liquide, sécrété par la prostate, présente une coloration blanc jaunâtre qu'il doit au grand nombre de granulations graisseuses qu'il tient en suspension.

Au niveau de l'utricule prostatique son épithélium devient pavimenteux stratifié (1).

§ 5. — VERGE

La verge présente à étudier une série de membranes qui lui servent d'*enveloppe* et des *corps érectiles*.

A. **Enveloppes de la verge.** — Les enveloppes de la verge sont au nombre de quatre.

On distingue de dehors en dedans :

a. — Une enveloppe formée par la peau.

b. — Une enveloppe musculaire (muscle péripénien de Sappey) qui est formée de fibres lisses circulaires plus ou moins parallèles entre elles.

c. — Une couche celluleuse, très lâche, dépourvue de graisse.

d. — Une enveloppe élastique qui fait suite à l'anneau du ligament suspenseur et s'étend jusqu'à la couronne du gland. Elle est très peu adhérente aux couches précédentes, mais est intimement unie aux couches sous-jacentes (artères, veines, corps érectiles).

Les trois premières couches (peau, couche musculaire, couche celluleuse) s'avancent plus ou moins loin au delà du gland, se réfléchissent et viennent s'insérer au niveau de la couronne. Le prépuce ainsi formé comprend six couches : Les deux couches celluleuses, qui par le fait même de leur réflexion, se trouvent en contact sont adhérentes, chacune à sa couche musculaire, de telle sorte que, quand on tire le prépuce en arrière, elles glissent l'une sur l'autre. Les deux couches musculaires forment une sorte de sphincter qui va s'attacher en arrière du gland, et constitue, à ce niveau, le frein du prépuce. Les glandes sébacées de la peau de la face interne du prépuce, portent le nom de *glandes de Tyson*.

---

(1) Le sperme éjaculé est le résultat du mélange d'un grand nombre de liquides (liquides produits par le testicule, la prostate, les glandes du canal de l'urèthre). Aussi présente-t-il plusieurs éléments figurés.

Ce sont, d'après Pouchet et Tourneux :

1º Des spermatozoïdes.
2º Des cellules épithéliales provenant de la muqueuse uréthrale et des glandes.
3º Des leucocytes.
4º Des cristaux de phosphate de magnésie.
5º Des concrétions provenant de la prostate.
6º Des globules graisseux.

B. Corps érectiles. — Les corps érectiles (enveloppe spongieuse de l'urèthre, corps caverneux) sont constitués par une masse de tissu érectile emprisonnée dans une enveloppe fibreuse.

a. *Enveloppe.* — L'enveloppe des corps érectiles est composée de faisceaux connectifs et de fibres élastiques entre-croisés.

b. *Tissu érectile.* — Le tissu érectile est essentiellement constitué par de larges cavités creusées dans le tissu conjonctif et grandement anastomosées entre elles.

Ces cavités sont tapissées par un endothélium formé de cellules semblables à celles des vaisseaux sanguins. Legros décrit, au-dessous de ces cellules, une membrane propre, homogène, hyaline, adhérant fortement au tissu conjonctif des travées.

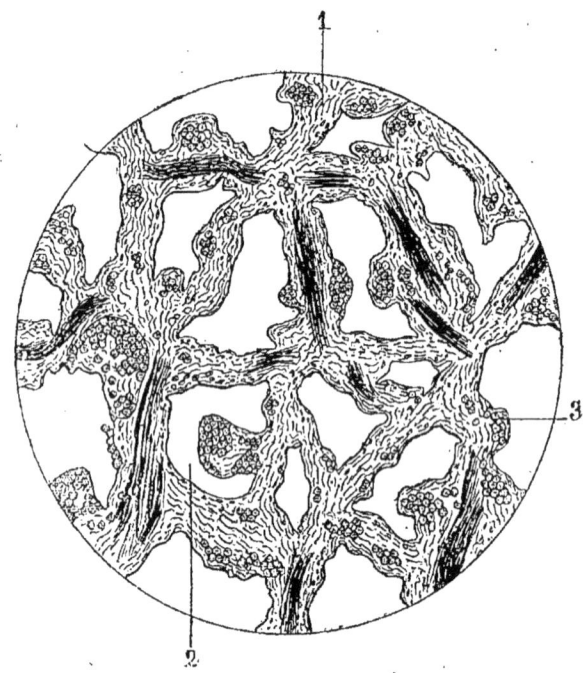

FIG. 98. — Tissu érectile.

1. Travées. — 2. Mailles circonscrites par ces travées. — 3. Cellules musculaires lisses.

Les travées, qui séparent ces cavités, sont formées de faisceaux connectifs entremêlés d'un grand nombre de fibres musculaires lisses; les fibres élastiques y dominent également.

Les artères communiquent largement avec les cavités du tissu érectile : elles sont hélicines, comme celles des organes qui sont soumis à de grandes variations de volume.

Gland. — Le gland est formé par un renflement de l'enveloppe spongieuse de l'urèthre.

Il est formé de tissu érectile et est recouvert par une muqueuse dermoïde à épithélium pavimenteux stratifié. Les cellules des couches superficielles sont lamellaires et ressemblent à celles de la muqueuse buccale.

Le derme présente de nombreuses papilles qui renferment des terminaisons nerveuses en forme de corpuscules. Parmi ces corpuscules il en est qui ne diffèrent pas des corpuscules de *Pacini* (1); les autres représentent des corpuscules de Meissner composés. Ces derniers reçoivent plusieurs fibres à myéline qui, en pénétrant dans le corpuscule, perdent leur myéline et se ramifient de manière à figurer un réseau nerveux inextricable. Les divisions terminales des rameaux nerveux se terminent par des boutons analogues à ceux que l'on observe dans les corpuscules de Meissner de la peau (Suchard, *Structure des corpuscules nerveux terminaux de la conjonctive et des organes génitaux*).

---

(1) Voyez les terminaisons nerveuses de la peau.

CHAPITRE HUITIÈME

APPAREIL GÉNITAL FEMELLE

§ 1. — OVAIRE

L'ovaire présente à considérer une couche superficielle (*couche ovigène*) et une couche centrale (*bulbe de l'ovaire*).

Couche ovigène. — La couche superficielle ou *ovigène* est blanchâtre et relativement ferme, elle comprend de dehors en dedans :

A. **Un épithélium,** constitué par une seule assise de petites cel-

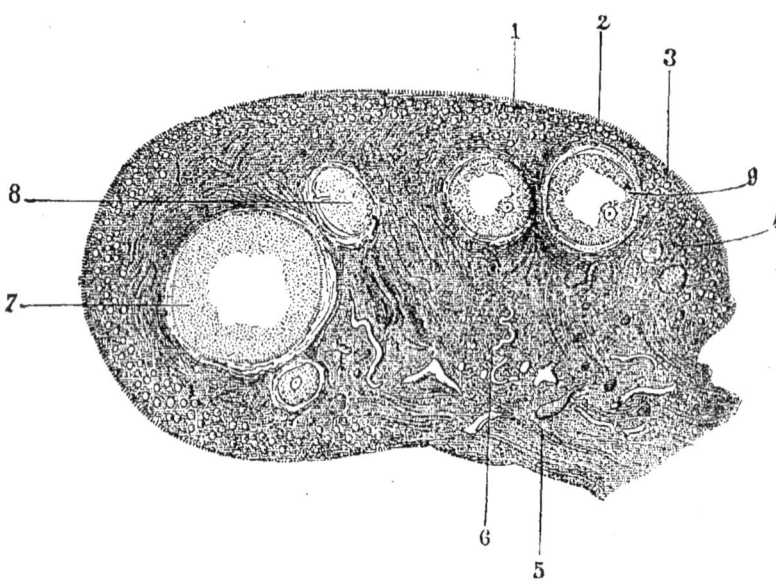

Fig. 99. — Coupe de l'ovaire (d'après Stöhr).

1. Épithélium germinatif.
2, 3. Couche de follicules jeunes.
4. Couche ovigène.
5. Bulbe de l'ovaire.
6. Artère hélicine.
7. Gros follicule de de Graaf dont l'ovule a été enlevé par la coupe.
8. Follicule dont la partie superficielle seule a été comprise dans la coupe.
9. Follicule de de Graaf complet.

lules cylindriques qui repose directement sur le tissu conjonctif sous-jacent et forme des involutions sur lesquelles nous reviendrons plus loin *(épithélium germinatif).*

B. **Des follicules jeunes**, très nombreux chez les jeunes sujets, formés d'une membrane propre tapissée par un épithélium. Chacun d'eux contient, à son centre, une grosse cellule qui représente un ovule jeune.

C. **Des follicules de de Graaf**, arrivés à maturité, se présentant sous l'aspect d'une cavité limitée par une enveloppe de tissu conjonctif tapissée, intérieurement, par un épithélium.

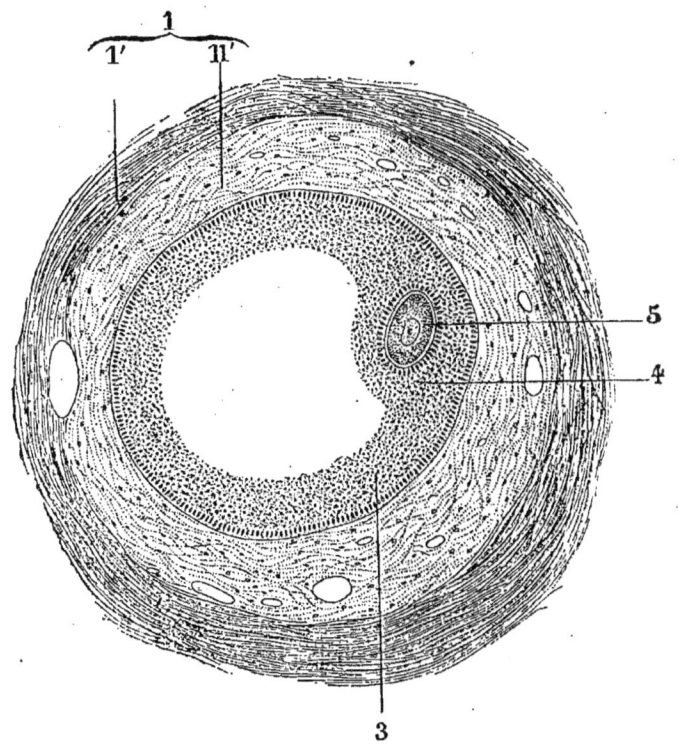

FIG. 100. — Follicule de de Graaf (d'après STÖHR).

1. Enveloppe connective.
1'. Couche externe se continuant avec le stroma de l'ovaire.
1'' Couche interne formée de tissu conjonctif réticulé.
3. Couche granuleuse.
4. Cumulus proliger.
5. Ovule.

a. *Enveloppe.* — Elle se compose d'une membrane hyaline (paroi propre) et d'une enveloppe de tissu conjonctif.

La couche conjonctive présente à considérer deux parties ; une partie *externe*, formée de faisceaux connectifs se confondant avec le stroma conjonctif de l'ovaire ; une partie *interne*, formée de tissu *réticulé* comprenant, dans ses mailles, des cellules, de formes variées, qui possèdent des granulations pigmentaires. Cette couche interne représente un sac lymphatique dans lequel serait plongé le follicule.

La paroi propre, que l'on considérait autrefois comme entièrement dépourvue de structure, est formée par une assise de cellules endothéliales unies par leurs bords.

b. *Épithélium.* — L'épithélium forme, contre la paroi propre du follicule, une couche continue qui porte le nom de *membrane granuleuse*. Les cellules, qui la constituent, sont irrégulièrement polyédriques ; elles ont un gros noyau et quelquefois des granulations jaunâtres. A la partie du follicule la plus éloignée de la surface de l'ovaire, les cellules de la membrane granuleuse forment un épaississement (*cumulus proliger*) au centre duquel se trouve l'ovule. La cavité du follicule est remplie par un liquide jaunâtre, non filant, renfermant peu d'albuminoïdes précipitables par la chaleur, qui tient en suspension des cellules cubiques détachées de la membrane granuleuse.

c. *Ovule.* — L'ovule humain, arrivé à maturité, se présente sous la forme d'une grosse cellule enfouie dans l'épaisseur du cumulus proliger et mesurant jusqu'à $0^{mm},2$ de diamètre.

L'ovule se compose de dehors en dedans :

1° D'une membrane enveloppe (*membrane vitelline*) hyaline et transparente, épaisse de $0^{mm},007$ à $0^{mm},01$. Cette membrane est striée suivant les rayons de l'ovule ; chez certains animaux (poissons), elle est percée d'orifices (mycropiles) pour laisser passer les spermatozoïdes. La membrane vitelline est un produit secondaire résultant de la soudure des cellules épithéliales qui entourent l'ovule.

2° D'une substance (*vitellus*) molle, visqueuse, finement granuleuse, possédant la propriété de se rétracter. Cette substance présente une opacité qu'elle doit à la présence de globules graisseux et qui augmente avec l'âge de l'ovule. Lorsque le vitellus se segmente après la fécondation, pour former le blastoderme, il est nécessaire que des matières nutritives soient fournies aux éléments afin de subvenir au travail formatif. Or ces matériaux peuvent être primitivement placés sous la membrane vitelline ou lui être apportés du dehors, de là deux variétés d'ovules :

a. — Dans le premier cas, il n'existe qu'une espèce de vitellus, le vitellus de segmentation ; tels sont les œufs des mammifères.

b. — Dans le second, il existe un vitellus de *segmentation* et un vitellus *nutritif ;* mais leurs rapports sont loin d'être identiques chez tous les animaux. Tantôt les deux vitellus sont nettement séparés, (oiseaux), tantôt au contraire ils sont intimement mélangés et chaque sphère de segmentation renferme du vitellus nutritif et du vitellus de segmentation (batraciens).

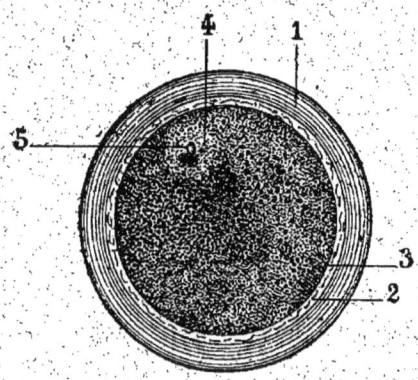

Fig. 101. — Ovule (d'après Robin).

1. Membrane vitelline.
2. Espace laissé libre par le retrait du vitellus.
3. Vitellus.
4. Vésicule germinative.
5. Tache germinative.

3° L'ovule possède encore un noyau désigné sous le nom de *vésicule germinative* ou de vésicule *de Purkinje* (1).

Ce noyau se trouve placé au centre du vitellus ; il semble formé d'une membrane enveloppe très mince et d'un contenu liquide tenant en suspension un corps dont la forme est variable suivant les animaux (*tache germinative*) (2).

(1) Balbiani a découvert, dans l'ovule de la grenouille rousse et de certains invertébrés, un corps, à contours indécis, qui se trouve placé, loin de la vésicule germinative, au voisinage de la membrane vitelline. Cet auteur lui fait jouer un rôle considérable dans les phénomènes de segmentation, tandis qu'il regarde la vésicule germinative comme présidant à la formation du vitellus nutritif ce qui est loin d'être démontré.

(2) Voici quelles sont les dimensions des follicules de de Graaf et des parties qui composent l'ovule arrivé à maturité :

Le follicule de de Graaf mesure depuis $0^m,1$ jusqu'à 1^{cm} et 1^{cm} 1/2 ; l'ovule $0^{mm},2$ à $0^{mm},3$; la vésicule germinative $0^{mm},05$; la tache germinative $0^{mm},007$.

Bulbe de l'ovaire. — La partie centrale de l'ovaire (bulbe) présente une couleur rougeâtre et une consistance spongieuse. Elle est formée d'éléments divers :

1º De fibres musculaires lisses, se répandant dans toutes les directions; ces fibres arrivent au hile de l'organe avec les divers ligaments qui s'y rendent.

2º De faisceaux connectifs qui suivent les artères.

3º De nombreuses artères, contournées en tire-bouchon semblables à celles des organes qui subissent de grandes variations de volume (artères hélicines).

4º De veines variqueuses largement anastomosées.

5º De lymphatiques.

Le bulbe de l'ovaire sert à soutenir la couche ovigène et à la nourrir.

§ 2. — ÉVOLUTION DES FOLLICULES OVARIENS

Les follicules primordiaux se forment aux dépens de cordons cellulaires, provenant de l'involution de l'épithélium germinatif (chez l'embryon).

Ces cordons (*tubes de Pflüger*) sont formés d'une série de petites cellules, analogues à celles de la membrane granuleuse. Ils renferment, à leur centre, une série de grosses cellules différenciées représentant les ovules.

Bientôt, par suite du bourgeonnement du tissu conjonctif de l'ovaire, ces tubes sont divisés en segments, isolés, qui constituent les follicules primordiaux.

Au moment de la naissance presque tous les follicules sont formés : ils ont la structure que nous venons de décrire et présentent seulement un volume plus considérable.

De la naissance à la puberté, il y a peu de modifications importantes, mais au moment de la puberté, plusieurs follicules augmentent considérablement de volume. La couche connective, de leurs parois, se vascularise et un liquide s'épanche dans leur cavité. A ce moment, la paroi du follicule est en contact avec la périphérie de l'ovaire. Sous l'influence d'une congestion du bulbe de l'ovaire, et de la pression du liquide qu'il renferme, le follicule se rompt et l'ovule est mis en liberté.

Ce phénomène constitue la ponte, il coïncide généralement avec la menstruation.

Mais tous les follicules mûrs n'ont pas une pareille destinée. Certains d'entre eux s'atrophient sans avoir expulsé leur contenu (*atrésie des follicules*). Dans les deux cas, la place du follicule est marquée par la présence d'un corps jaune; mais il est possible de distinguer le *corps jaune vrai* succédant à une fécondation du *corps jaune faux* qui se montre lorsque le follicule subit la régression désignée sous le nom d'atrésie folliculaire ou bien lorsque sa rupture n'est pas suivie de fécondation de l'ovule.

a. *Corps jaune vrai.* — Le corps jaune vrai, produit de la rupture d'un follicule dont l'ovule a été fécondé, présente une durée et un volume considérables.

Au début, la cavité du follicule est remplie par un exsudat fibrineux (femme), séro-sanguinolent (truie, lapine) qui éveille, dans la membrane enveloppe, une tendance à la prolifération. Il se produit des bourgeons donnant une forme sinueuse et plissée à la membrane connective folliculaire qui est, comme nous l'avons vu plus haut, composée de deux parties. C'est à l'hypertrophie de sa couche *réticulée* que le corps jaune de la grossesse doit sa physionomie particulière. Le tissu fibreux, produit par la prolifération conjonctive, diminue, de plus en plus, de volume et arrive, vers la fin de la grossesse, à n'être plus représenté que par un petit noyau central limitant un espace étoilé, plus ou moins volumineux, tandis que la couche réticulée forme les trois quarts du corps jaune (de Sinéty). La coloration jaunâtre de la cicatrice folliculaire n'est pas due, comme on l'a cru pendant longtemps, à la présence d'un caillot sanguin, mais à l'existence, au sein de la paroi hypertrophiée, de nombreuses cellules volumineuses, irrégulières qui renferment des granulations réfringentes. On ne s'accorde pas sur l'origine de ces éléments. Robin, qui les a décrites le premier, les considère comme des cellules spéciales et leur donne le nom de « cellules de l'ovariule ». En réalité il s'agit probablement des cellules lymphatiques de la couche réticulée du follicule qui ont pris des dimensions et un aspect inaccoutumé (de Sinéty).

b. *Corps jaune faux.* — C'est, lorsqu'il n'y a pas eu imprégnation de l'ovule, que l'on rencontre le corps jaune faux. Son aspect varie suivant qu'il y a ou qu'il n'y a pas eu rupture du follicule.

Dans le premier cas, le corps jaune évolue avec rapidité (3 à 4 mois);

les éléments conjonctifs, devenus plus abondants, s'avancent dans la cavité folliculaire en formant des plis qui figurent autant de circonvolutions fibreuses. Bientôt les cellules s'atrophient et il ne reste plus qu'une cicatrice de tissu fibreux qui se confond avec le stroma ovarien; mais, à aucune période de l'évolution du corps jaune faux, on n'observe l'*hypertrophie de la couche réticulée* qui caractérise le corps jaune vrai.

Dans le second cas, le follicule s'atrophie sans s'être déchiré (*atrésie du follicule*). On trouve, alors, une formation de tissu conjonctif muqueux au milieu duquel il est souvent possible de retrouver les restes de l'ovule représenté par la membrane vitelline plus ou moins déformée (de Sinéty).

§ 3. — TROMPE

On voit, sur une coupe transversale de la trompe, que cet organe est formé de plusieurs tuniques d'inégale épaisseur :

1° D'une tunique externe *séreuse*, formée par le revêtement péritonéal.

2° D'une tunique moyenne *musculeuse*, dans laquelle il est possible de distinguer deux plans de fibres lisses, un externe longitudinal et un interne circulaire.

3° D'une tunique interne *muqueuse*, présentant de nombreux plis longitudinaux qui apparaissent, sur une coupe transversale, comme autant de franges élégantes. L'*épithélium* qui la tapisse, est formé d'une seule assise de cellules cylindriques, à cils vibratiles, qui se continuent jusque sur la face externe du pavillon à une distance de 0,4 à 2^{mm} suivant les animaux. En ce point, existe un liséré au niveau duquel s'effectue la transformation de l'épithélium vibratile en épithélium péritonéal. Les cellules cylindriques, après avoir perdu leurs cils, diminuent de plus en plus de hauteur, jusqu'à ce qu'elles soient devenues lamellaires et entièrement semblables à l'épithélium des séreuses (Pouchet). Le *derme* de la muqueuse des trompes ne renferme ni glandes ni papilles.

§ 4. — UTÉRUS

Les parois de l'utérus sont constituées par trois tuniques superposées qui sont :

A. **Une tunique externe séreuse** qui est une dépendance du péritoine.

B. **Une tunique moyenne musculeuse** dans laquelle on décrit habituellement trois couches de fibres.

a. — Une couche externe comprenant des fibres longitudinales et transversales.

b. — Une couche moyenne dans laquelle les fibres revêtent une disposition plexiforme.

c. — Une couche moyenne composée, comme le plan externe, de fibres transversales et de fibres longitudinales.

Ce serait une grave erreur que de croire que ces différentes couches (1) possèdent une indépendance complète les unes par rapport aux autres; en réalité, les fibres passent de l'une à l'autre, s'entrecroisent à chaque instant, et font de l'utérus un muscle dans lequel les faisceaux ne présentent pas des directions bien déterminées (2). La tunique musculeuse subit, pendant la grossesse, des modifications importantes à connaître : tandis qu'à l'état de vacuité les cellules musculaires, peu volumineuses, sont séparées par d'épaisses couches fibreuses, pendant la grossesse elles augmentent dans toutes leurs dimensions, deviennent plus nombreuses et prennent un aspect granulé qui les rapproche de l'aspect que présentent les fibres striées (Ranvier).

C. **Une tunique interne muqueuse** qui n'offre pas les mêmes caractères au niveau du corps et au niveau du col de l'utérus.

a. — La *muqueuse du corps* ne possède ni papilles ni villosités. Sa coloration est d'un gris rose; son épaisseur, à l'état de vacuité de l'organe, atteint 1 à 2^{mm} environ (Sappey). Elle est recouverte d'une seule assise de *cellules cylindriques à cils vibratiles*; chez le nouveau-né et chez les femmes avancées en âge les cils font entièrement défaut (de Sinéty, Möricke). Le *derme* de la muqueuse utérine se continue, sans ligne de démarcation, avec la tunique musculaire, aussi les auteurs ne s'entendent-ils guère sur son épaisseur. Robin et Cadiat donnent comme mesure 6^{mm}; Sappey réduit ce chiffre de

---

(1) La disposition des faisceaux dans les couches musculeuses de l'utérus, sont étudiées dans tous les traités d'anatomie descriptive. Nous ne pouvons entrer ici dans plus de détails.

(2) Au niveau du col, la tunique musculeuse présente une importance bien moins grande.

moitié, enfin certains histologistes réduisent la muqueuse utérine à la seule couche de cellules vibratiles. Quoi qu'il en soit, les cellules de revêtement pénètrent de distance en distance, dans l'épaisseur des

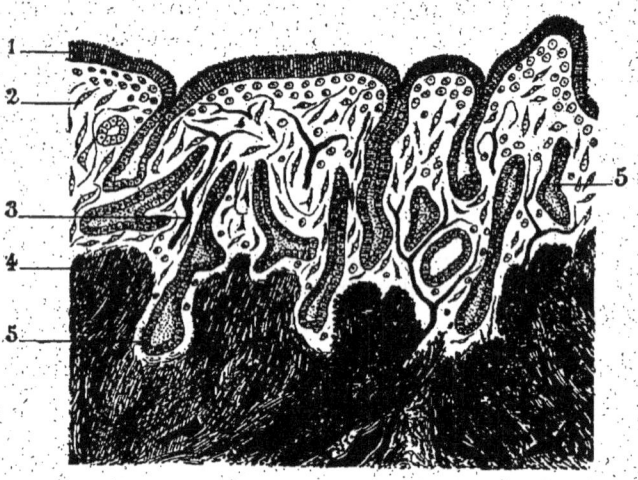

Fig. 102. — Muqueuse du corps.

1. Épithélium. — 2. Derme. — 3. Artères. — 4. Tissu musculaire de l'utérus.
5. Glandes en tube.

tissus sous-jacents et y forment des *glandes en tubes* rectilignes ou légèrement sinueuses. Ces glandes, terminées par un cul-de-sac légèrement renflé et rarement bifide, présentent un épithélium vibratile entièrement semblable à celui de la surface. Elles sécrètent un liquide ne renfermant pas de mucus.

Pendant la période menstruelle l'épaisseur de la muqueuse augmente notablement; elle mesure, alors, 3^{mm} environ (Sappey), son derme est infiltré de nombreuses cellules embryonnaires et on rencontre, en certains points, des cellules hypertrophiées. Les glandes ont subi une hypertrophie générale qui augmente tous leurs diamètres.

b. — La *muqueuse du col* est plus blanche que celle du corps; sa consistance est plus ferme, son épaisseur moindre. Elle présente de nombreux replis (arbre de vie) séparés par des sillons. L'épithélium cylindrique à cils vibratiles, qui tapisse leur bord libre, se transforme, à mesure qu'il pénètre dans les sillons, en épithélium caliciforme. C'est au fond de ces sillons que viennent s'ouvrir de nombreuses glandes qui diffèrent de celles de la muqueuse du corps par leur corps, par leur forme (ce sont des glandes en grappe), et par

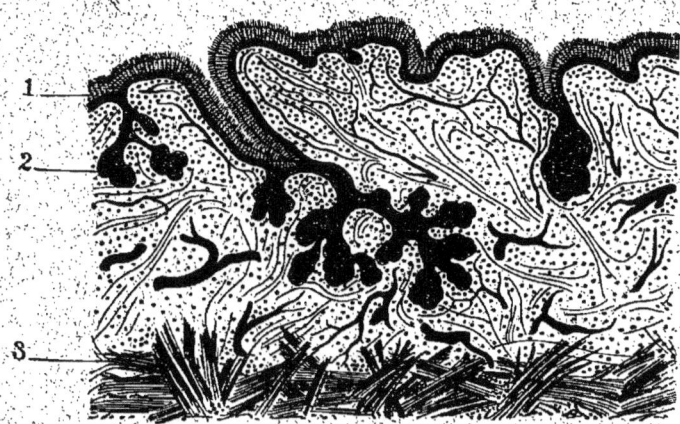

FIG. 103. — Coupe de la muqueuse du col de l'utérus.
1. Épithélium. — 2. Derme avec ses glandes en grappe. — 3. Fibres musculaires de l'utérus.

leur structure, elles sont tapissées par des cellules caliciformes et par conséquent sécrètent du mucus (1).

§ 5. — VAGIN

Sur une coupe transversale du vagin on peut constater que cet organe est formé de quatre tuniques :

a. — La tunique la plus *externe*, est formée par un tissu conjonctif

---

(1) L'utérus possède des vaisseaux sanguins et des lymphatiques qui présentent un certain intérêt :
a. — Les *artères* décrivent de nombreuses flexuosités (artères hélicines) et se montrent en plus grand nombre dans le corps que dans le col.
b. — Les *veines* présentent un développement considérable ; elles sont variqueuses, largement anastomosées entre elles et adhèrent au tissu musculaire (*sinus utérins*).
c. — Les lymphatiques se montrent, dans l'épaisseur de l'utérus, sous forme de *gaines lymphatiques* qui enveloppent les glandes et les vaisseaux. Ces gaines communiquent avec des espaces en rapport, les unes avec les autres, par des trajets rétrécis (fentes lymphatiques), et vont se jeter dans le réseau sous-péritonéal, qui se trouve lui-même en communication avec la cavité du péritoine par l'intermédiaire d'orifices analogues à ceux que Ranvier a décrits dans le centre phrénique du lapin (Léopold, Mierzejewski).

lâche remarquable par sa richesse en fibres élastiques. Il renferme le plexus veineux vaginal.

b. — La couche *moyenne* ou *musculeuse* présente plusieurs plans de fibres lisses. On en décrit généralement trois : L'*interne*, relativement épais, est formé de faisceaux offrant une direction longitudinale. Quelques-unes des fibres de ce plan se prolongent dans la sous-muqueuse et même dans les papilles de cette dernière ; le plan *externe* est constitué par des fibres circulaires ; le plan *moyen* présente des faisceaux entre-croisés dans tous les sens et affecte une disposition plexiforme. Les faisceaux de fibres musculaires lisses, qui entrent dans la formation de ces plans, ne sont pas unis les uns aux autres, ils sont séparés par du tissu conjonctif lâche.

c. — En dedans de la tunique musculeuse, nous trouvons la couche conjonctive *sous-muqueuse* formée par un tissu conjonctif dont la structure ne diffère pas de celle du tissu conjonctif ordinaire.

d. — La couche la plus interne, est formée par une *muqueuse* dont l'épaisseur varie d'un millimètre à un millimètre et demi. Sa couleur est d'un gris cendré ou rosé (Sappey). Sa face externe est hérissée de nombreuses papilles cylindriques, très volumineuses sur les colonnes vaginales. Chez l'enfant et chez la vierge ces papilles sont plus longues que chez la femme qui a eu des rapports sexuels.

L'*épithélium* est pavimenteux stratifié. Les cellules superficielles, lamellaires et munies d'un noyau, ressemblent aux cellules correspondantes de l'épithélium buccal.

Le *derme*, formé de faisceaux connectifs et de fibres élastiques, présente de nombreuses papilles, mais est absolument *dépourvu de glandes* de toute espèce.

§ 6. — GLANDES VULVO-VAGINALES

Chaque glande vulvo-vaginale ou de Bartholin représente un amas de glandules qui viennent s'ouvrir dans un canal excréteur commun soit directement par un orifice rétréci, soit indirectement par l'intermédiaire de canaux dilatés figurant, sur une coupe, des sinus irréguliers.

A. **Acini.** — L'épithélium, qui tapisse la partie sécrétante de la glande, est formé d'une seule assise de cellules muqueuses entièrement semblables à celles que nous avons trouvées dans les glandes du col de l'utérus.

B. **Voies d'excrétion.** — Aux culs-de-sac glandulaires font suite des canaux rétrécis et très courts qui se jettent dans des cavités irrégulières, tapissées de cellules cubiques, d'où partent les canaux excréteurs. Ceux-ci présentent une lumière étroite, limitée par une seule rangée de cellules cylindriques. Le canal principal, auquel aboutissent les tubes excréteurs, présente plusieurs couches d'épithélium cylindrique; sur toute son étendue il reçoit de petites glandes qui s'y jettent sans passer par l'intermédiaire des sinus (de Sinéty).

C. **Charpente.** — La charpente, qui réunit les culs-de-sac des glandes de Bartholin, est formée par du tissu conjonctif au milieu duquel on trouve, par places, des *fibres lisses* et des *faisceaux musculaires striés*.

§ 7. — MAMELLE

La mamelle est formée par la réunion de quinze à vingt glandes en grappe unies par un stroma fibreux.

A. Les **culs-de-sac** sont formés par une *membrane propre* décomposable en cellules plates, comme celles des glandes salivaires et par des cellules *épithéliales* cubiques et polyédriques. Les cellules, qui sont immédiatement appliquées contre la paroi propre, possèdent un noyau ovalaire et sont uniformément granuleuses. Les autres se remplissent de granulations graisseuses qui les distendent et compriment le noyau. Celui-ci ne tarde pas à s'atrophier et les cellules, devenues globuleuses, sont rejetées dans la cavité de la glande et expulsées.

B. Les **canaux excréteurs** les plus fins, ceux qui confinent aux acini, sont tapissés par une seule rangée de cellules cubiques. Les conduits plus volumineux (*canaux galactophores*) présentent une double rangée d'épithélium cylindrique (de Sinéty); leur paroi est formée par une gaine de tissu conjonctif, riche en fibres élastiques, dans l'épaisseur de laquelle on trouve des cellules musculaires lisses dont la direction est sensiblement parallèle à l'axe du mamelon (1).

---

(1) On trouve, sur la peau de l'aréole, de nombreuses saillies papillaires (tubercules de Montgomery) sur lesquels viennent s'ouvrir trois espèces de glandes.

1° Des *glandes sudoripares*, entièrement semblables à celles de la peau, mais plus volumineuses.

C. — Le **stroma**, qui forme la charpente de la mamelle, est constitué par du tissu conjonctif, peu riche en éléments cellulaires, sauf au voisinage des grains glandulaires où il possède de nombreuses cellules qui augmentent en nombre pendant la lactation (de Sinéty). Chez la femme il n'y a, autour des acini, que de très rares fibres lisses; mais celles-ci prennent une importance considérable au voisinage du mamelon. Elles affectent à ce niveau des directions horizontale, longitudinale et oblique; ce sont les fibres horizontales qui sont les plus nombreuses (de Sinéty) (1).

2° Des *glandes sébacées*, simples ou divisées en plusieurs lobes.

3° Des *glandes mammaires accessoires*, situées dans le tissu conjonctif sous-aréolaire. Ces glandes, qui présentent une structure identique à celles des glandes mammaires principales, ont été tour à tour admises et niées par les auteurs. C'est M. Duval qui a véritablement démontré leur signification physiologique.

Nous devons encore indiquer la présence, dans la peau du mamelon, d'un certain nombre de corpuscules de Meissner (Duval, de Sinéty).

(1) Comme toutes les glandes en grappe, la mamelle débute par une involution épithéliale. Vers le 2° mois de la vie fœtale, le derme, sous-jacent à la place qu'occupera la mamelle, s'épaissit. Ce n'est que vers le 4° ou 5° mois que le cylindre épithélial commence à le pénétrer et donne naissance à des expansions latérales qui s'allongent et se creusent d'une cavité. Chacun de ces bourgeons donnera naissance à une glande.

A la naissance, le tissu périglandulaire se congestionne : il se forme quelques culs-de-sac glandulaires et il se produit même une sécrétion lactée. De la naissance à la puberté, la multiplication des conduits et des culs-de-sac est très lente.

Au moment de la puberté nouvelle formation d'acini et sécrétion lactée.

Pendant la puberté et avant toute grossesse, la glande est représentée par une masse de tissu fibreux, au sein duquel, l'acide acétique fait apparaître des conduits très fins remplis de petites cellules épithéliales, et présentant des bourgeons en forme de doigt de gant. C'est de ces bourgeons que naîtront les culs-de-sac sécréteurs.

Pendant la grossesse, les acini glandulaires se développent et le tissu fibreux prend moins d'importance, on peut alors reconnaître de véritables acini séparés par très peu de tissu conjonctif.

Après la grossesse, les culs-de-sac s'atrophient et sont remplacés par du tissu cellulo-adipeux. La glande présente donc le même aspect qu'avant la grossesse, seulement la plaque fibreuse qui la représentait est dissociée par du tissu cellulo-adipeux.

TROISIÈME PARTIE

ORGANES DES SENS

CHAPITRE PREMIER

PEAU

La peau présente à étudier, au point de vue de sa structure :
1º L'épiderme.
2º Une charpente connective (derme).
3º Des organes glandulaires.
4º Des productions cornées.
5º Des terminaisons nerveuses sensitives.

§ 1. — ÉPIDERME

L'épiderme appartient à la classe des épithéliums pavimenteux stratifiés, il présente deux couches ; une couche profonde dite *corps muqueux de Malpighi* et une coupe superficielle désignée encore sous le nom de *couche cornée*.

A. **Corps muqueux.** — Les cellules des parties profondes de cette couche (lac du corps muqueux) sont polyédriques. Elles présentent, à la limite de leur union, un pointillé scalariforme qui a donné lieu à diverses hypothèses.

Schrön le prit pour des canaux creusés dans les parois des cellules.

Schültze pensa qu'il avait affaire à des piquants qui seraient engrenés à la façon des roues dans un engrenage.

Bizzozero admit aussi des piquants, mais qui seraient unis bout à bout.

D'après Ranvier, il faut distinguer, dans ces cellules, deux variétés de protoplasma :

a. — Un protoplasma granuleux, indifférent, répandu dans toute la masse de la cellule.

b. — Un protoplasma structuré formé de filaments diversement enroulés autour du noyau. Ces filaments ne restent pas confinés dans une seule cellule, ils s'en échappent et vont, après un court trajet, se jeter dans les cellules voisines, où ils s'enroulent en affectant les mêmes dispositions que dans la cellule d'où ils viennent.

C'est entre ces filaments que circule le plasma nutritif.

La couche de cellules, qui est immédiatement en contact avec le derme, présente des cellules cylindriques, remplies de *granulations pigmentaires* (1), qui offrent les phénomènes de la multiplication cellulaire et servent à la régénération de l'épiderme.

Les couches superficielles du corps muqueux sont profondément modifiées : elles constituent des couches de transition, entre le corps muqueux et la couche cornée, et forment ce que l'on a appelé le stratum granulosum et le stratum lucidum.

Le *stratum granulosum* est constitué par une ou deux rangées de cellules qui commencent à s'aplatir, et ont perdu leurs filaments d'union. Ces cellules présentent, à côté d'un noyau presque atrophié, des gouttelettes d'une substance, se colorant en violet par le carmin, à laquelle Ranvier, qui l'a découverte, a donné le nom d'*éléidine* en raison de l'aspect qu'elle présente. Cette substance semble liée à la disparition du noyau et à la formation de la couche cornée.

Dans le *stratum lucidum* les cellules, très aplaties, ne présentent plus de noyau. L'éléidine s'y montre à l'état diffus sous forme de plaques. Cette couche diffère de la couche cornée en ce qu'elle ne renferme pas de graisse.

B. **Couche cornée**. — La couche cornée forme la zone la plus externe de l'épiderme ; son épaisseur varie considérablement suivant la région que l'on examine. Très développée à la plante des pieds et

---

(1) Ces granulations donnent, à la peau, la coloration qui caractérise la race nègre.

à la paume des mains, elle se réduit à son minimum au niveau des lèvres. Les cellules, qui la constituent, se montrent sous la forme de lamelles plissées unies par leurs bords, et entièrement dépourvues de noyau. Le protoplasma n'existe plus, il s'est transformé en graisse ; la cellule cornée est donc uniquement constituée par une membrane enveloppe remplie de graisse.

§ 2. — DERME

Le derme est constitué par des faisceaux connectifs et par des fibres élastiques venus du tissu cellulaire sous-cutané, qui forment un feutrage, d'autant plus serré, qu'on s'approche davantage de la surface. Les cellules connectives se moulent sur ces faisceaux, et présentent les formes les plus variées. Dans certaines régions (peau de la paume de la main et de la plante du pied), on trouve quelques cellules adipeuses ; en d'autres points, la couche profonde du derme est doublée de petits faisceaux de fibres musculaires lisses.

Le derme présente un grand nombre de papilles dans lesquelles les faisceaux connectifs et les fibres élastiques sont plus serrés que dans le derme proprement dit. La face épidermique est limitée par une *membrane basale* hyaline. Toutes les papilles, sauf celles qui contiennent des nerfs, possèdent un appareil vasculaire assez développé. On y trouve un grand nombre de capillaires, qui se jettent dans une veine centrale terminée en cul-de-sac ; on y voit, également, un lymphatique qui se termine par une extrémité renflée en massue ou effilée en forme de pointe.

§ 3. — GLANDES DE LA PEAU

Les glandes de la peau appartiennent à la variété des glandes acineuses (*glandes sébacées*) et à celle des glandes en tube (*glandes sudoripares*).

Glandes sébacées.

On distingue, dans la série des vertébrés et à différentes époques de la vie, trois variétés de glandes sébacées (1) :

---

(1) RANVIER. Cours du Collège de France.

1° La forme *diffuse* n'existe que chez les embryons. Elle est représentée par un bouchon épidermique qui a présidé au développement des poils et qui se trouve sur le trajet que ces derniers doivent parcourir. Ce n'est pas là une véritable glande; mais les cellules de ce bourgeon subissent la transformation sébacée.

2° La forme *glomérulée intra-épidermique*, que l'on trouve dans l'épaisseur de la gaine épithéliale externe des poils tactiles des mammifères. Elle n'a pas de membrane connective et se présente, au milieu des éléments épithéliaux de la gaine externe des poils, sous forme d'amas cellulaires ayant subi l'évolution sébacée.

3° La troisième forme ou la *glande sébacée vraie* est la seule qui existe chez l'homme.

Les glandes sébacées vraies sont des glandes acineuses, composées, annexées aux follicules pileux. Elles sont placées, entre le poil et le

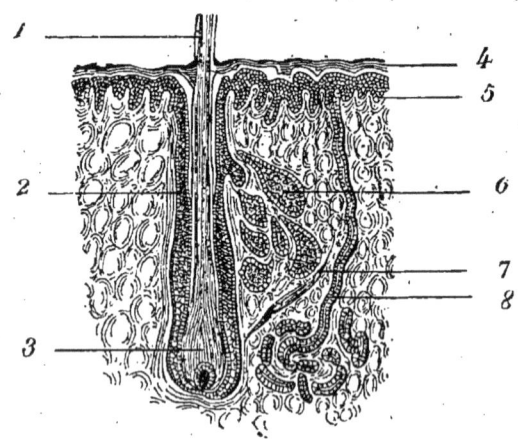

Fig. 104. — Coupe de la peau.

1. Poil.
2. Ses gaines épithéliales.
3. Bulbe.
4. Couche cornée.
5. Couche de Malpighi.
6. Glande sébacée.
7. Muscle redresseur du poil.
8. Glande sudoripare.

muscle redresseur, de telle sorte que quand celui-ci se contracte il favorise l'excrétion. Elles s'ouvrent dans le follicule au niveau de son col.

a. *Acini*. — Les culs-de-sac glandulaires sont formés par une *mem-*

brane propre, expansion de la membrane vitrée du follicule (1), doublée extérieurement par une couche connective possédant un réseau vasculaire extrêmement riche. Leur cavité est remplie par un amas de cellules épithéliales dans lequel il faut distinguer plusieurs assises.

1º La couche, qui est immédiatement appliquée contre la membrane propre, présente des cellules polyédriques sans granulations graisseuses, qui offrent tous les phénomènes de la multiplication cellulaire.

2º Dans la deuxième assise les cellules, plus volumineuses, présentent des granulations graisseuses.

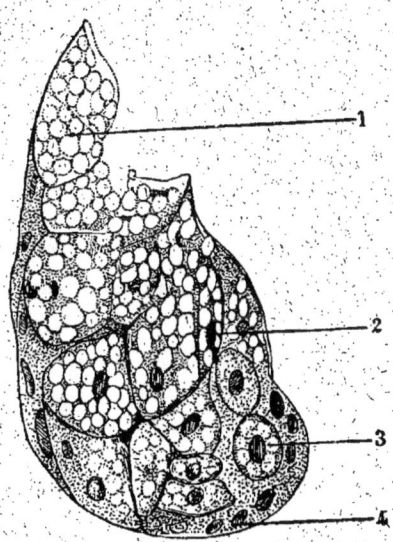

Fig. 105. — Coupe transversale d'une glande sébacée (d'après Stöhr).

1. Cellules du centre de l'acinus qui ont entièrement subi la transformation sébacée.
2. Cellules montrant un noyau qui commence à s'atrophier.
3. Cellules chargées de granules graisseux, mais possédant encore leur noyau.
4. Cellules de la première rangée.

3º Dans une région plus voisine du centre de l'acinus, le nombre des granules graisseux a augmenté et le noyau commence à s'atrophier.

(1) Voyez, plus loin, la structure du follicule pileux.

4º Enfin, tout à fait au centre du cul-de-sac glandulaire, la cellule sébacée n'est plus représentée que par une membrane enveloppe remplie de graisse. Il n'existe pas de noyau ou on n'en trouve que des vestiges (1).

b. *Tube excréteur*. — Les conduits excréteurs des glandes sébacées sont formés par une *membrane propre*, qui se continue directement avec celle des culs-de-sac, et par des cellules épithéliales entièrement semblables quant à leur structure aux cellules de l'épiderme.

Glandes sudoripares.

Les glandes sudoripares appartiennent à la classe des glandes en tubes; elles sont formées d'un tube étroit, allongé, dont une partie rectiligne représente la partie *excrétante*, tandis que l'autre, con-

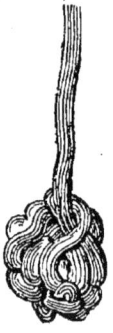

FIG. 106. — Glomérule d'une glande sudoripare.

tournée et pelotonnée en forme de glomérule, constitue la partie *sécrétante*.

Tube sécréteur. — Le peloton, formé par le tube sécréteur, est logé dans le tissu conjonctif sous-cutané. Les dimensions varient beaucoup d'une glande à l'autre : il atteint 1^{mm} au niveau de l'aisselle, de l'aréole du mamelon, et se réduit à 0^{mm},2 à 0^{mm},3 dans les autres régions du corps. La lumière du tube sécréteur est régulièrement cylindrique sauf à son extrémité libre où il est légèrement renflé et se termine en forme de cœcum.

(1) Toutes les cellules, produites par la prolifération de la première assise des culs-de-sac, ne subissent pas la transformation sébacée. Certaines d'entre elles, se transforment en éléments semblables aux cellules de la couche cornée épidermique, aussi on trouve, entre les cellules sébacées, des cloisons formées par des cellules kératinisées (Ranvier).

Il présente à considérer, de dehors en dedans : une enveloppe connective, une paroi propre, une couche de cellules musculaires et une couche de cellules épithéliales.

a. *Enveloppe connective.* — L'enveloppe connective est formée de faisceaux connectifs affectant une disposition circulaire et de cellules conjonctives abondamment répandues dans cette couche.

b. *Membrane propre.* — La membrane propre représente une dépendance de la basale du derme : sa minceur extrême et son aspect anhiste se montrent très bien sur des coupes transversales du tube glandulaire.

c. *Couche musculaire.* — Entre la membrane propre et la couche épithéliale, se trouve une rangée de cellules musculaires lisses qui adhère intimement à la basale par des crêtes longitudinales parallèles à l'axe de l'élément musculaire. Ces cellules ne sont pas perpendiculaires au tube sécréteur, elles sont obliquement enroulées autour de lui, et décrivent des tours de spire très allongés. Dans les intervalles laissés libres par les fibres lisses, l'épithélium glandulaire se met en rapport avec la membrane propre (1).

d. *Cellules glandulaires.* — En dedans de la couche musculaire, on trouve une rangée de cellules épithéliales offrant la forme d'une pyramide tronquée dont le sommet regarde la lumière glandulaire. Le noyau de ces cellules est sphérique, il occupe la partie moyenne de l'élément. Le protoplasma renferme des granulations disposées en séries parallèles au grand axe des cellules et figurant des stries irrégulières. A côté d'elles on trouve d'autres granules plus volumineux, fortement réfringents, possédant toutes les réactions caractéristiques de la graisse (2).

Tube excréteur. — Le tube excréteur présente à considérer une portion *dermique* et une portion *épidermique*.

a. *Portion dermique.* — La portion dermique fait suite au tube

---

(1) Cette disposition des éléments contractiles a pour but :
1° De faciliter les échanges par suite du contact des cellules épithéliales avec la paroi propre.
2° De rendre l'excrétion plus complète, grâce à l'obliquité des éléments musculaires qui, en se contractant, rétrécissent et raccourcissent le tube glandulaire.

(2) Voici quelques-unes de ces réactions :
a. — Elles résistent à l'action de l'acide acétique.
b. — Se dissolvent dans l'éther et le chloroforme.
c. — L'acide osmique les colore en noir.

sécréteur. Après avoir décrit quelques circonvolutions et contribué, ainsi, à la constitution du peloton glomérulaire, il se dirige vers l'épiderme en suivant un trajet rectiligne. Ses parois sont formées d'une *membrane propre*, continuation de la paroi propre du tube sécréteur, tapissée, intérieurement, par deux rangées de petites cellules cubiques. Les cellules de la rangée la plus interne, sont limitées du côté de la lumière glandulaire par une cuticule, assez épaisse, qui semble destinée à empêcher la résorption et l'accumulation du liquide sécrété par la glande (Ranvier).

b. *Portion épidermique.* — Le tube excréteur arrivé au niveau du corps muqueux de Malpighi, perd sa tunique connective et sa membrane propre qui se continuent, l'une avec le tissu conjonctif,

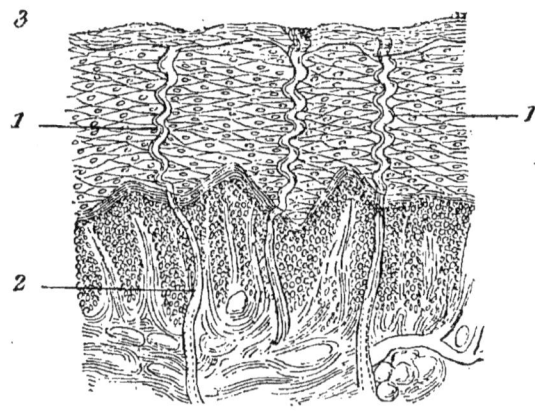

Fig. 107.

1. Partie du tube excréteur qui traverse la couche cornée. — 2. Partie du tube excréteur logée dans le corps muqueux.

l'autre avec la basale du derme. Il n'est plus formé que par des cellules épidermiques et paraît simplement creusé dans le corps muqueux. Au niveau de la couche cornée il décrit une spire extrêmement régulière et à tours très serrés (1).

(1) Les glandes sudoripares se développent aux dépens d'un bourgeon épithélial plein qui part de l'épiderme et s'enfonce dans les couches profondes du derme (vers la fin du 4e mois). A ce moment toutes les cellules sont semblables à celles du corps muqueux; plus tard la lumière glandulaire apparaît et s'étend de plus en plus vers la surface. Au 7e mois, le tube glandulaire continuant à s'accroître, mais rencontrant dans les tissus profonds, une résistance qu'il ne peut vaincre se recourbe et se pelotonne en forme de

§ 4. — PRODUCTIONS CORNÉES

Poils.

Plus ou moins obliquement implantés dans la peau, les poils se terminent, dans le derme, par une extrémité renflée, creusée en cupule pour recevoir une papille vasculaire. L'angle obtus, qu'ils forment avec la surface de l'épiderme est sous-tendu par le muscle

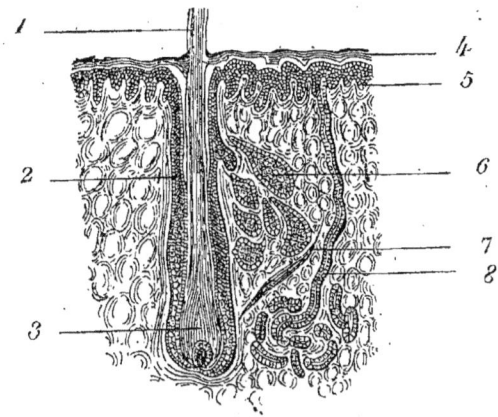

FIG. 108. — Coupe de la peau.

1. Poil.
2. Gaines du follicule pileux.
3. Bulbe.
4. Couche cornée.
5. Corps muqueux.
6. Glande sébacée.
7. Muscle redresseur.
8. Glande sudoripare.

redresseur du poil dont les insertions se font, d'une part aux gaines du poil, d'autre part à la partie la plus superficielle du derme. Entre le muscle redresseur et le poil sont placées des glandes sébacées.

Structure du poil. — Le poil se compose de trois parties : l'épiderme, l'écorce et la moelle.

a. *Épiderme*. — L'épiderme se compose d'une seule assise de cellules dont les limites figurent, à la surface du poil examiné à plat, un réseau d'une finesse extrême. Si l'on traite un cheveu par une

glomérule. Les cellules épithéliales se différencient ensuite, les unes donnant naissance aux cellules sécrétantes les autres se transformant en cellules musculaires lisses. C'est là un exemple curieux du développement d'éléments musculaires aux dépens de l'ectoderme.

solution de potasse à 40 p. 0/0 on arrive à séparer les cellules qui apparaissent, alors, sous forme de lamelles plates, plus longues que larges, au milieu desquelles se trouve une tache claire, sans doute les restes d'un noyau. Ces cellules sont disposées de telle sorte que le bord, qui est tourné vers la racine du poil, est recouvert, par le bord de la cellule voisine, en un mot elles sont imbriquées à la manière des tuiles d'un toit.

b. *Écorce.* — La substance corticale est formée de cellules fusiformes intimement unies en une seule couche, si bien que leur ensemble figure une substance finement striée. Elles ne possèdent pas de noyau, mais renferment le pigment qui donne, aux cheveux, leurs nuances si variées.

c. *Moelle.* — La moelle, n'occupe pas toute la longueur du poil; dans les régions où elle existe elle présente des renflements et des étranglements si bien que par place, le cylindre médullaire peut-être interrompu. Les cellules qui la constituent, sont régulièrement disposées les unes à côté des autres; leur forme est celle de polyèdres à angles arrondis, leur noyau est difficilement perceptible. Elles renferment des granulations de deux sortes : les unes sont des granules *pigmentaires;* les autres sont des granules brillants qui représentent d'après certains histologistes, des gouttes *de graisse* et qui ne seraient d'après Kölliker, que des bulles d'air emprisonnées dans le corps cellulaire.

Racine du poil. — La racine du poil est logée dans un sac *(follicule pileux)* qui présente une structure assez compliquée.

On trouve de dehors en dedans :

a. — La paroi connective du follicule.

b. — Sa gaine épithéliale externe.

c. — Sa gaine épithéliale interne.

1° *Paroi connective.* — La paroi connective du follicule est formée :

a. — D'une couche externe de fibres connectives longitudinales.

b. — D'une couche moyenne de fibres connectives circulaires.

c. — De la membrane vitrée. Celle-ci est une membrane anhiste; elle représente une dépendance de la basale du derme.

2° *Gaine épithéliale externe.* — La gaine épithéliale externe très épaisse, au niveau de la partie moyenne du follicule, va en s'amincissant vers la papille. Elle est formée de plusieurs assises de cellules qui ne renferment pas d'éléidine et par conséquent ne subissent pas la kératinisation épidermique (1).

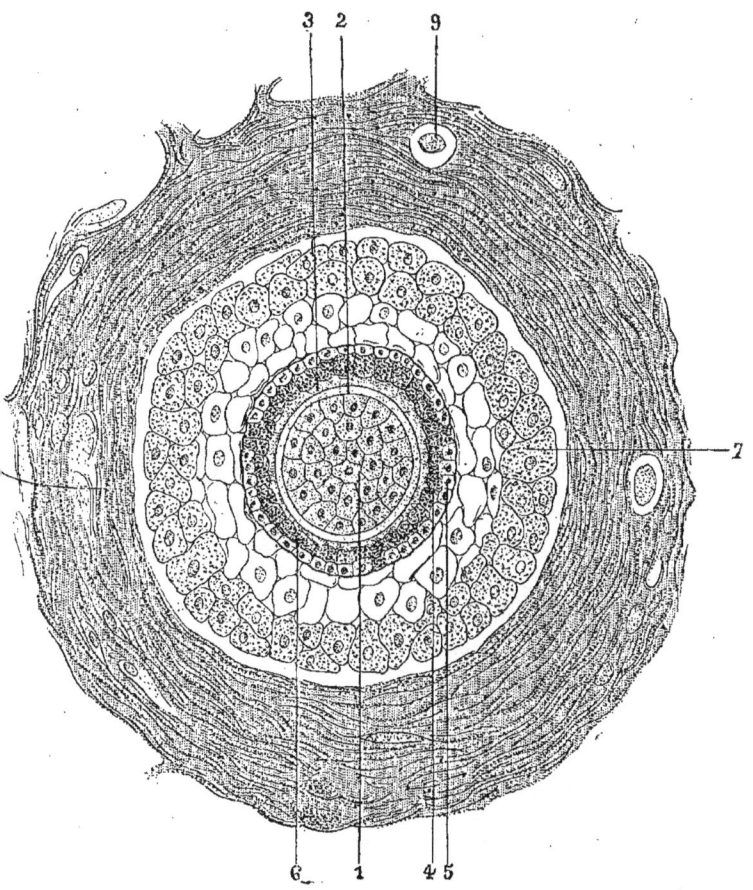

Fig. 109. — Coupe de la racine d'un poil.

1. Poil.
2. Épiderme du poil.
3. Cuticule de la gaine épithéliale interne.
4. Couche de Huxley.
5. Couche de Henle.
6. Gaine épithéliale externe.
7. Paroi connective.
8. Vaisseaux.

3° *Gaine épithéliale interne.* — La gaine épithéliale interne

---

(1) Les gaines épithéliales s'étendent de la papille au point où la glande sébacée s'ouvre dans le follicule (col du follicule), au-dessus du col du follicule, la gaine du poil est formée par des cellules offrant les caractères et l'évolution des cellules épidermiques.

offre la même épaisseur sur toute son étendue. Elle présente, de dehors en dedans, trois rangées de cellules qui forment : la couche de Henle, la couche de Huxley, et la cuticule de la gaine épithéliale externe. Toutes ces cellules sont kératinisées, elles sont claires, réfringentes et ne possèdent que les vestiges du noyau. Entre les cellules de la couche de Henle on trouve des fentes dans lesquelles les cellules de la couche de Huxley envoient des prolongements.

Ainsi que le fait remarquer Ranvier, les cellules de la gaine épithéliale externe ne proviennent pas d'une prolifération des cellules de la gaine épithéliale externe.

Si l'on examine la surface de la papille, on voit, tout à fait à son sommet, des cellules remplies d'éléidine qui donneront naissance à la moelle du poil.

Plus en dehors, se trouvent des cellules remplies d'une matière brune (matière onychogène). Ces cellules donneront naissance à l'écorce et à l'épiderme du poil.

Enfin, au niveau du col de la papille, se trouvent des cellules pleines d'éléidine, ce sont elles qui produiront la gaine épithéliale interne.

Si l'on examine les parties des couches de Huxley et de Henle qui avoisinent le col de la papille, on remarque que l'éléidine s'étend, assez haut, dans ces couches. Elle remonte, plus haut, dans la couche de Huxley que dans la couche de Henle (1).

---

(1) Au point où un poil doit naître, les cellules des couches profondes de l'épiderme s'enfoncent dans le derme sous forme d'un bourgeon épithélial. En même temps, on voit se développer du côté du derme, un nodule qui marche à la rencontre du bourgeon épithélial et se coiffe bientôt de ce dernier. Les cellules qui sont au contact de la papille dermique, donnent naissance au poil et à la gaine épithéliale interne, les autres servent à la formation de la gaine épithéliale externe. A cette période, le poil présente une forme conique et se trouve entièrement renfermé dans la gaine épithéliale interne ; mais bientôt, par suite de son accroissement en longueur, il perfore cette gaine, se creuse un chemin à travers les cellules épidermiques devenues graisseuses sur son passage, et se fait jour à la surface de la peau. La partie du poil qui se trouve appliquée contre la papille (bulbe pileux), est creusée en forme de cupule, aussi a-t-on donné aux poils, nouvellement formés, le nom de *poils à bulbe creux*. Le remplacement des poils (mue) est caractérisé par l'atrophie de la papille suivie bientôt de la rétraction du bulbe du poil qui devient un *poil à bulbe plein*. Entièrement détaché de la papille le poil est attiré par le muscle redresseur et tombe à l'extérieur ; un nouveau poil se produit, soit sur l'ancienne, soit sur une nouvelle papille.

Ongles.

Les ongles sont des plaques cornées, formées de cellules aplaties qui diffèrent, des cellules cornées épidermiques, en ce qu'elles renferment un noyau.

On isole facilement ces cellules en faisant bouillir un fragment d'ongle dans une solution concentrée de soude ou de potasse; elles se présentent sous la forme de très fines lamelles munies d'un noyau et mesurant de 20 à 30 μ de large.

Matrice de l'ongle. — L'ongle repose dans toute sa longueur, sur une couche épidermique (*lit de l'ongle*) qui prend, à sa partie postérieure, une plus grande importance par suite de la conformation de la lame unguéale qui est, à ce niveau, taillée en biseau aux dépens de sa face inférieure (*matrice de l'ongle*). Cette couche épidermique toute entière (*lit et matrice*) est formée de plusieurs assises de cellules au sein desquelles on trouve une substance brune (*matière onychogène*) qui semble présider à la genèse de l'ongle (1). Au niveau du bord libre de l'ongle (peau de la pulpe du doigt) et dans le prolongement cutané, qui forme au-dessus de sa racine le repli sus-unguéal, la matière onychogène est remplacée par de *l'éléidine*. Cette dernière substance se montre, également, dans la couche épidermique qui s'avance sur les parties latérales de l'ongle; dans tous ces points, il se forme une couche cornée épidermique. Chez l'embryon humain et chez un grand nombre d'animaux, la couche du repli sus-unguéal se prolonge à la surface de l'ongle constituant ce que l'on a appelé l'*épidermicule de l'ongle.*

§ 5. — TERMINAISONS NERVEUSES DE LA PEAU

La peau de l'homme présente à étudier trois sortes de terminaisons nerveuses : les terminaisons intra-épidermiques, les ménisques tactiles et les corpuscules du tact. On trouve, en outre, dans le tissu conjonctif sous-cutané de certaines régions, des corpuscules de Pacini.

---

(1) D'après des expériences récentes, il semble que l'épithélium de la matrice préside seul à la formation de l'ongle. L'ablation de cette matrice suffit seule pour empêcher l'ongle de repousser.

Terminaisons intra-épidermiques.

Certains tubes nerveux, arrivés à la périphérie du derme, perdent leur myéline, et pénètrent entre les cellules du corps muqueux. Là, elles se divisent, s'anastomosent, et se terminent au-dessous du stratum granulosum, par des extrémités en forme de bouton.

Ménisques tactiles.

D'autres fibres nerveuses, après avoir perdu leur myéline au niveau des parties superficielles du derme, se divisent en fibrilles qui, après avoir décrit un trajet le plus souvent sinueux, atteignent les cellules de la couche profonde de Malpighi. A ce niveau elles se renflent et

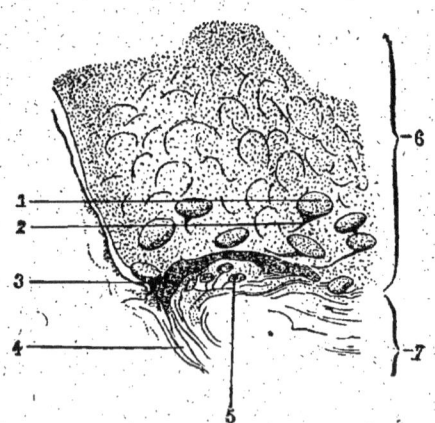

Fig. 110. — Ménisques tactiles.

1. Ménisque.
2. Pédicule formé par une fibrille nerveuse.
3, 4. Pinceau de fibrilles.
5. Ménisques tactiles.
6. Épiderme.
7. Derme.

s'étalent, formant, au-dessous de chacune des cellules, un ménisque concavo-convexe, qui embrasse la face inférieure de la cellule à la manière d'une cupule (*ménisque tactile*). La terminaison nerveuse en forme de ménisques est rare dans la peau de l'homme.

TERMINAISONS NERVEUSES DE LA PEAU

Corpuscules du tact.

Les corpuscules du tact ou de Meissner abondent dans la peau de la pulpe des doigts et des orteils (3ᵉ phalange). Ils ont une forme irrégulièrement ovoïde et remplissent les papilles dans lesquels ils sont placés. On trouve des corpuscules formés de plusieurs lobes.

Lorsqu'on a affaire à un corpuscule simple la fibre nerveuse, qui lui est destinée, pénètre par son pôle inférieur. Lorsqu'on a affaire à un corpuscule composé, les lobes supérieurs peuvent recevoir des fibres nerveuses distinctes, ou bien une même fibre, se divisant au niveau d'un étranglement de Ranvier, fournit à tous les lobes.

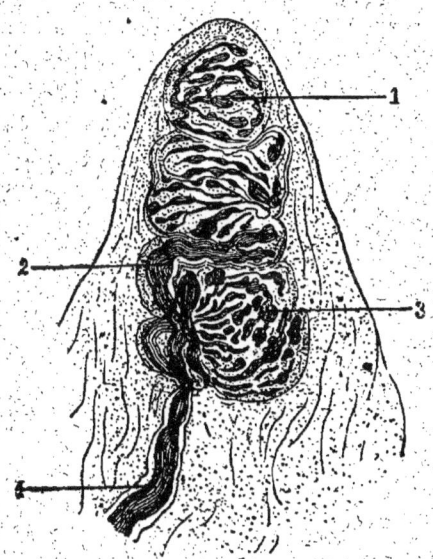

FIG. 111. — Corpuscule de Meissner.

1, 3. Bouquets de fibres terminales. — 2. Fibre nerveuse décrivant des spires dans l'intérieur du corpuscule. — 4. Fibre nerveuse à son entrée dans le corpuscule.

On distinguait autrefois, dans un corpuscule du tact, une enveloppe et un bulbe.

Enveloppe. — A proprement parler, la membrane enveloppe n'existe pas; on voit seulement, à la périphérie du corpuscule, du tissu conjonctif plus dense, constitué presque entièrement par des cellules.

Bulbe. — La fibre à myéline décrit, dans l'intérieur du corpuscule, plusieurs tours de spire : elle se résout en des bouquets de fibrilles sinueuses, qui se terminent par des renflements en forme de boutons.

Corpuscules de Pacini.

Les corpuscules de Pacini sont situés dans le tissu cellulo-adipeux (doigts), autour des ligaments (articulations), et au niveau de l'insertion des muscles sur les tendons.

Leur forme est généralement celle d'un œuf ; leur volume est considérable ; il atteint 1 millim. Ils sont formés :

1º D'une série de capsules emboîtées les unes dans les autres.
2º D'une cavité centrale.
3º D'un nerf se ramifiant dans cette cavité.
4º De vaisseaux.

a. *Capsules.* — Au point où le nerf atteint le corpuscule, les lames les plus externes, de la gaine lamelleuse, se séparent et forment les capsules les plus externes. Les lames moyennes s'écartent un peu plus haut et constituent les capsules moyennes. Enfin, les lames internes abandonnent le nerf les dernières, et forment les parois de la cavité. La portion de la gaine lamelleuse comprise dans l'intérieur du corpuscule porte le nom de *funicule*. Ces différentes capsules sont formées de deux couches de faisceaux connectifs : une externe circulaire, et une interne longitudinale. Leur face interne est tapissée par une assise de cellules endothéliales.

b. *Cavité centrale.* — La cavité centrale est limitée par la couche endothéliale de la capsule la plus interne ; elle est remplie par une matière granuleuse disposée en zones concentriques et parsemée de noyaux.

c. *Nerf.* — La fibre nerveuse perd sa myéline dès que la lame la plus interne de la gaine lamelleuse l'a abandonnée. La fibre terminale reste entourée d'une zone de matière différente de celle de la cavité centrale. Il est probable que ce liséré correspond à la gaine de Mauthner qui se continuerait, d'après M. Ranvier, sur la fibre terminale. Celle-ci correspond au cylindre axe et se résout en un nombre plus ou moins grand de fibrilles, qui se terminent par une extrémité renflée en bouton.

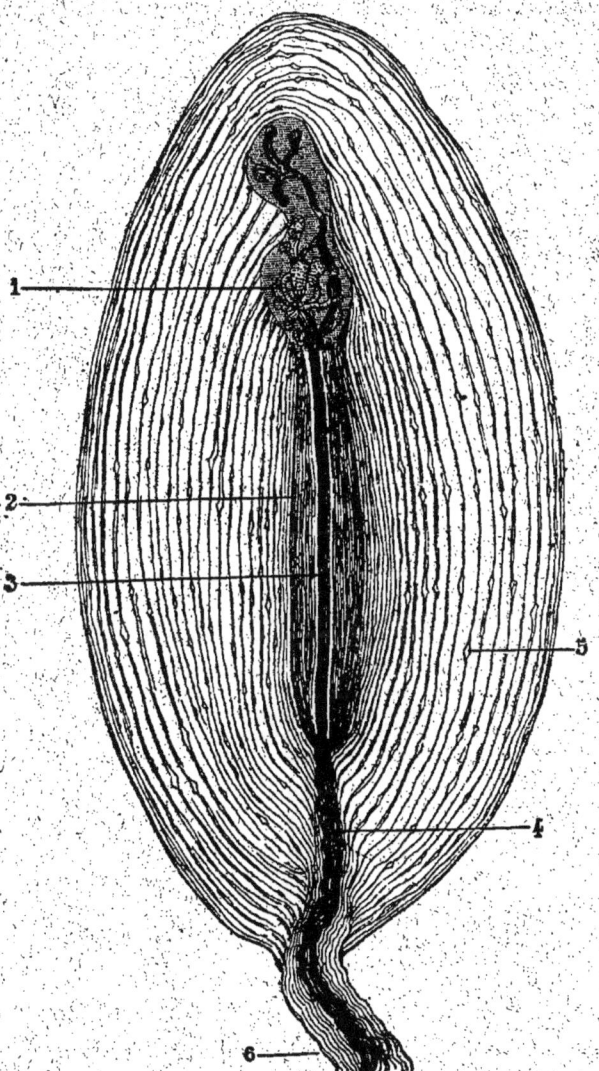

FIG. 112. — Corpuscule de Pacini, d'après Ranvier.

1. Bouquet de fibres terminales.
2. Cavité centrale du corpuscule.
3. Fibre nerveuse.
4. Funicule.
5. Capsules avec leurs noyaux.
6. Gaines lamelleuses de la fibre nerveuse afférente.

Il arrive souvent qu'une fibre traverse un corpuscule de Pacini sans s'y terminer. Dans ce cas, elle perd sa myéline à l'entrée de ce corpuscule, mais la retrouve, à sa sortie, et va se terminer dans un autre corpuscule.

d. *Vaisseaux.* — Il existe, dans les capsules les plus superficielles, un réseau capillaire très riche qui envoie quelques prolongements dans les capsules moyennes.

CHAPITRE DEUXIÈME

SENS DU GOUT

§ 1. — MUQUEUSE LINGUALE

La muqueuse de la face dorsale de la langue présente une série d'élevures, connues sous le nom de papilles, qui se présentent sous quatre formes principales :

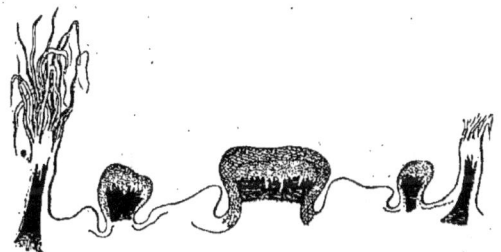

FIG. 113. — Papilles de la muqueuse linguale.

a. *Papilles caliciformes*. — Au nombre de huit ou dix, elles forment deux rangées, à l'union du tiers postérieur avec les deux tiers antérieurs de la langue, qui figurent un V ouvert en avant. Souvent, celle qui répond au sommet du V fait défaut; elle est, alors, remplacée par une dépression (trou borgne). Chacune des papilles caliciformes est logée dans une dépression ou calice, qui en représente, pour ainsi dire, le moule, d'où le nom de papille caliciforme.

b. *Papilles filiformes*. — On donne ce nom à presque toutes les papilles qui sont en avant du V lingual ; mais il faut distinguer d'après M. Sappey.

1° Des papilles très déliées (*filiformes proprement dites*).

2° Des papilles ayant une dépression centrale, entourée par des papilles secondaires visibles à la loupe (*papilles colloriformes*).

3º Des papilles coniques ayant leur base adhérente à la muqueuse (*papilles coniques*).

c. *Papilles fongiformes.* — Elles sont situées à la pointe et sur les bords latéraux de la langue. Leur forme est celle d'un cone, dont la base convexe est dirigée en haut et dont le sommet adhère à la muqueuse.

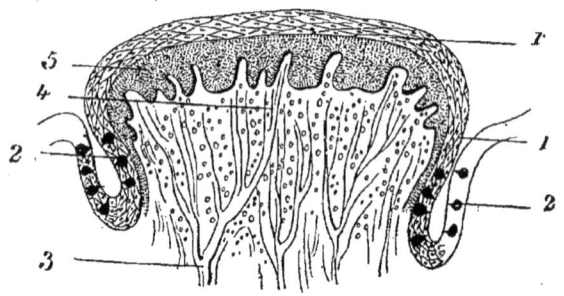

Fig. 114. — Papille caliciforme (d'après Schenk).

1. Cellules épithéliales superficielles.
2. Bourgeons du goût.
3, 4. Vaisseaux.
5. Cellules des couches profondes de l'épithélium lingual.

d. *Papilles lenticulaires.* — Elles ont la forme et le volume d'une lentille et sont situées sur les bords de la langue, en arrière du V lingual, près des amygdales. Leur centre est percé d'un trou borgne.

Épithélium lingual. — L'épithélium lingual présente trois couches de cellules :

1º Une couche profonde, formée de cellules présentant des filaments d'union et offrant tous les phénomènes de la multiplication cellulaire.

2º Une couche moyenne de cellules légèrement aplaties et dépourvues de filaments d'union.

3º Une couche superficielle de cellules aplaties, lamellaires, possédant un noyau.

On ne trouve, dans l'épithélium lingual de l'homme, ni éléidine ni graisse.

§ 2. — BOURGEONS DU GOUT

Chez les mammifères, l'organe du goût est représenté par des bourgeons cellulaires.

La forme générale de ces bourgeons est celle d'un cône (1) dont la base repose sur le chorion de la muqueuse et dont l'extrémité, effilée, fait saillie à travers un orifice de la couche épithéliale superficielle désigné sous le nom de *pore du goût*. Chez l'homme, les bourgeons du goût siègent dans les papilles fongiformes et calici-

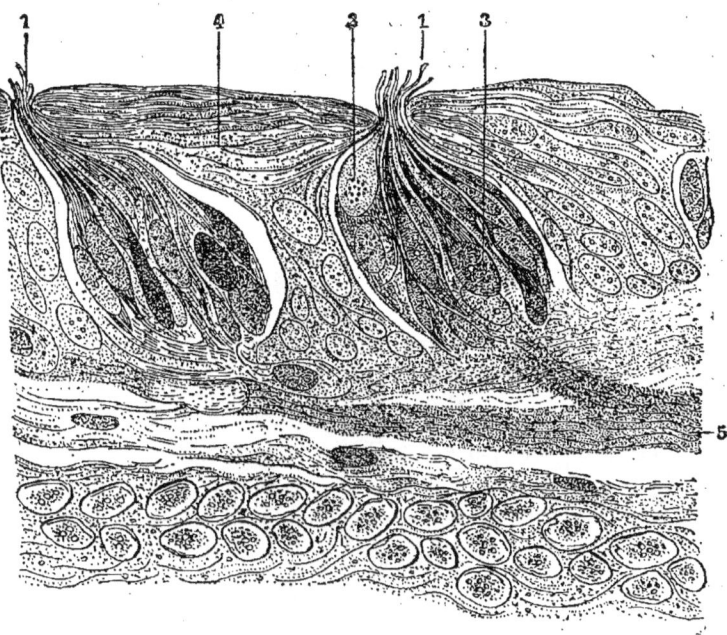

Fig. 115. — Bourgeons du goût.

1. Pore du goût à travers lequel passent les bâtonnets des cellules gustatives.
2. Cellule lymphatique chargée de granulations graisseuses.
3. Cellule gustative.
4. Épithélium lingual.
5. Fibre nerveuse qui se rend aux bourgeons du goût.

formes. Dans les premières, leur disposition est irrégulière ; dans les secondes, elles sont situées dans l'épaisseur du revêtement épithélial, qui limite le sillon séparant la papille du reste de la muqueuse.

Structure des bourgeons du goût. — Les bourgeons du goût sont placés dans une capsule.

a. *Capsule.* — Elle est formée par les cellules du revêtement épi-

---

(1) On a encore comparé la forme des bourgeons du goût à une poire, à une olive ; toutes ces comparaisons sont exactes.

thélial qui présentent la même évolution que dans le reste de la muqueuse ; elles sont polyédriques, dans la profondeur, et lamellaires à la surface.

b. *Bourgeon.* — Le bourgeon du goût est formé de deux espèces de cellules : de cellules *gustatives* et de cellules indifférentes ou de *soutènement.*

1° *Cellules gustatives.* — Les cellules gustatives sont très allongées : elles présentent une extrémité profonde, effilée et une extrémité périphérique, également effilée, terminée par un bâtonnet aplati et réfringent. Ce bâtonnet fait saillie à travers le pore du goût.

2° *Cellules de soutènement.* — Ces cellules sont allongées, mais beaucoup plus larges que les précédentes. Leur noyau est arrondi ; elles ne possèdent pas de bâtonnet.

Enfin, au milieu de ces cellules, on trouve des globules blancs chargés de graisse (Ranvier).

Glandes du goût. — On voit déboucher, au fond des sillons qui limitent les papilles caliciformes, le canal excréteur de glandes, en grappe, situées dans le derme de la muqueuse linguale. Les acini de ces glandes sont tapissés par des *cellules séreuses.*

D'après certains auteurs, le liquide qu'elles produisent serait destiné à balayer les substances sapides, qui ont imprégné les bourgeons, afin de permettre à la sensation suivante de se faire sentir avec pureté (Ranvier).

CHAPITRE TROISIÈME

SENS DE L'OLFACTION

RÉGION OLFACTIVE DE LA PITUITAIRE

Chez l'homme, la partie olfactive de la pituitaire occupe les régions supérieures des fosses nasales (méat et cornet supérieurs, une partie du cornet moyen et les parties correspondantes de la cloison). A ce niveau, cette membrane présente une teinte moins rosée, plus jaune que le reste de la muqueuse et une épaisseur plus considérable. Son *derme*, très riche en vaisseaux, renferme des glandes en grappe dont les culs-de-sacs, allongés et droits, sont tapissés par des cellules au sein desquelles on trouve de nombreuses granulations jaunâtres. La partie la plus intéressante de la muqueuse olfactive est, à coup sûr, son revêtement épithélial.

Épithélium. — L'épithélium présente deux sortes de cellules ; des cellules olfactives et des cellules muqueuses ou de soutènement (Ranvier).

a. *Cellules de soutènement.* — Les cellules possèdent un noyau ovalaire situé à la moitié de leur hauteur. Au-dessous du noyau, le corps cellulaire est creusé d'une foule de dépressions, destinées à loger le corps des cellules olfactives ; au-dessus du noyau, il est régulièrement cylindrique et présente des granulations arrangées en séries parallèles au grand axe de l'élément. Ces granulations représentent le protoplasma cellulaire : entre elles, se trouve du mucus. Ces cellules représentent de véritables glandes muqueuses (Ranvier).

b. *Cellules olfactives.* — Le noyau des cellules olfactives est généralement plus arrondi. Leur protoplasma se réduit à une mince couche qui s'accumule aux deux pôles du noyau. De l'extrémité profonde de la cellule part un prolongement central, mince et variqueux, qui paraît se continuer avec une fibre nerveuse. De l'extrémité superficielle, où est accumulée une plus grande masse de protoplasma, part

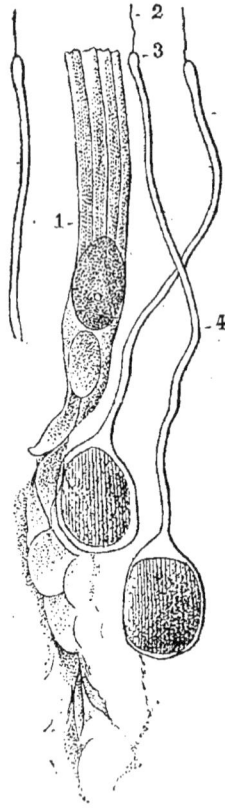

Fig. 116. — Cellules de la muqueuse olfactive.

1. Cellule de soutènement.
2, 3. Bâtonnet qui termine l'extrémité périphérique des cellules olfactives.
4. Cellule olfactive.

un prolongement cylindrique plus large et terminé par une sorte de bâtonnet (1).

(1) Les autres régions de la pituitaire sont revêtues d'un épithélium à cils vibratiles.

CHAPITRE QUATRIÈME

APPAREIL DE LA VISION

ŒIL

Le globe oculaire se compose d'une série de lames superposées, et de milieux contenus dans ces membranes.

Les enveloppes sont, en allant de la superficie à la profondeur : la sclérotique; la cornée; la choroïde; l'iris; la rétine. Les milieux sont, en allant d'arrière en avant : l'humeur vitrée, le cristallin ; l'humeur aqueuse.

§ 1. — SCLÉROTIQUE

La sclérotique est une membrane fibreuse très dense, diminuant d'épaisseur, d'arrière en avant, depuis la pénétration du nerf optique jusqu'à la région ou elle se continue avec la cornée (1). La coloration, blanche nacrée, que l'on observe dans la sclérotique de la plupart des personnes, peut être modifiée par la présence de granulations pigmentaires dans les cellules des couches externes de la membrane.

Le tissu de la sclérotique est constitué par des faisceaux connectifs offrant des directions assez régulières ; les faisceaux superficiels sont antéro-postérieurs, ils se continuent avec la gaine du nerf optique. Les faisceaux profonds sont circulaires et transversaux, ils croisent les précédents à angle droit. Entre les fibres connectives, on trouve des fibres élastiques très fines et des cellules plates. Ces dernières renferment, au niveau de la face profonde de la sclérotique, des granulations pigmentaires (2). Cette membrane est beaucoup plus vascu-

---

(1) Son épaisseur est de 1 millim. environ.
(2) Chez la grenouille, la sclérotique est formée par du tissu cartilagineux hyalin.

laire que le tissu fibreux en général, elle reçoit de nombreux vaisseaux qui proviennent des ciliaires antérieures et des ciliaires courtes postérieures.

§ 2. — CORNÉE

La cornée est une membrane transparente dont l'épaisseur, moins considérable au centre qu'à la périphérie, est de 1^{mm} environ.

Elle est composée de plusieurs couches, de nature et d'importance différentes, qui sont, d'avant en arrière :

1º Un épithélium antérieur.
2º Une couche limitante antérieure.
3º Un tissu propre.
4º Une couche limitante postérieure.
5º Un épithélium postérieur.

a. *Épithélium antérieur*. — La couche épithéliale, qui tapisse la face antérieure de la cornée, est formée de quatre à cinq assises de cellules. Celles de l'assise profonde sont allongées avec leur grand axe perpendiculaire à la surface de la membrane. Les cellules de la couche moyenne sont plus régulièrement polyédriques ; enfin, tout à fait à la surface, on trouve des éléments lamellaires plus longs que larges.

b. *Couche limitante antérieure*. — La couche limitante antérieure, désignée autrefois sous le nom de *membrane élastique antérieure ou de Bowman*, est plus ou moins développée suivant l'espèce que l'on considère ; chez l'homme, elle présente une épaisseur égale dans toute son étendue et mesure 10 μ environ. Sa manière d'être vis-à-vis des réactifs et son aspect hyalin ont permis aux histologistes cherchant à établir sa nature intime, de bâtir de nombreuses théories. Bowman, qui l'a décrite le premier, la considère comme une lame élastique ; Henle et d'autres anatomistes ont prétendu qu'il s'agissait d'une dépendance de l'épithélium antérieur. Si, après avoir coloré une coupe de la cornée par du picro-carminate, on la traite par la glycérine formique à 1 p. 0/0, on remarque que la coloration rosée, prise par la limitante antérieure, ne disparaît pas sous l'action de l'acide. Cette réaction permet de considérer la lame élastique antérieure comme formée d'une substance conjonctive analogue à celle des fibres spirales que l'on observe à la surface des faisceaux connectifs (Ranvier).

c. *Tissu propre de la cornée.* — Le tissu propre de la cornée est un stroma conjonctif composé d'un grand nombre de lames juxtaposées, entre lesquelles sont placées des cellules aplaties.

1° Les lames ne sont pas exactement parallèles : elles sont intri-

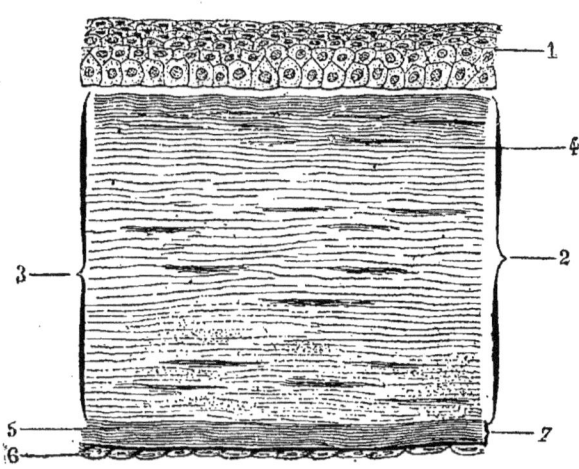

FIG. 117. — Coupe de la cornée.

1. Épithélium antérieur.
2, 3. Tissu propre.
4. Cellules et lames de la cornée.
5. Membrane de Descemet.
6. Épithélium postérieur.

La limitante antérieure est représentée par l'espace blanc qui sépare l'épithélium antérieur et le tissu propre de la cornée.

quées et anastomosées de telle sorte qu'elles forment un système parfaitement uni. Afin d'assurer une dépendance encore plus grande, la nature a disposé de nombreuses fibres suturales qui, issues de la limitante antérieure traversent les lames cornéennes qu'elles unissent entre elles (1).

Chaque lame est formée de faisceaux connectifs parallèles entre eux et disposés de telle sorte que les fibres de deux lames voisines soient réciproquement perpendiculaires.

2° Les cellules, situées dans les fentes qui séparent les lames de la cornée, affectent deux formes différentes suivant l'animal que l'on

---

(1) Les fibres suturales sont formées d'une substance identique à celle qui entre dans la composition de la membrane de Bowman.

considère. Chez la grenouille, elles ont l'aspect de *corpuscules étoilés* présentant de nombreux prolongements anastomosés entre eux; chez l'homme, elles ont une forme *membraneuse* et sont également anastomosées par leurs prolongements. Dans l'un et l'autre cas, elles offrent sur leurs faces, des crêtes d'empreinte déterminées par la pression des faisceaux connectifs.

Outre les cellules que nous venons de décrire, on trouve encore, dans la cornée des cellules lymphatiques qui cheminent à l'intérieur du tissu cornéen dans n'importe quelle direction. Lorsqu'elles pénètrent dans l'intérieur des lames, elles se moulent entre les faisceaux et s'allongent parallèlement à eux ; lorsqu'elles sont entre les lamelles, elles deviennent membraniformes et présentent des crêtes d'empreinte (1).

d. *Limitante postérieure*. — La limitante postérieure, désignée encore sous le nom de *membrane de Descemet*, mesure 15 μ environ d'épaisseur, et se laisse décomposer en feuillets lorsqu'on la dissocie après l'avoir soumise à l'ébullition dans l'eau. Par ses réactions chimiques, elle se rapproche d'une substance intermédiaire au tissu conjonctif et au tissu élastique ; le picro-carminate la colore en rouge orangé.

e. *Épithélium postérieur*. — Il se compose d'une seule assise de cellules, plus larges que hautes, qui présentent, en leur milieu, un noyau généralement bosselé (Ranvier) (2).

(1) Si l'on injecte un liquide coloré dans l'épaisseur de la cornée on observe des figures régulières, que certains histologistes ont pris pour un *système de canaux*. En réalité les *tubes de Bowman* résultent d'un artifice de préparation, le liquide injecté suivant, de préférence, une direction déterminée par le sens des fibres du tissu cornéen.

(2) La cornée ne possède pas de *vaisseaux*, mais elle est pourvue d'un *appareil nerveux* extrêmement riche. Les nerfs proviennent du plexus ciliaire et pénètrent la cornée par sa circonférence. Ils forment, un peu au-dessous de la membrane de Bowman un premier plexus (*plexus fondamental*) constitué par des faisceaux de fibrilles avec des renflements à leurs points d'entre-croisement. De ce plexus partent deux ordres de rameaux.

a. — Les uns se dirigent, vers la profondeur, dans l'épaisseur des couches de la cornée, s'infléchissent brusquement pour passer d'une lame à l'autre et forment le *plexus en zigzag* ou en *escalier* de Külliker et de Ranvier.

b. — Les autres traversent la membrane de Bowman (*rameaux perforants*), se divisent et s'anastomosent en formant, au-dessous de l'épithélium antérieur, le plexus *sous-épithélial*. De ce dernier, partent des fibrilles qui s'enfoncent entre les cellules épithéliales et dessinent, dans l'épaisseur de la couche épithéliale, un plexus *intra-épithélial*. Ce dernier ne doit pas être considéré comme un plexus terminal. De distance en distance, se détachent des fibrilles très fines qui vont se terminer, entre les cellules épithéliales, par des extrémités renflées en forme de boutons.

§ 3. — CHOROÏDE

La choroïde présente à considérer trois zones, qui sont de dehors en dedans :
1° La lamina fusca.
2° La couche des gros vaisseaux.
3° La membrane chorio-capillaire ou de Ruysch.

La *lamina fusca* est formée de faisceaux connectifs, de fibres

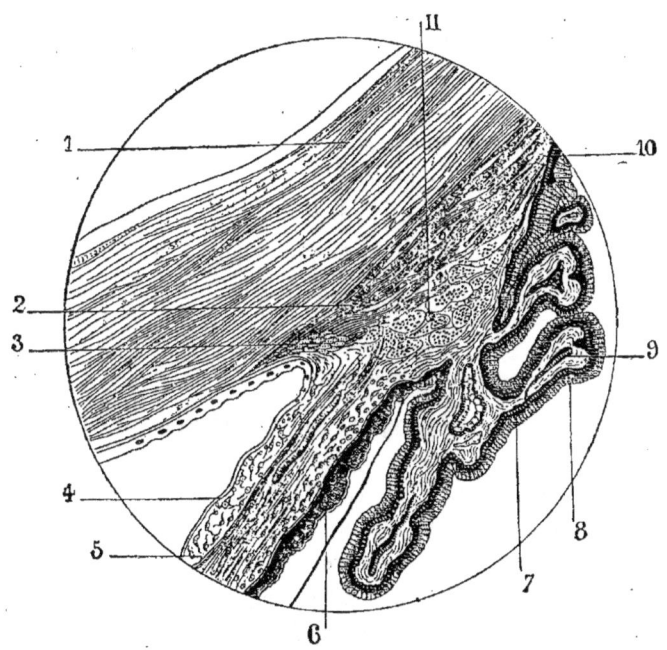

FIG. 118. — Coupe des procès ciliaires.

1. Sclérotique.
2. Fibres longitudinales du muscle ciliaire.
3. Ligament pectiné.
4. Épithélium antérieur de l'iris.
5. Tissu propre de l'iris.
6. Épithélium pigmentaire de l'iris.
7, 8. Épithélium des procès ciliaires.
9. Vaisseau.
10. Choroïde.
11. Fibres circulaires du muscle ciliaire.

élastiques et de cellules connectives. Celles ci présentent des granulations pigmentaires.

La *couche des gros vaisseaux* est constituée par des cellules conjonctives étoilées, plongées dans de la substance amorphe. Les vaisseaux, qui y sont contenus, possèdent une couche musculaire excessivement puissante.

La *membrane de Ruysch* est essentiellement formée par de la matière amorphe et par un réseau capillaire dont les mailles, arrondies au fond de l'œil, deviennent allongées au niveau de l'ora serrata.

La choroïde s'épaissit, en avant du globe de l'œil, pour former les *procès ciliaires* : ceux-ci sont représentés par de véritables pelotons de capillaires, enroulés et séparés par une très mince couche de tissu conjonctif.

Le *muscle ciliaire* est placé entre les procès ciliaires et la sclérotique. Il est formé de fibres lisses affectant deux directions différentes :

Les fibres les plus externes, sont antéro-postérieures et se fixent, d'une part aux bords de la choroïde, d'autre part à la cornée, par un prolongement fibreux (ligament pectiné).

Les fibres profondes sont disposées circulairement (muscle de Müller).

§ 4. — IRIS

L'iris est formé par un tissu propre recouvert, en avant et en arrière, par un épithélium.

Épithélium antérieur. — L'épithélium, qui tapisse la face antérieure de l'iris, est formé par une seule assise de cellules, aplaties, lamellaires, que l'on peut bien voir en faisant usage des imprégnations d'argent. Ces cellules ne sont pas pigmentées.

Tissu propre. — Le tissu propre de l'iris, est formé par une gangue de tissu conjonctif, dans laquelle sont plongés : des vaisseaux, des nerfs, des cellules connectives pigmentées et des fibres lisses. Ces dernières affectent deux directions.

Dans une étendue de 1^{mm} environ, à partir du bord pupillaire, elles sont circulaires. Dans le reste de l'iris elles sont rayonnantes et forment des faisceaux, isolés, anastomosés au niveau du bord de la couche circulaire.

Épithélium postérieur. — La couche épithéliale de la face postérieure de l'iris, décrite quelquefois sous le nom d'uvée, est formée par plusieurs assises de petites cellules polyédriques fortement pig-

mentées (1). Les cellules de l'assise superficielle, peuvent présenter un plateau dépourvu de pigment, qui se montre, par suite, sur les coupes d'ensemble comme un mince liséré superficiel. On a souvent décrit ce liséré comme une membrane spéciale.

§ 5. — RÉTINE

La rétine est une membrane nerveuse, résultant de l'épanouissement du nerf optique, dont l'épaisseur, qui est en moyenne de $0^{mm},18$, diminue vers la périphérie. Entièrement transparente chez l'animal vivant, elle prend, après la mort, une teinte blanchâtre et devient opaque. La disposition stratifiée, des éléments qui la constituent, permet d'y distinguer dix couches; ce sont en allant du corps vitré vers la choroïde :

1º La couche limitante interne.
2º La couche des fibres nerveuses.
3º La couche des cellules multipolaires.
4º La couche granuleuse interne.
5º La couche interne à noyaux.
6º La couche granuleuse externe.
7º La couche externe à noyaux.
8º La limitante externe.
9º La couche des cônes et des bâtonnets.
10º La couche pigmentaire.

A. **Limitante interne.** — La charpente de la rétine est formée par de longues cellules, désignées sous le nom de «fibres de Müller», qui traversent toutes les couches de la rétine jusqu'à la limitante externe. Leurs pieds, très élargis, se soudent entre eux et forment à la face interne de la rétine, une sorte de cuticule désignée sous le nom de *limitante interne*. Dans l'épaisseur de la membrane nerveuse les cellules « de soutènement » émettent des expansions latérales qui, en s'anastomosant entre elles, forment un stroma, criblé d'orifices qui constitue la charpente de la rétine.

B. **Couche des fibres du nerf optique.** — Cette couche est formée par l'épanouissement des fibres du nerf optique. Toutes les gaines conjonctives de ce nerf se perdent dans la sclérotique au moment

---

(1) Les cellules connectives du tissu propre de l'iris sont farcies de granulations pigmentaires.

où il traverse les ouvertures que lui présente cette membrane. La myéline s'arrête à la papille; les fibres, réduites à leur cylindre axe

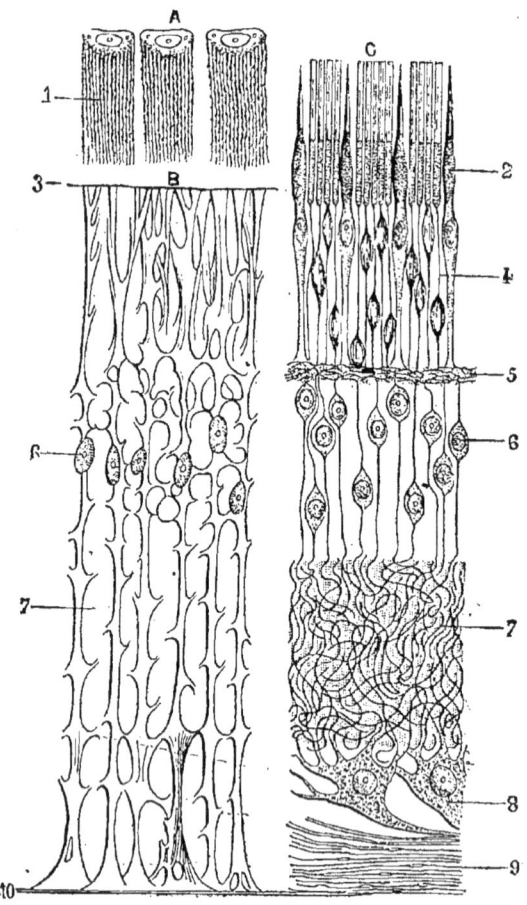

Fig. 119. — Schéma pour montrer la disposition des couches de la rétine d'après Max Schultze.

A. Couche pigmentaire.
B. Cellules de soutènement.
  3. Limitante externe.
  6. Noyaux des cellules de soutènement.
  7. Espaces, limités par les prolongements de ces cellules, dans lesquels sont logés les éléments nerveux de la rétine.
  10. Limitante interne.

C. Éléments nerveux de la rétine.
  2. Couche des cônes et des bâtonnets.
  4. Couche externe à noyaux.
  5. Couche granuleuse externe.
  6. Couche interne à noyaux.
  7. Couche granuleuse interne.
  8. Couche des cellules multipolaires.
  9. Couche des fibres du nerf optique.

divergent dans tous les sens. Au niveau de la tache jaune elles contournent cette partie de la rétine sans la traverser. Chez le lapin quelques-unes des fibres de cette couche conservent leur myéline.

C. Couche de cellules multipolaires. — La couche des cellules multipolaires est formée par une seule rangée de cellules nerveuses qui envoient des prolongements dans la couche des fibres nerveuses et dans la couche granuleuse interne. La couche des fibres nerveuses reçoit, de chaque cellule, un seul prolongement qui correspond au prolongement de Deiters; les prolongements multiples, qui pénètrent dans la couche granuleuse interne, semblent s'y résoudre en un réseau de fibrilles très fines. Les cellules de la couche multipolaire ont une structure semblable à celle des cellules nerveuses ordinaires ; elles en diffèrent seulement par l'*absence de pigment*.

D. Couche granuleuse interne. — Cette couche est formée par *un réseau nerveux* excessivement délicat et par de la *névroglie*.

Les fibrilles, qui concourent à la formation du réseau nerveux, sont d'une finesse extrême et proviennent, pour la plupart, des prolongements protoplasmiques des cellules multipolaires; les autres, beaucoup moins nombreuses, semblent venir de la couche suivante.

E. Couche interne à noyaux. — La cinquième couche est formée par des cellules nerveuses *bipolaires* et par des cellules *unipolaires*. Les cellules *unipolaires* occupent la partie interne, elles envoient leur prolongement dans la couche granulée interne (1). Les cellules *bipolaires* siègent dans la partie externe de cette couche ; un de leurs prolongements gagne la couche granulée externe, l'autre se perd dans la granulée interne. Au milieu des éléments nerveux de la 5e couche, on trouve des noyaux qui appartiennent aux cellules *de soutènement* de la rétine.

Dans toutes les couches précédentes il existe des vaisseaux; il n'y en a pas dans celles que nous allons décrire.

F. Couche granuleuse externe. — La couche granuleuse externe présente une épaisseur peu considérable : elle est formée de fibrilles nerveuses, entrelacées, dont la direction est sensiblement parallèle à la surface de la rétine. Chez certains animaux on trouve, soit sur ses deux faces (interne et externe) soit dans son épaisseur, des cellules

---

(1) La couche des cellules unipolaires n'a pas été figurée dans la figure de Max Schültze, elle a été découverte par Ranvier.

étoilées, ramifiées, anastomosées les unes avec les autres par leurs prolongements, qui doivent être considérées comme des cellules du neuro-épithélium non différenciées (*cellules basales* de Ranvier).

G. **Couche externe à noyaux.** — La couche externe à noyaux contient, au milieu des prolongements ramifiés des cellules de soutènement, des noyaux appartenant aux corps des cellules visuelles (*cônes et bâtonnets*). Les noyaux des cônes sont immédiatement situés sous la limitante externe ; les noyaux des bâtonnets sont plus internes et forment en dedans des noyaux précédents, une ou plusieurs rangées. Ces derniers offrent une structure singulière : ils sont formés de deux ou trois segments séparés par des bandes claires parallèles à la surface de la rétine (Henle, Ranvier). Du côté de la granuleuse externe, les cellules visuelles présentent un prolongement strié en long qui s'enfonce et se perd dans la granuleuse externe. Chez certains animaux, le prolongement basal des cellules visuelles se renfle en une masse conique (*renflement basal*) dont la base se confond avec la couche granuleuse (Ranvier).

H. **Limitante externe.** — La membrane limitante externe apparaît comme une bordure mince, à double contour, surmontée du côté des cônes et des bâtonnets, par une série de cils qui forment, autour de chaque cône et de chaque bâtonnet, une couronne désignée par Schültze sous le nom de panier de fils. Cette membrane et ses prolongements ciliés représentent une production cuticulaire (Ranvier).

I. **Couche des cônes et des bâtonnets.** — La couche des cônes et des bâtonnets, appelée aussi membrane de Jacob, est formée par les prolongements externes des cellules visuelles. Si l'on examine une coupe transversale de la rétine on voit que ces prolongements sont rangés dans un ordre régulier à la façon des piquets d'une palissade. Leurs proportions réciproques varient suivant le point que l'on considère : dans les régions antérieures de l'œil, on trouve un cône sur cinq ou six bâtonnets ; dans les régions postérieures le nombre des cônes augmente, tandis que celui des bâtonnets diminue, de telle sorte, qu'au niveau de la tache jaune, la membrane de Jacob se trouve être uniquement formée par des cônes. Chez certains animaux, toutes les cellules visuelles sont terminées par des cônes (reptiles) ; chez d'autres espèces, il n'existe que des bâtonnets (Schültze, Ranvier).

a. BATONNETS. — Les bâtonnets offrent des formes et des dimensions qui varient suivant les animaux. Chez l'homme ce sont de petits corps cylindriques, coupés carrément à leur extrémité libre, qui mesurent de 40 à 50 μ de long. Il est possible de reconnaître, dans les bâtonnets, deux parties jouissant de propriétés différentes : un segment interne et un segment externe.

a. — Le *segment externe* présente une striation transversale bien manifeste qui s'accentue, au point de le diviser en petits disques épais de un demi-millième de millimètre, lorsqu'on traite la rétine par certains réactifs (sérum iodé). Un grand nombre de réactions chimiques servent à caractériser le segment externe des bâtonnets. L'acide osmique colore, en *noir foncé, le segment externe* et ne teint pas le segment interne (1); le rouge d'aniline donne, au *segment externe, une coloration jaunâtre*, tandis que, dans les mêmes conditions le segment interne prend une teinte rouge très foncée (2). Sur une coupe, faite sur une rétine non fixée par des réactifs, on voit, au bout d'un temps plus ou moins long, le segment externe se transformer en boules unies par des parties rétrécies en forme de filaments.

Si l'on examine la rétine d'un animal que l'on vient de tuer, après l'avoir laissé plusieurs jours dans l'obscurité, on remarque que le segment externe est coloré en rouge dans la plupart des bâtonnets et en vert dans quelques-uns d'entre eux (3). Ces teintes disparaissent rapidement lorsqu'on expose la membrane à la lumière, mais se régénèrent dans l'obscurité. La coloration rouge des bâtonnets, indiquée pour la première fois par H. Müller, a été étudiée par Kühne qui l'a attribuée à un pigment « *érythropsine* » que ce physiologiste est parvenu à dissoudre dans la bile.

b. — Le *segment interne* des bâtonnets se continue, par un prolongement central (*fibre de bâtonnet*), avec le corps des cellules visuelles. Sa limite qui est indiquée au niveau du segment externe, par une ligne transversale très nette et ses réactions histo-chimiques (4) ser-

(1) Cette réaction paraît due à une substance, soluble dans l'alcool, qui réduit l'acide osmique. Si, après avoir lavé une rétine dans l'alcool, on la traite par l'acide osmique le segment externe ne se colore plus.

(2) Pour que cette réaction se produise il faut que la rétine ait été préalablement traitée par l'hydrate de chloral.

(3) Chez certains animaux, on ne trouve que des bâtonnets rouges ; chez d'autres on trouve des bâtonnets rouges et des bâtonnets verts.

(4) Nous ne reviendrons pas sur l'action que l'acide osmique et que le rouge d'aniline exercent sur le segment externe des bâtonnets ; nous dirons seulement, que si l'on traite une rétine par le picro-carmin après l'avoir durcie au moyen de l'alcool, le segment interne prendra une teinte rose, tandis que le segment externe se teindra en jaune.

vent à le distinguer du segment externe. En outre, on observe, au niveau de la ligne de séparation des deux segments, deux corps qui se montrent avec beaucoup de netteté chez la grenouille et qui n'existent qu'à l'état rudimentaire chez les mammifères.

L'un de ce corps est désigné par Ranvier sous le nom de *corps intercalaire*, l'autre porte le nom de *corps accessoire* (Ranvier).

Le *corps intercalaire* représente une lentille plan-concave dont la surface plane correspondrait à la base du segment externe. Ce corps se colore vivement par le carmin (Ranvier).

Le *corps accessoire*, situé au-dessous du précédent, ne se colore presque pas par le carmin et possède une forme globuleuse.

b. CÔNES. — Les cônes ont la forme de quilles terminées en pointe au dehors et légèrement renflées au niveau de leur base. Ils sont formés d'un *segment externe* et d'un *segment interne* qui se comportent, vis-à-vis des réactifs, comme les parties correspondantes des bâtonnets. Sur leur ligne de séparation on observe des boules, incolores chez la grenouille, colorées en rouge chez les reptiles, qui paraissent être formées par de la graisse (Ranvier). Le corps *intercalaire* et le corps *accessoire* existent dans les cônes des tritons; mais, chez les mammifères, on n'observe que le corps *intercalaire* et, encore, celui-ci présente une structure particulière ; il est constitué par un amas de filaments qui paraissent converger vers le segment interne, de là le nom d'appareil filamenteux qui lui a été donné par Schültze (Ranvier) (1).

J. **Couche pigmentée**. — La couche pigmentée de la rétine est formée par une assise de cellules polygonales dans lesquelles on peut distinguer deux parties : une partie externe non pigmentée, renfermant le noyau, et une partie interne, en contact avec la membrane de Jacob, qui se trouve farcie de granulations pigmentaires et envoie des prolongements entre les cônes et les bâtonnets. Chose curieuse, les granulations pigmentaires, reléguées au niveau du corps cellulaire lorsque la rétine est dans l'obscurité, s'avancent entre les bâtonnets et les cônes lorsque cette membrane est impressionnée par une vive lumière (Boll, Kühne, Ranvier) (2).

(1) Les cônes ne renferment pas d'érythropsine et paraissent destinés à la perception de la lumière colorée.

(2) Telle est la structure générale de la rétine ; mais cette structure se modifie légèrement dans les diverses parties de l'œil.

a. Tache jaune. — La tache jaune est située sur l'axe optique de l'œil ; sa coloration

§ 6. — CLASSIFICATION DES COUCHES DE LA RÉTINE

Afin de ne pas embrouiller notre sujet nous avons suivi, dans l'étude des couches de la rétine, la classification des anciens auteurs ; il nous reste à faire connaître la classification, plus récente, destinée à remplacer la précédente, que Ranvier a donnée dans son remarquable travail sur la structure de la rétine. Ainsi que le fait remarquer cet éminent histologiste, il faut distinguer dans la rétine deux portions. Une partie *interne* dans laquelle se distribuent les vaisseaux et une portion *externe* qui n'en contient pas.

a. — La portion *externe* est constituée par les *cellules visuelles* et par un plexus nerveux (*plexus basal*) lequel est doublé, chez certains animaux, par des cellules analogues à celles que l'on observe à la base de l'épithélium olfactif (*cellules basales*).

Cette partie mérite le nom de partie *névro-épithéliale* de la rétine.

b. — La *portion interne*, désignée par Ranvier sous le nom de *partie cérébrale*, représente un appareil ganglionnaire compliqué dans lequel on distingue : une couche de *fibres nerveuses* produite par l'épanouissement du nerf optique ; une couche de *cellules nerveuses multipolaires ;* une couche granuleuse présentant une constitution analogue à celle de la substance blanche des centres nerveux (*plexus cérébral*) ; enfin, une deuxième couche de *cellules ganglionnaires*.

est due à la présence d'une matière colorante spéciale, qui infiltre toutes les couches de la rétine, sauf la membrane de Jacob. A sa partie moyenne, se trouve une dépression (fovea) qui correspond à la partie amincie de la membrane ; au niveau de la tache jaune la rétine ne présente que trois couches :
1. La membrane de Jacob, *uniquement formée par des cônes.*
2. La couche des cellules visuelles.
3. La couche granuleuse externe.

b. Zone ciliaire de la rétine. — La zone ciliaire de la rétine comprend deux parties
1. Une partie, étendue de l'ora serrata à la base de l'iris, dans la structure de laquelle entrent deux couches distinctes : une couche *externe* représentant la couche pigmentée de la rétine et une couche *interne* formée par une rangée de cellules, allongées, devenant de plus en plus basses à mesure qu'on s'avance vers l'iris.
2. Au niveau de la base de l'iris cette dernière couche disparaît et la rétine est réduite à sa couche pigmentaire.

TABLEAU DES COUCHES DE LA RÉTINE

CLASSIFICATION DE RANVIER	CLASSIFICATION CLASSIQUE
I. — Partie névro-épithéliale.	
Couche pigmentée............	Couche pigmentée.
Cônes et bâtonnets...........	Couche de Jacob.
Limitante externe............	Limitante externe.
Corps des cellules visuelles.....	Couche externe à noyaux.
Plexus basal................	Couche granuleuse externe.
Cellules basales..............	
II. — Partie cérébrale.	
Couche des cellules unipolaires..	Couche interne à noyaux.
Couche des cellules bipolaires....	
Plexus cérébral..............	Couche granuleuse interne.
Cellules multipolaires.........	Cellules multipolaires.
Fibres du nerf optique.........	Fibres du nerf optique.
Limitante interne............	Limitante interne.

§ 7. — CRISTALLIN

Le cristallin se compose de deux parties : d'une partie enveloppante (capsule du cristallin) et d'une partie centrale (substance propre du cristallin).

A. **Capsule du cristallin.** — La capsule du cristallin possède une transparence remarquable qui lui a fait donner, par les anciens auteurs, le nom de *cristalloïde*. Elle est très mince, se recoqueville lorsqu'on l'incise et se dissout dans l'eau bouillante ; sa dissolution ne se prend pas par le refroidissement. Ces deux réactions ne permettent pas de considérer la cristalloïde comme une substance conjonctive ou élastique, il s'agit plutôt d'une cuticule épidermique.

Certains anatomistes, divisant la cristalloïde en deux parties, admettent une cristalloïde antérieure et une cristalloïde postérieure. A la face postérieure de la cristalloïde antérieure, on trouve une rangée de cellules épidermiques décrites parfois sous le nom impropre de cellules de l'humeur de Morgagni. Ce sont des cellules, aussi hautes que larges chez les jeunes sujets (15 μ), qui deviennent pavimenteuses, chez l'adulte, dans les parties centrales de la cristalloïde et restent beaucoup plus hautes à sa périphérie.

B. **Tissu propre du cristallin.** — Le tissu propre du cristallin est constitué par des fibres spéciales (*fibres cristalliniennes*) qui se présentent sous deux aspects différents :

a. — Les superficielles, larges et aplaties, possèdent un noyau et quelquefois une cavité centrale.

b. — Les fibres profondes, moins larges et plus pâles présentent, sur leurs bords, de fines dentelures ; elles sont dépourvues de noyau et de cavité centrale.

« Les fibres cristalliniennes sont agencées de façon à former des

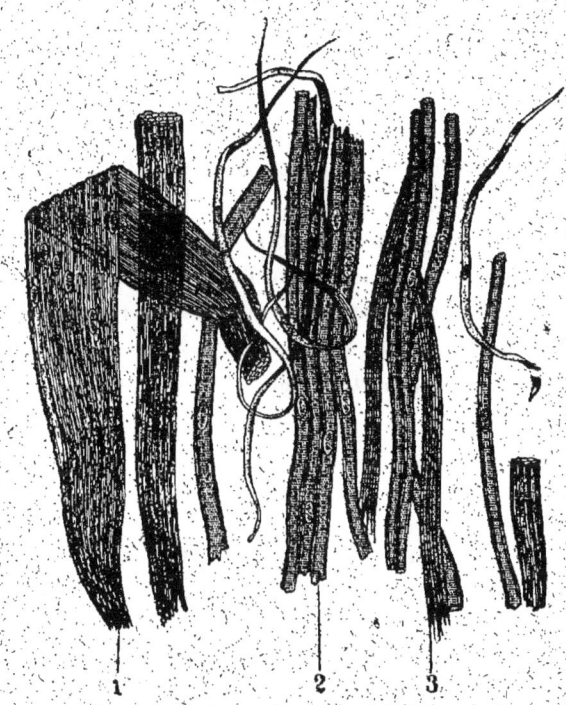

Fig. 120. — Fibres du cristallin.
1. Lame formée par une série de fibres. — 2. Fibres renfermant des noyaux. — 3. Fibres ne contenant pas de noyaux.

« lames. Quand on examine un cristallin traité par l'eau bouillante,
« on observe, sur chacune de ses faces, trois fissures équidistantes par-

« tant de chaque pôle. A la face antérieure, une de ces fissures est
« ascendante et verticale, les deux autres sont descendantes et
« obliques. A la face postérieure, la disposition est inverse. Ces lignes
« représentent la coupe de plans méridiens qui s'enfoncent jusqu'au
« voisinage du centre de l'organe. Ces plans répondent aux extrémités
« des fibres ; toutes vont d'un point quelconque des fissures anté-
« rieures à un point quelconque des fissures postérieures, en suivant
« une direction méridienne combinée avec la torsion de 60 degrés
« environ que présentent les branches des deux figures étoilées l'une
« sur l'autre. Cette disposition est commune aux fibres du cristallin
« jusqu'au noyau central, où elles offrent une direction rectiligne
« d'avant en arrière » (Pouchet et Tourneux).

§ 8. — CORPS VITRÉ

Le corps vitré est une matière gélatiniforme, peu consistante, appartenant à cette variété du tissu muqueux qui forme la gelée de Wharton.

Chez le fœtus, on trouve dans le corps vitré, des cellules conjonctives étoilées semblables à celles du tissu muqueux. Chez l'adulte, ces éléments ont disparu, on ne retrouve plus, comme éléments figurés, que quelques cellules migratrices.

Le corps vitré est recouvert par une membrane enveloppe (membrane hyaloïde).

§ 9. — PAUPIÈRES

Les paupières présentent à considérer, quatre couches qui sont de dehors en dedans.

a. — Une couche cutanée.
b. — Une couche conjonctive sous-cutanée.
c. — Une couche musculaire.
d. — Une couche fibreuse (cartilages tarses).
e. — Une couche muqueuse (conjonctive) qui se prolonge au devant du globe de l'œil.

La *peau* des paupières est excessivement mince (300 à 400 μ) elle renferme des *poils* (cils) auxquels sont annexés des *glandes sébacées*, et des *glandes sudoripares*.

La *couche sous-cutanée* est formée par un tissu conjonctif, délicat, entièrement dépourvu de graisse.

La *couche musculaire*, relativement épaisse, est constituée par un muscle à fibres striées, que nous n'avons pas à décrire ici (orbiculaire des paupières).

Le *cartilage tarse* est formé par des faisceaux de fibres lamineuses dirigées en divers sens, mais, en général, parallèles à la surface de la paupière et perpendiculaires à son bord libre.

Entre ces faisceaux, se trouvent quelques cellules cartilagineuses. C'est, dans l'épaisseur même de ce cartilage, que sont placées les glandes de *Meibomius*. Celles-ci appartiennent à la catégorie des glandes sébacées et n'en diffèrent pas par leur structure. Leur conduit excréteur, qui vient s'ouvrir au niveau du bord libre des paupières, présente, près de sa terminaison, un épithélium semblable à l'épiderme (Kölliker).

§ 10. — CONJONCTIVE

La conjonctive est une membrane muqueuse, d'une épaisseur peu considérable, qui présente une surface lisse sur toute son étendue sauf dans les culs-de-sacs palpébraux et sur les cartilages tarses. Dans ces points, il existe des papilles admises par la plupart des auteurs.

Épithélium. — L'épithélium, de la conjonctive *palpébrale*, est formé de trois ou quatre assises de cellules ; celles de la couche la plus superficielle présentent une forme cylindrique; leur extrémité libre est munie d'une partie moins granulée, plus réfringente qui figure une sorte de cuticule; leur extrémité basale, très irrégulière, s'insinue entre les cellules profondes. On trouve un certain nombre de ces éléments qui présentent des *vacuoles remplies de mucigène*. Les assises profondes sont formées par des petites cellules, polyédriques, qui sont placées, soit au-dessous des cellules précédentes, soit entre leurs prolongements.

L'épithélium de la conjonctive *oculaire* s'écarte un peu du type précédent ; c'est un épithélium *pavimenteux stratifié* avec cellules superficielles aplaties et larges.

Derme. — Le derme est limité, du côté de l'épithélium, par une membrane basale qui apparaît, sur une coupe normale à la surface, sous forme d'un liséré homogène. Il est formé, tant dans la conjonctive palpébrale que dans la conjonctive oculaire, par du *tissu réticulé* dont les mailles sont comblées par des cellules lymphatiques. Ce tissu réticulé présente, d'ailleurs, une structure identique à celle du tissu qui forme les follicules clos et les ganglions lymphatiques. Chez certains animaux, on observe, dans l'épaisseur de la conjonctive, de véritables follicules clos qui semblent faire entièrement défaut chez l'homme.

Glandes. — Les glandes de la conjonctive se présentent sous deux aspects différents (1) :

a. — Les unes sont des glandes en tubes, souvent bifides à leur extrémité profonde, tapissées par deux assises de cellules : une rangée superficielle de cellules cylindriques et une rangée profonde de cellules cubiques (Reich). Ces glandes, découvertes par *Henle*, sont parfois désignées sous le nom de cet anatomiste et se trouvent placées au niveau de la partie postérieure du tarse.

b. — Les autres sont des glandes en grappe *présentant un épithélium muqueux*. Elles abondent entre le cul-de-sac et le bord correspondant du tarse. C'est *Krause* qui les a étudiées le premier.

Vaisseaux sanguins. — On trouve, dans le tissu conjonctif sous-conjonctival, un premier réseau, à larges mailles, qui envoie dans le derme de la muqueuse de nombreuses branches destinées à former, au sein même de la membrane, un réseau à mailles plus fines. C'est de ce dernier réseau que partent les capillaires qui se jettent dans les papilles.

Lymphatiques. — La conjonctive est très riche en vaisseaux lymphatiques : on décrit généralement deux réseaux, un *superficiel* et un *profond*, unis par de nombreuses anastomoses. Le réseau superficiel, formé de capillaires ténus, se trouve placé au-dessous des vaisseaux sanguins; le réseau profond possède des vaisseaux infiniment plus larges et munis de valvules.

Nerfs. — Les nerfs, après s'être divisés et subdivisés dans l'épaisseur de la couche conjonctive sous-muqueuse, pénètrent dans le derme conjonctival et se comportent de deux manières différentes :

a. — Une partie des tubes nerveux perd sa myéline et va former, sous l'épithélium, un plexus délicat (*plexus sous-épithélial*) qui envoie, entre les cellules épithéliales, des fibres terminales se comportant comme les fibrilles semblables de la cornée.

(1) Ces glandes sont placées dans une mince couche de tissu conjonctif sous-muqueux.

b. — Les autres fibres se terminent dans des corpuscules terminaux, situés à la surface du derme, et désignés sous le nom de « *corpuscules de Krause* » du nom de l'auteur qui les a décrits. Ces corpuscules sont inégalement répartis ; c'est, dans la partie supérieure et externe de la conjonctive bulbaire, qu'ils se montrent en plus grand nombre. Lorsqu'une fibre nerveuse aborde un corpuscule de Krause elle perd sa myéline, décrit deux ou trois tours de spire et se résout en un bouquet de fibrilles terminés par de petits renflements. Ces fibrilles sont séparées, dans les corpuscules jeunes, par des cellules aplaties ; dans les gros corpuscules, ces cellules n'existent pas à l'intérieur même du follicule, mais sont repoussées à la périphérie. Les corpuscules de Krause de la conjonctive de l'homme doivent donc être considérés comme de petits corpuscules de Meissner (Suchard). Les corpuscules de la conjonctive du veau représentent, au contraire, des corpuscules de Pacini rudimentaires.

CHAPITRE CINQUIÈME

OREILLE INTERNE

§ 1. — CONFIGURATION DE L'OREILLE INTERNE

L'oreille interne se compose de sacs membraneux et de tubes, remplis de liquide (endolymphe), que l'on peut diviser en deux appareils : appareil du limaçon et appareil des canaux semi-circulaires.

Appareil des canaux semi-circulaires. — Les canaux semi-circulaires sont au nombre de trois : ils affectent, entre eux, des

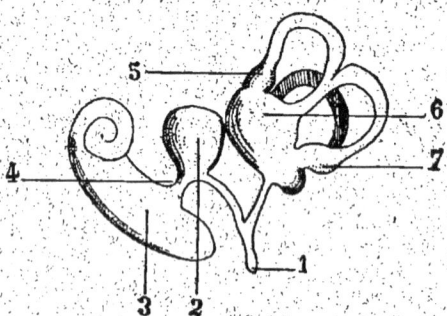

FIG. 121. — Schéma pour montrer la disposition des canaux semi-circulaires.

1. Aqueduc du vestibule.
2. Saccule.
3. Limaçon.
4. Canal de communication de Hensen.
5. Ampoule des canaux semi-circulaires.
6. Utricule.

directions réciproquement perpendiculaires. Deux sont dans les plans verticaux (canal vertical supérieur ou antérieur, et canal vertical postérieur) ; un est dans le plan horizontal (canal demi-circulaire horizontal).

Les canaux semi-circulaires s'ouvrent dans un petit sac qui a reçu le nom d'*utricule*. Au voisinage de l'un des points de son abouchement dans l'utricule, chaque canal semi-circulaire est renflé en forme d'ampoule. Le canal semi-circulaire antérieur s'unit au postérieur par son extrémité non ampullaire avant de s'ouvrir dans l'utricule.

Lorsqu'on ouvre les ampoules, on voit, sur leur surface interne et en avant, un épaississement en forme de crête (*crête auditive*).

Appareil du limaçon. — L'appareil du limaçon se compose d'un sac analogue à l'utricule (*saccule*) et d'un long tube enroulé en

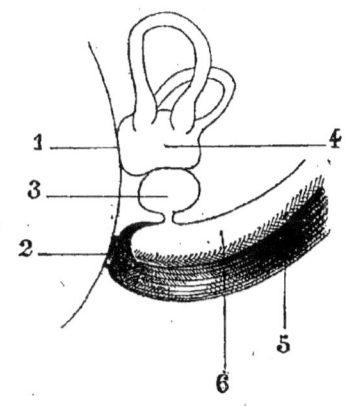

Fig. 122. — Schéma pour montrer les rapports du labyrinthe membraneux avec les cavités osseuses.

1. Fenêtre ovale.
2. Fenêtre ronde.
3. Saccule.
4. Utricule.
5. Rampe tympanique.
6. Rampe vestibulaire.

spirale. Ce tube (*limaçon membraneux*) est fermé à ses deux extrémités, et communique avec le saccule par un très petit conduit.

Le saccule et l'utricule communiquent, entre eux, par un canal court et étroit (canal de l'aqueduc du vestibule).

Les différentes parties molles, que nous venons d'étudier (labyrinthe membraneux), sont placées dans des cavités osseuses qui ont reçu le nom de labyrinthe osseux.

Le saccule et l'utricule occupent la partie du labyrinthe osseux qui porte le nom de vestibule. Ils sont séparés par une crête osseuse (crête du vestibule) et sont placés de telle façon que l'utricule ferme entièrement la fenêtre ovale.

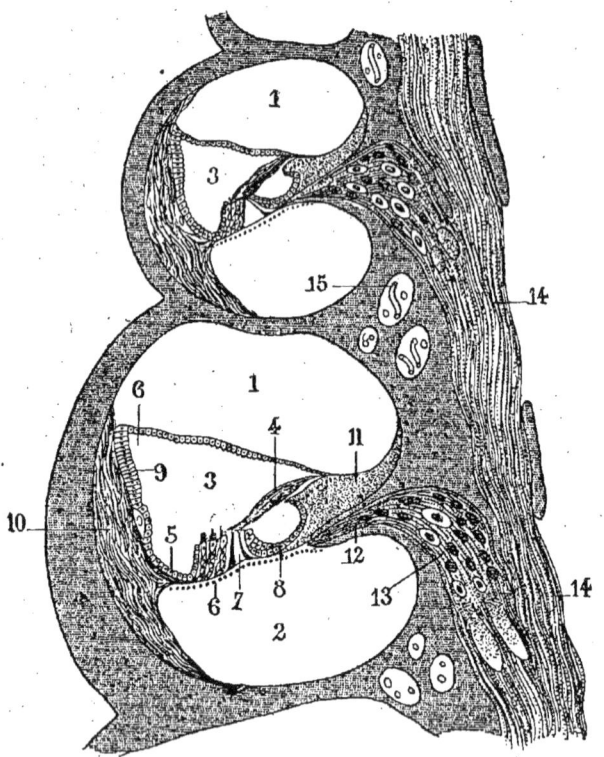

Fig. 123. — Coupe du limaçon suivant l'axe de la columelle (d'après Klein).

1. Rampe vestibulaire.
2. Rampe tympanique.
3. Canal cochléaire.
4. Membrane de Corti.
5. Cellules de Claudius.
6. Angle externe du canal cochléaire.
7. Arche de Corti.
8. Épithélium du sillon spiral.
9. Épithélium tapissant le ligament spiral.
10. Ligament spiral.
11. Crête auditive.
12. Fibres nerveuses.
13. Ganglion de Rosenthal.
14. Fibres nerveuses dans le canal spiral.

Les canaux semi-circulaires sont placés dans des canaux semi-circulaires osseux.

Toutes ces parties ne remplissent pas les cavités osseuses. Elles sont suspendues, à leurs parois, par des filaments de tissu conjonctif.

L'espace, qui les sépare de ces parois, est rempli par un liquide (périlymphe).

Le canal du limaçon est enroulé autour d'un axe osseux (*columelle*) et ne remplit pas la cavité du canal osseux qui le renferme. Ce canal présente, vers le milieu de sa hauteur, une saillie osseuse (*lame des contours*), à l'extrémité de laquelle, est attaché le limaçon membraneux. Grâce à cette disposition, le canal osseux du limaçon est divisé en deux étages (*rampes*).

L'une de ces rampes est supérieure : elle est entièrement remplie par le limaçon membraneux, qui communique, comme nous l'avons déjà dit, avec le saccule. Or, ce sac étant logé dans le vestibule, le limaçon membraneux communiquera avec cette cavité et la rampe, qu'il forme, portera le nom de *rampe vestibulaire*.

L'étage inférieur est entièrement osseux ; il communique, avec la caisse, par la fenêtre ronde (*rampe tympanique*).

§ 2. — STRUCTURE DE L'OREILLE INTERNE

Canal du limaçon.

Le canal membraneux du limaçon occupe, comme nous venons de le voir, tout l'étage supérieur du limaçon osseux, c'est-à-dire la rampe vestibulaire. Mais les organes importants du limaçon occupent sa partie externe et inférieure.

Ils sont situés dans un canal (*canal cochléaire*) limité : en bas, par une membrane (*membrane basilaire*), qui s'insère, en dedans à la lame des contours ; en dehors, à la partie inférieure d'un épaississement fibreux, qui est appliqué contre la paroi externe du limaçon (*ligament spiral*).

En haut, par une membrane (*membrane de Reissner*) qui s'insère : en dedans, à un épaississement fibreux situé sur la lame des contours ; en dehors à la partie supérieure du ligament spiral.

Si l'on examine les organes contenus dans le canal cochléaire, on trouve, sur la face supérieure de la lame des contours, un épaississement (*crête auditive*) d'où partent, en divergeant, l'une en haut l'autre en bas, la membrane de Reissner et la membrane basilaire.

Crête auditive. — La crête auditive est formée par un épaississement du périoste en forme de bandelette triangulaire. Son sommet répond à la lame des contours, sa base, tournée vers le canal cochléaire, est creusée d'une gouttière (*sillon spiral*) que limitent deux lèvres. L'une de ces deux lèvres est supérieure (*lèvre vestibulaire*) l'autre est inférieure (*lèvre tympanique*).

La lèvre *vestibulaire* se termine par un bord tranchant auquel on donne le nom de *bandelette sillonnée*. Vue par sa face supérieure, elle présente des saillies arrondies, plus volumineuses au niveau de

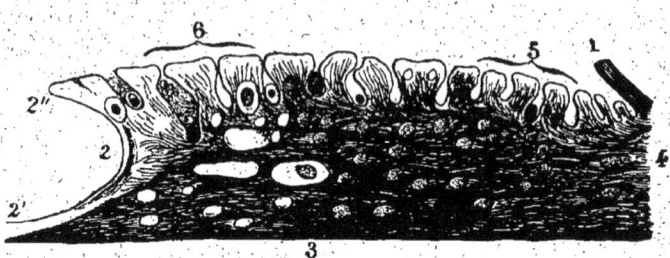

FIG. 124. — Coupe transversale de la bandelette sillonnée.

1. Origine de la membrane de Reissner.
2. Sillon spiral.
2'. Lèvre tympanique.
2". Lèvre vestibulaire.
3, 4. Faisceaux connectifs de la bandelette.
5, 6. Dents auditives.

leur bord libre qu'au point de leur implantation. Ces saillies portent le nom de *dents auditives*.

De la lèvre tympanique part la membrane basilaire qui va s'insérer, en dehors, à la partie inférieure du ligament spiral.

Membrane basilaire. — La membrane basilaire présente à considérer trois portions : une portion interne qui s'insère à la lèvre tympanique de la crête auditive (*zone perforée*) ; une portion moyenne (*zone lisse*) ; et une portion externe qui se fixe sur le ligament spiral (*zone striée*).

Zone perforée. — La partie interne de la membrane basilaire est relativement épaisse. Elle présente une série de trous, placés sur un seul rang, qui donnent passage aux filets du nerf cochléaire.

Zone lisse. — La zone lisse contient, dans son épaisseur, un vaisseau assez volumineux. Elle supporte l'organe de Corti.

Organe de Corti. — L'organe de Corti se compose d'une longue série d'arcades juxtaposées et de cellules épithéliales particulières.

Chaque arcade se compose de deux piliers distingués en interne et externe (*piliers de Corti*).

Les piliers de Corti sont étroits et grêles, dans leur partie moyenne (corps) et renflés, à leurs deux extrémités (tête et base).

Les piliers internes, plus courts que les externes, présentent une base qui s'insère sur la membrane basilaire et une tête concave, en dehors, pour recevoir la tête du pilier externe. Elle se termine par un prolongement qui recouvre la tête du pilier externe.

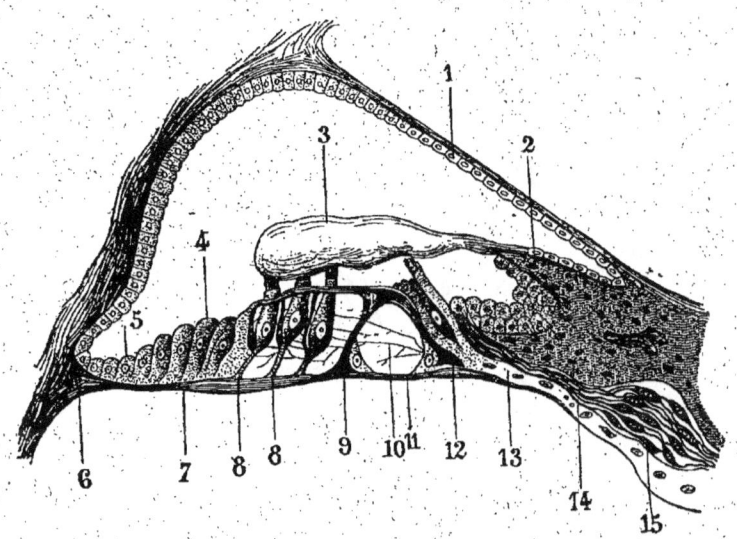

Fig. 125. — Coupe du canal cochléaire, d'après Lawdowsky (1/2 schématique).

1. Membrane de Reissner.
2. Crête auditive.
3. Membrane de Corti.
4. Cellules de soutien.
5. Cellules de Claudius.
6. Ligament spiral.
7. Membrane basilaire (zone striée).
8, 8. Cellules ciliées externes.
9. Pilier externe de Corti.
10. Filets nerveux.
11. Membrane basilaire (zone pectinée).
12. Pilier interne de Corti.
13. Membrane basilaire (zone perforée).
14. Fibres nerveuses.
15. Ganglions de Rosenthal.

Les piliers externes présentent, au contraire, une tête renflée en dedans et présentant un prolongement effilé qui se porte en dehors et est recouvert par le prolongement du pilier interne.

Au niveau de la base, se trouve une petite masse de protoplasma, munie d'un noyau, qui représente le reste de la cellule ayant servi à former les piliers. Les rapports, entre les piliers externes et les piliers internes, sont tels, qu'il faut deux piliers internes pour recevoir la tête d'un pilier externe. La voûte circonscrite par les arcades de Corti, porte le nom de *tunnel de Corti*.

En dehors et en dedans de la voûte de Corti, se trouvent des cellules spéciales distinguées en *cellules auditives externes* et *cellules auditives internes* :

Les cellules auditives *internes* sont de grandes cellules ciliées dont le plateau est sur le même plan que la tête des piliers. Ces cellules

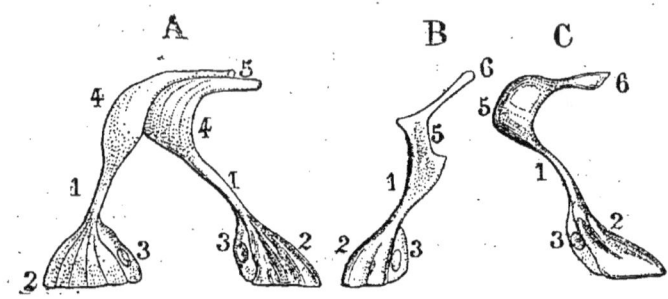

FIG. 126. — Piliers de Corti (d'après SAPPEY).

A. Piliers de Corti unis en forme d'arche.
1, 1. Partie moyenne du pilier.
2. Son pied.
3. Cellule qui lui est immédiatement contiguë.
4. Tête des piliers de Corti.
5. Prolongements de cette extrémité.
B. Pilier interne de Corti.
1. Corps du pilier.
2. Sa base.

3. Cellule appliquée contre ce pilier.
5. Surface concave par laquelle ce pilier s'applique contre le pilier externe.
6. Prolongement de la tête du pilier.
C. Pilier externe.
1, 2, 3, 6. Mêmes indications que dans la figure B.
5. Surface convexe qui s'engage dans la cavité de la tête du pilier interne.

présentent un prolongement qui les fixe à la membrane basilaire, et un autre prolongement, mince et variqueux, qui est en communication avec une fibre nerveuse. Elles forment en dedans du pilier interne deux ou trois rangées.

Les cellules auditives *externes* sont encore désignées sous le nom de cellules jumelles. Ces cellules sont en effet formées de deux cellules intimement unies, à leur partie moyenne. Le corps de l'une de ces cellules est cylindrique et porte une rangée de cils. Le corps de l'autre cellule est conique, il envoie, vers la surface, un long prolongement. Ces cellules forment, en dehors des piliers externes, trois rangs parfaitement réguliers ; elles sont en rapport par deux prolongements profonds, avec la membrane basilaire et avec un filet nerveux.

Les prolongements des piliers de Corti, forment, au-dessus des cellules auditives externes, une membrane percée d'orifices pour laisser passer les cils des cellules (*membrane réticulée*).

Enfin, recouvrant tout l'organe de Corti, se trouve une fine membrane striée qui s'insère sur la face supérieure de la crête auditive

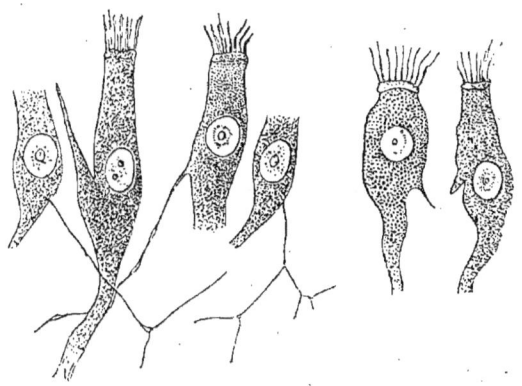

FIG. 127. — Cellules ciliées en rapport avec des filets nerveux.

et reste libre en dehors. C'est une masse, sans élasticité, qui semble jouer, à l'égard de l'organe de Corti, le rôle d'étouffoir, c'est la *membrane de Corti*.

Zone striée. — La membrane basilaire, abstraction faite des productions épithéliales qu'elle supporte, est formée par un nombre considérable de fibres. Ces fibres sont parallèles et jouissent d'une élasticité parfaite (Nuel). Au niveau de la zone striée, cette disposition est parfaitement évidente. Les fibres s'y groupent en faisceaux, et sont unies par une lamelle unissante.

L'épithélium, qui tapisse les parois du canal cochléaire, varie avec les parties que l'on considère. Suivons-le, à partir de la zone striée en remontant vers la membrane de Reissner.

On trouve, immédiatement appliquées contre les cellules auditives externes, de grandes cellules, cylindriques, qui ont reçu le nom de *cellules de soutien* (Hensen).

A mesure que l'on se rapproche du ligament spiral, les cellules diminuent de hauteur. Au niveau de l'angle externe, elles sont, encore, légèrement cylindriques (*cellules de Claudius*); mais, sur le ligament spiral, elles sont aplaties.

Ces cellules, aplaties, se continuent sur la membrane de Reissner (formée par un prolongement du périoste) et passent entre les dents de la bandelette sillonnée pour aller tapisser le sillon spiral. A ce niveau elles forment plusieurs couches.

Terminaisons nerveuses du limaçon. — Le nerf cochléaire suit un canal spiral creusé dans l'intérieur de la columelle (*canal spiral de Rosenthal*). Les fibres nerveuses, qui le constituent, sont en rapport avec des masses de cellules bipolaires et tripolaires, placées dans une cavité creusée dans la base de la lame des contours (*ganglion de Rosenthal*).

A la sortie du ganglion de Rosenthal, elles traversent les orifices de la lame spirale pour s'engager dans les trous de la zone perforée de la membrane basilaire.

A ce niveau, elles perdent leur myéline, et se divisent en deux groupes : l'un, des deux groupes, se met en rapport avec les cellules auditives internes ; l'autre, traverse obliquement le tunnel de Corti et gagne les cellules auditives externes.

Canaux semi-circulaires. — Les canaux semi-circulaires, le saccule et l'utricule présentent à considérer trois couches :

1º *Une couche externe* formée par du tissu conjonctif et par des cellules pigmentaires.

2º *Une couche moyenne* formée par une membrane hyaline.

3º *Un épithélium* formé de cellules polyédriques.

En un point de leurs parois, les ampoules des canaux semi-circulaires, le saccule et l'utricule, présentent un épaississement, en forme de crête dans les ampoules (*crête auditive*), en forme de tache (*tache auditive*) dans les deux sacs.

A ce niveau, l'épithélium est formé de deux espèces de cellules :

1º De cellules épithéliales ordinaires, cylindriques, ou de soutènement.

2º De cellules allongées, fusiformes, présentant un long prolongement périphérique en forme de cil. Par leur extrémité profonde, elles sont en rapport avec des filets nerveux (*cellules auditives*).

La crête et les taches auditives sont recouvertes par le sable auditif (otoconie).

TABLE DES MATIÈRES

	Pages.
AU LECTEUR	VII

PREMIÈRE PARTIE

De la Cellule et des Tissus.

CHAPITRE PREMIER. — DE LA CELLULE	1
§ 1. — Protoplasma	2
§ 2. — Noyau	5
§ 3. — Propriétés vitales de la cellule	7
CHAPITRE SECOND. — DES TISSUS	15
Classification des tissus	16
CHAPITRE TROISIÈME. — TISSUS CONJONCTIFS	17
§ 1. — Tissu conjonctif lâche	18
§ 2. — Tissu adipeux	20
§ 3. — Tissu conjonctif membraneux	22
§ 4. — Tissu conjonctif fasciculé	24
§ 5. — Développement du tissu conjonctif	27
CHAPITRE QUATRIÈME. — TISSU CARTILAGINEUX	30
§ 1. — Cartilage hyalin	31
§ 2. — Cartilage élastique	32
§ 3. — Fibro-cartilage	33
CHAPITRE CINQUIÈME. — TISSU OSSEUX	34
§ 1. — Os longs	35
§ 2. — Os courts	37

TABLE DES MATIÈRES

	Pages.
§ 3. — Moelle des os.	38
§ 4. — Périoste.	39
§ 5. — Vaisseaux des os.	39
§ 6. — Développement.	40

CHAPITRE SIXIÈME. — TISSU ÉPITHÉLIAL 44

§ 1. — Epithéliums de revêtement. 45
§ 2. — Epithéliums glandulaires 48

CHAPITRE SEPTIÈME. — TISSU MUSCULAIRE 52

§ 1. — Tissu musculaire à contraction rapide. 53
§ 2. — Mécanisme de la contraction musculaire. 55
§ 3. — Tissu musculaire à contraction lente. 57

CHAPITRE HUITIÈME. — TISSU NERVEUX PÉRIPHÉRIQUE. . 59

§ 1. — Fibres à myéline. 60
§ 2. — Fibres sans myéline. 62
§ 3. — Texture des nerfs. 63

CHAPITRE NEUVIÈME. — MOELLE ÉPINIÈRE. 65

§ 1. — Substance blanche. 66
§ 2. — Substance grise. 70
§ 3. — Développement de la moelle. 73

CHAPITRE DIXIÈME. — BULBE RACHIDIEN. 74

§ 1. — Parties communes au bulbe et à la moelle. 75
§ 2. — Parties surajoutées. 78

CHAPITRE ONZIÈME. — PROTUBÉRANCE. 81

CHAPITRE DOUZIÈME. — PÉDONCULES. 84

CHAPITRE TREIZIÈME. — CERVELET. 86

§ 1. — Substance grise. 86
§ 2. — Substance blanche. 87

CHAPITRE QUATORZIÈME. — CERVEAU. 89

§ 1. — Écorce cérébrale. 90
§ 2. — Noyaux gris intra-cérébraux. 91
§ 3. — Trajet des fibres blanches. 92

	Pages.
CHAPITRE QUINZIÈME. — ORIGINE DES NERFS CRANIENS...	94
Première paire : Nerfs olfactifs.	94
Deuxième paire : Nerfs optiques	95
Troisième paire : Moteur oculaire commun	95
Quatrième paire : Pathétique	95
Cinquième paire : Trijumeau	95
Sixième paire : Moteur oculaire externe	96
Septième paire : Facial	96
Huitième paire : Auditif	97
Neuvième paire : Glosso-pharyngien	99
Dixième paire : Pneumogastrique	100
Onzième paire : Spinal	100
Douzième paire : Grand hypoglosse	101
CHAPITRE SEIZIÈME. — RACINES DES NERFS RACHIDIENS.	102
CHAPITRE DIX-SEPTIÈME. — TERMINAISONS NERVEUSES.	104
§ 1. — Terminaison des nerfs dans les muscles striés	104
§ 2. — Terminaison des nerfs dans les muscles lisses	105

DEUXIÈME PARTIE

Des Appareils et des Organes.

CHAPITRE PREMIER. — SYSTÈME VASCULAIRE SANGUIN...	107
§ 1. — Sang	107
§ 2. — Cœur	113
§ 3. — Artères	118
§ 4. — Veines	122
§ 5. — Capillaires	124
CHAPITRE DEUXIÈME. — SYSTÈME LYMPHATIQUE	127
§ 1. — Lymphe	127
§ 2. — Gros troncs lymphatiques	128
§ 3. — Capillaires lymphatiques	129

§ 4. — Gaines lymphatiques périvasculaires. 130
§ 5. — Follicules clos 131
§ 6. — Ganglions lymphatiques. 132
§ 7. — Rate. 134
§ 8. — Amygdales. 135
§ 9. — Thymus 135

CHAPITRE TROISIÈME. — APPAREIL DIGESTIF 137

§ 1. — Muqueuse buccale. 137
§ 2. — Pharynx. 138
§ 3. — Œsophage 139
§ 4. — Estomac. 141
§ 5. — Intestin grêle. 147
§ 6. — Gros intestin. 152

CHAPITRE QUATRIÈME. — ANNEXES DU TUBE DIGESTIF . . 154

§ 1. — Dents 154
§ 2. — Glandes salivaires. 156
§ 3. — Pancréas. 161
§ 4. — Foie. 162
§ 5. — Voies biliaires. 166

CHAPITRE CINQUIÈME. — APPAREIL RESPIRATOIRE. 169

§ 1. — Larynx. 169
§ 2. — Trachée 170
§ 3. — Poumons. 171

CHAPITRE SIXIÈME. — APPAREIL URINAIRE 179

§ 1. — Rein. 179
§ 2. — Bassinets et uretères 185
§ 3. — Vessie. 185
§ 4. — Urèthre. 187

CHAPITRE SEPTIÈME. — APPAREIL GÉNITAL MALE. 189

§ 1. — Testicule. 189
§ 2. — Spermatogenèse. 191
§ 3. — Prostate 195

TABLE DES MATIÈRES

	Pages.
§ 4. — Voies d'excrétion du sperme	196
§ 5. — Verge	197

CHAPITRE HUITIÈME. — Appareil génital femelle... 200

§ 1. — Ovaire	200
§ 2. — Évolution des follicules ovariens	204
§ 3. — Trompe	206
§ 4. — Utérus	207
§ 5. — Vagin	209
§ 6. — Glandes vulvo-vaginales	210
§ 7. — Mamelle	211

TROISIÈME PARTIE

Organes des sens.

CHAPITRE PREMIER. — Peau... 213

§ 1. — Épiderme	213
§ 2. — Derme	215
§ 3. — Glandes de la peau	216
§ 4. — Productions cornées	221
§ 5. — Terminaisons nerveuses	225

CHAPITRE DEUXIÈME. — Sens du goût... 231

§ 1. — Muqueuse linguale	231
§ 2. — Bourgeons du goût	232

CHAPITRE TROISIÈME. — Sens de l'odorat... 235

§ 1. — Région olfactive de la pituitaire	235

CHAPITRE QUATRIÈME. — Appareil de la vision... 237

Œil	237
§ 1. — Sclérotique	237
§ 2. — Cornée	238
§ 3. — Choroïde	241
§ 4. — Iris	242

TABLE DES MATIÈRES

Pages.

§ 5. — Rétine 243
§ 6. — Classification des couches de la rétine 249
§ 7. — Cristallin 250
§ 8. — Corps vitré 252
§ 9. — Paupières 252
§ 10. — Conjonctive 253

CHAPITRE CINQUIÈME. — OREILLE INTERNE 256

1. — Configuration de l'oreille interne 256
§ 2. — Structure de l'oreille interne 259

IMPRIMERIE LEMALE ET Cie, HAVRE

www.ingramcontent.com/pod-product-compliance
Lightning Source LLC
Chambersburg PA
CBHW050319170426
43200CB00009BA/1385